LA MÉDÉCINE

SANS LE MÉDECIN.

LE NORMANT FILS, IMPRIMEUR DU ROI,
Rue de Seine, n° 8.

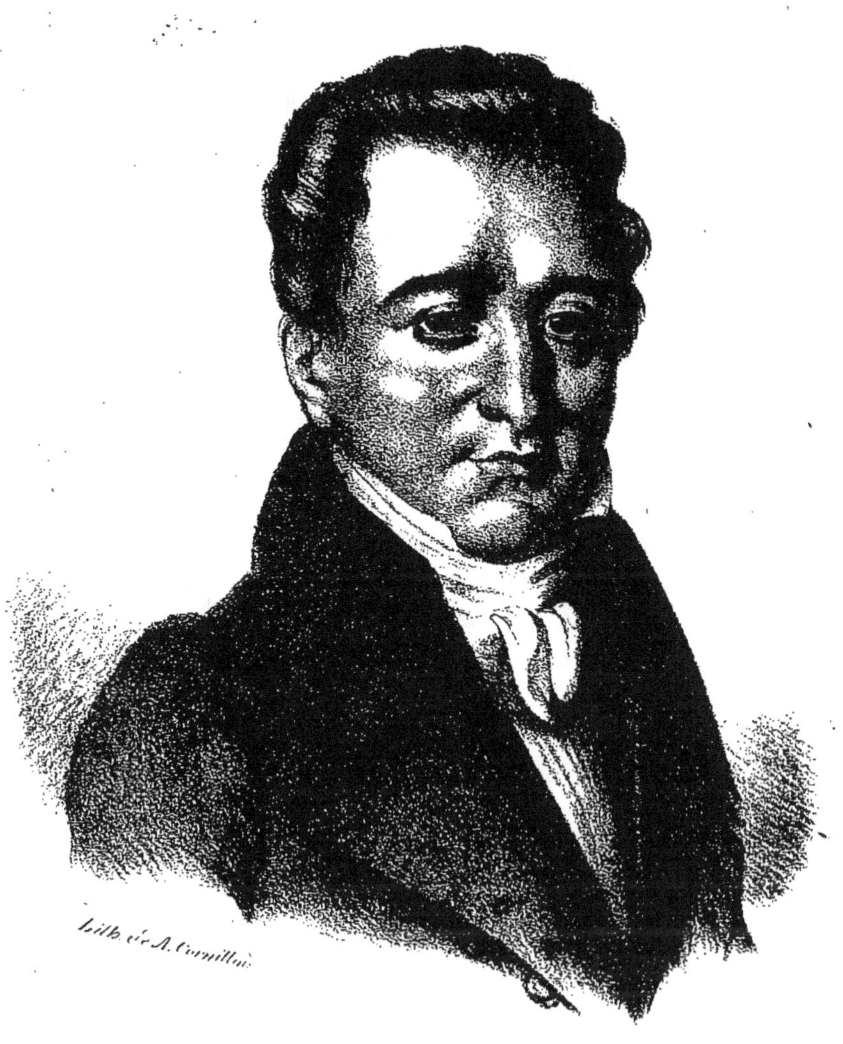

A. ROUVIÈRE,

Médecin consultant, ancien Professeur d'Hygiène au Lycée de Paris, membre du Bureau des Consultations Médicales.

Offert aux Membres de l'Athénée par leur dévoué confrère

LEFEVRE.

LA MÉDECINE

SANS LE MÉDECIN,

ou

MANUEL DE SANTÉ,

OUVRAGE DESTINÉ A SOULAGER LES INFIRMITÉS, A PRÉVENIR LES MALADIES AIGUES, A GUÉRIR LES MALADIES CHRONIQUES, SANS LE SECOURS D'UNE MAIN ÉTRANGÈRE.

PAR AUDIN-ROUVIÈRE,

Médecin consultant, ancien Professeur d'Hygiène au Lycée de Paris, un des Fondateurs de l'Athénée royal et Membre du bureau de Consultations médicales.

> Les malades, dit Hippocrate, guérissent quelquefois sans médecin ; mais ils ne guérissent pas pour cela sans medecine. *Dict. des Scienc. méd.*
>
> Videtur autem mihi maximè de hâc arte dicturum oportere vulgo ac plebeis hominibus nota dicere. *Hir., De vet. Med.,* IV.

DIXIÈME ÉDITION,

ENTIÈREMENT REFONDUE ET CONSIDÉRABLEMENT AUGMENTÉE.

A PARIS,

CHEZ L'AUTEUR, RUE D'ANTIN, N° 10 ;

CHARLES BÉCHET, QUAI DES AUGUSTINS.

1828.

TABLE RAISONNÉE

DES MATIÈRES

PAR ORDRE ALPHABÉTIQUE.

NOTE DE L'ÉDITEUR.

LES suffrages honorables accordés à la troisième édition de ce *Manuel de Santé*, tirée au nombre de quatre mille exemplaires, épuisés en peu de temps; suffrages continués aux quatrième, cinquième, sixième, septième et huitième éditions; le succès incontesté que cet ouvrage, traduit en langues allemande, anglaise, italienne et espagnole, a obtenu en France et dans l'étranger, ont fait désirer vivement à son auteur de rendre cette dixième édition aussi digne de l'estime que de la faveur des médecins et des gens du monde. Il a donc profité avec empressement, pour corriger son ouvrage, des observations qui lui ont été faites dans des conversations médicales et dans les journaux; il l'a même augmenté d'un chapitre qui traite des maladies des employés. Le titre seul de l'ouvrage a dû exciter des préventions; de bonne foi, le lecteur jugera si elles sont fondées. Son auteur, en y décrivant une méthode nouvelle pour combattre les maladies chroniques, sur lesquelles peu de médecins avaient fixé leurs méditations, prouve clairement son efficacité et les heureux résultats de son emploi. Il ne craint pas de dire qu'on prétendrait vainement les lui contester.

La connaissance de la médecine populaire est l'objet le plus digne de l'attention des gens du monde ; son importance, son utilité nous engagent à ne les entretenir dans cet ouvrage que des maladies chroniques, dont l'étude et la connaissance seraient si nécessaires à la conservation de la santé. Nous avons apprécié les moyens curatifs qui ont été successivement employés, en ramenant enfin la manière de traiter ces maladies à de véritables principes fondés sur nos observations, sur notre expérience et sur une analyse approfondie.

La négligence que les anciens auteurs ont montrée pour l'étude des maladies chroniques a retardé ses progrès. Les modernes, parmi lesquels nous citerons Buchan et Tissot (nous devons en excepter Dumas), ont encore laissé un vaste champ aux observations dont nous nous sommes emparés pour classer ces maladies et distinguer leur marche, leur durée, et nous créer, dans un siècle où la médecine a ses systèmes, l'observateur et le défenseur d'une doctrine en opposition avec une théorie moderne (l'abus des sangsues) dont les funestes résultats sont révélés dans cet ouvrage.

La difficulté de voir souvent et de bien voir les maladies chroniques, a entretenu pendant long-temps la défiance et encouragé la timidité nuisible que les médecins apportaient dans la manière vicieuse de les traiter. Nous avons redoublé d'attention, dans cette dixième édition, pour profiter des nouvelles circonstances qui se sont présentées, et recueillir des notions récemment publiées pour rassembler tout ce qui pourrait faire connaître chacune de ces maladies en particulier.

Nous avons dû observer que la distinction des maladies aiguës et chroniques ne repose que sur une différence de forme qui est déterminée souvent par l'influence des âges, du tempérament, des habitudes, du climat, et surtout par la nature des tissus affectés : ce qui nous a déterminés à introduire un mode de perfectionnement pour l'emploi d'une médication extérieure pour des malades qui ont souvent trop abusé des médicamens employés intérieurement.

Nous n'indiquons pas des remèdes dont nous n'avons jamais aperçu directement le mode d'utilité, mais bien des moyens dont l'expérience a constaté seule les bons effets. Nous avons entrepris d'en exposer à la fois la théorie, et d'en appliquer les préceptes à l'étude générale et au traitement raisonné des maladies chroniques.

Nous avons souvent relaté dans cet ouvrage les heureux effets d'une méthode purgative ; en conséquence, nous avons employé un *Chocolat purgatif* avec le plus grand succès. Nous en conseillons l'usage, surtout pour les enfans, puisqu'en déjeûnant on se trouve purgé sans s'en douter. On évite donc, par ce nouveau procédé, le désagrément d'avaler des substances qui répugnent au goût et à l'odorat.

Le Pharmacien distingué qui confectionne ce nouveau *Chocolat*, a établi le dépôt rue d'Antin, n° 10, à Paris.

RÉFLEXIONS PRÉLIMINAIRES.

Les sciences et les arts n'ont cessé, depuis près d'un siècle, de marcher vers la perfection avec une rapidité étonnante. L'esprit analytique qui, de nos jours, a fait faire des progrès à la science, a débrouillé le chaos d'une foule de connaissances; il a remplacé le jargon systématique de l'École par des observations et des faits. Des ténèbres qui obscurcissaient la nature à nos yeux, il a fait jaillir la lumière; enfin le flambeau du génie nous a, pour ainsi dire, révélé un nouveau monde. Si les Aristote et les Descartes revenaient sur la terre, ils se prosterneraient devant les monumens scientifiques que la vérité a élevés sur les ruines de leurs ingénieux systèmes; ils avoueraient hautement que la physique, la chimie et l'histoire naturelle, n'ont mérité le nom de sciences que dans l'état où elles se trouvent aujourd'hui.

La littérature même, depuis le siècle brillant de Louis XIV, n'a pas dégénéré. Les chefs-d'œuvre littéraires sont, il est vrai, moins nombreux; mais la justesse, la précision de la pensée, et l'élégance du style, sont des avantages plus communs parmi ceux qui cultivent les lettres; la force des choses, en divisant les fortunes, multipliant les professions, semble avoir morcelé le domaine de la science et celui de la littérature; nous sommes, si l'on veut, la monnaie des grands écrivains du dix-huitième siècle, époque mémorable dans l'histoire de l'esprit humain, mais une monnaie qui a conservé tout l'éclat de son origine. La médecine de nos jours ne représente-t-elle pas la monnaie des Boërhaave, des Haller, des Sénac, des Vicq-d'Azyr, des Barthez? Et ne citerions-nous pas avec orgueil les noms des Dumas, des Bichat, et de tant d'autres contemporains dont les travaux ont donné la plus heureuse impulsion à l'art de guérir?

La science a dépouillé sa sécheresse, l'érudition son pédantisme. Un ouvrier mécanicien parle de son art avec plus de correction et de justesse que ne faisaient les membres de l'Académie des sciences alors qu'elle était encore au berceau. Un élève de Dupuytren possède plus de connaissances anatomiques, de notions physiologiques, que n'en pouvait avoir un certain membre de la même Académie, dont le mince bagage, en y entrant, il y a soixante ans, consistait dans un petit Mémoire traduit d'une thèse étrangère.

La marche des sciences est progressive; c'est du point où sont arrivés nos prédécesseurs que nous partons pour aller plus loin.

Quoique la chimie soit la seule science dont une marche aussi sûre ait entièrement renouvelé la face, on peut dire qu'elles se sont toutes ressenties des excellens conseils de l'immortel Bacon. Remarquons cependant que, au milieu de cette amélioration générale, quand tout se perfectionne, quand les efforts de l'esprit humain se dirigent avec tant de succès vers la découverte des moyens qui peuvent diminuer nos besoins ou multiplier nos jouissances; remarquons que la santé, qui nous montre la nature sous un aspect si brillant, qui nous rend la vie si douce, est encore un problème pour bien des gens, malgré tous leurs efforts pour le résoudre. Nous croyons sous ce rapport au perfectionnement futur de la science, non à la perfection; jamais elle n'atteindra complètement la vérité.

Depuis Hippocrate jusqu'à nos jours, on a constamment observé des maladies, décrit des symptômes pathologiques, indiqué des traitemens; l'esprit d'observation a présidé à de nombreuses recherches; on a publié des aperçus ingénieux, inventé des classifications, multiplié des nosographies, imaginé des nomenclatures de maladies[1]; mais, hélas! les seuls auteurs des livres y ont gagné, et la santé de l'homme n'en a pas moins éprouvé des altérations que l'art n'a pu réparer.

Une maladie vient-elle affecter notre système, le médecin, dont nous invoquons le secours, en observe les symptômes, à l'aide de sa mémoire et de ses livres;

---

[1] *Il est difficile de classer les maladies*, dit le docteur Castel; *il est difficile de les nommer. Une maladie étant un ensemble de phénomènes, la meilleure nomenclature serait celle dans laquelle le nom donné à chaque maladie exprimerait la totalité des phénomènes qui la constituent.* Quoi qu'en dise le docteur Castel, il me semble que la difficulté n'est pas réelle, et qu'elle ne tire sa source que de la fausseté du jugement du classificateur.

il parvient à la classer, et prescrit un traitement qui, employé une fois avec succès, produit quelquefois des résultats contraires. Le livre n'a pas tout dit, ou le médecin n'a pas tout vu. D'ailleurs, que de circonstances, que de modifications ont pu survenir! L'influence atmosphérique, le genre des alimens ou des boissons, la force ou la faiblesse de la constitution, la nature de nos occupations, tant d'autres circonstances peuvent changer le caractère de nos maladies, et nous soustraire à l'efficacité du traitement que la médecine n'a le plus souvent que le triste mérite d'entretenir le reste d'espérance qui accompagne l'homme au tombeau.

Combien la chirurgie, au contraire, et les savans qui la cultivent, sont dignes de nos hommages! Cette science tout-à-fait positive, ennemie des hypothèses, voit le siége du mal avec des yeux clairvoyans, et l'attaque, armée du scalpel : pour sauver le tout, elle en retranche une partie; elle appelle la souffrance au secours de la souffrance, et le malade, rendu à la société, est dédommagé de la perte de la partie dont le scalpel a opéré le sacrifice, par la vigueur nouvelle des parties que l'instrument a épargnées.

Si la physiologie obtient des résultats brillans, et la chirurgie des effets presque divins, de quels avantages peut se glorifier la thérapeutique clinique, telle que la plupart des médecins l'exercent aujourd'hui? Incertaine dans son objet, incertaine dans ses moyens, quoiqu'elle soit destinée à soulager ou à guérir les organes internes, ce n'est, pour ainsi dire, qu'à tâtons qu'elle opère, et presque toujours elle se trouve réduite à un *peut-être*. Toutes les sciences ont abjuré les nomenclatures superflues, et ramené les faits à des bases invariables ; et la médecine pratique, au contraire, s'obstine à tout confondre, à tout brouiller, à multiplier les êtres sans nécessité. Chaque nuance nouvelle dans un symptôme, est devenue, pour la plupart des médecins praticiens, une nouvelle espèce de maladie, et a nécessité un traitement nouveau. Disons-le hardiment : la médecine est aujourd'hui une science qui ne repose guère que sur une multitude de faits difficiles à obtenir, difficiles à expliquer, et sur des traditions, la plupart fausses ou inexactes.

Quelle est donc la cause qui rend la médecine pratique si éloignée des résultats qu'elle promet ? Les élémens de la nature sont très-peu nombreux, quoique les combinaisons en soient infinies : qui croirait, par exemple, que le nombre prodigieux de plantes, dont les formes variées charment nos yeux, soumises à une destruction artificielle, se réduisent, en dernière analyse, à trois ou quatre élémens, et que ces trois ou quatre élémens sont le résultat de toutes celles qui croissent dans les quatre parties du monde, et sous les climats les plus opposés ? Ces plantes ne sont-elles pas exposées, comme nous, à des états maladifs ? Que fait-on pour rendre la force à leur végétation affaiblie ? Si elles souffrent d'une température trop chaude, on les met à l'ombre ; d'une température trop froide, on les expose à la

chaleur bienfaisante d'une serre ; si la terre qui renferme leurs racines est trop sèche, on l'arrose ; si
elle est trop humide, on cesse de l'arroser.

Il est vrai qne ce sont les maladies chroniques [1],
que nos consultations journalières nous ont mis à
portée de mieux connaître, que nous croyons pouvoir dire n'avoir point été assez approfondies par
les médecins ; mais nous les avons assez étudiées,
pour être en état de juger que la plupart des médecins les ont tout-à-fait négligées. Un jeune docteur,
qui a suivi la clinique des hôpitaux, habitué à ne
voir que les crises des maladies, qui n'est appelé
qu'auprès d'un malade tourmenté par un accès, et
qui dédaigne ou n'a pas le temps de s'occuper de
ces maux domestiques qui ne finissent qu'à la mort
de l'individu, peut-il donner, dans une maladie chronique, dans une de ces maladies qu'on traite vulgairement d'*imaginaires*, des conseils aussi bien adaptés
à la situation des malades, que ceux qui nous sont
suggérés par trente années d'une expérience journalière? Non, sans doute; la science médicale n'est
point infuse, et l'expérience est la meilleure école

[1] Il est fâcheux que l'important ouvrage sur la doctrine générale des
maladies chroniques, pour servir de fondement à la connaissance théo-
rique et pratique de ces maladies par Dumas, recteur de l'académie de
Montpellier, n'ait pas reçu le complément nécessaire. La mort prématurée de l'auteur a interrompu le cours des observations qu'il avait com-
mencées et qu'il se proposait de suivre. Les expériences faites sous ses
yeux auraient éclairé la belle théorie qu'il venait d'asscoir sur ses véritables bases. Cependant cette lacune vient d'être en partie réparée par
le savant éditeur L. Rouzet et par E. Berard. Leur travail répond à la
dignité et à l'importance de son objét.

de notre siècle. Nos essais ont été aussi nombreux que nos lectures. Nous avons jugé beaucoup de doctrines médicales, employé plus d'un genre de traitement; nous avons toujours cru que celui que nous indiquions était le meilleur, et nous le croyons encore. Le succès n'a-t-il pas couronné presque toujours notre pratique journalière? Le temps a révélé ce qu'il y a de vrai dans nos observations. Avons-nous jamais fait concevoir des espérances qui n'aient été réalisées? Une grande quantité d'individus ont partagé notre opinion, puisqu'ils ont fait un emploi raisonné de notre méthode. Nous ne pouvons donc avoir contre ce système que les opinions des envieux, ce qui n'a jamais retardé la marche d'un grand succès. Tel a donc été le secret de notre puissance; elle a dû exciter la jalousie, éveiller la cupidité, et de là toutes ces contrefaçons informes, ces imitations serviles, incohérentes et mal ordonnées : *imitatores servum pecus.* Quant à nous, n'oserons-nous pas dire que nous sommes nous-mêmes? Avons-nous jamais emprunté à personne nos principes et nos preuves? Ce qui est de nous n'appartient qu'à nous, et n'a pu se développer que par les circonstances qui ont précédé, accompagné et suivi notre méthode. On ne peut maintenant faire réussir une pratique que par un assentiment spontanément général, et cet assentiment ne peut se former que par des principes en rapport avec une raison médicale savamment approfondie. Si ces mêmes doctrines sont comprises par le plus grand nombre des hommes, ils se rangeront d'eux-mêmes sous la direction d'un empirisme raisonné, puisque nous avons vu des médecins opposans en devenir les plus zélés partisans, et renoncer de bonne foi au système opposé à celui que nous préconisons. La masse considérable des individus qui se sont bien trouvés de l'adoption de notre méthode, sera toujours une imposante autorité pour les hommes qui sauront la comprendre.

En dépit des partisans des sangsues et des trompeuses théories du docteur Broussais, nous avons écouté la voix de la nature, et le système d'une sage purgation nous a paru le plus conforme à celui du corps humain.

Une seule question s'est donc présentée à notre esprit au sujet des maladies chroniques : nous nous sommes demandé si la saignée devait procurer aux malades un soulagement plus réel que la purgation, ou, en d'autres termes, si le principe morbifique devait sortir avec le sang dont on épuise un malade, ou bien, si ce principe devoit avoir la même issue que les matières excrémentielles. Notre expérience ne nous a pas permis d'hésiter un instant en faveur de la purgation et des moyens annoncés dans cet ouvrage. C'est aujourd'hui la mode de ne voir que des flegmasies dans le dérangement de la santé, et, conséquemment, d'ordonner les sangsues, l'eau gommée, les eaux minérales et tout l'appareil antiphlogistique. Quel contre-sens pour la curation des maladies chroniques ! Aussi voyons-nous entrer chaque jour dans notre bureau de consultations, des victimes de ce mauvais traitement! Que de plaintes, que de reproches ces malades nous adressent contre les médecins praticiens dont ils ont invoqué le secours! Lesquels devons-nous accuser? Malheureusement l'art médical n'est pas un de ceux qui ne sont exercés que par des hommes supérieurs à l'intérêt; s'il est partout d'heureuses exceptions, et si l'on compte un certain nombre de médecins qui honorent leur profession, il en est d'autres qui accueillent des opinions que leur raison eût repoussées. D'ailleurs notre méthode étant accompagnée de toutes les instructions préalables, le medecin ne pourrait développer son savoir, et il se croirait humilié en voyant son malade guéri par un moyen qui ne lui appartiendrait pas exclusivement; mais nous en connaissons de plus modestes et de plus désinteressés, qui souvent nous adressent des malades. Devons-nous nous en applaudir, que ce soit ou non en désespoir de cause?

Du reste, les guérisons énoncées dans ce livre, sont une preuve certaine que les remèdes qui les ont opérées, sont de la plus grande efficacité dans presque toutes les maladies chroniques, et même à la fin des maladies aiguës, et pendant la convalescence. Si quelques hommes de l'art voulaient parler franchement, ils avoueraient, avec plusieurs de leurs confrères, que, si d'abord ils ont pu douter des heureux effets de notre méthode de traitement, ils sont aujourd'hui forcés de convenir qu'il est peu de maladies chroniques dont ils ne puissent hâter ou achever la guérison. Justice lui est déjà rendue par ceux-là même qui, soit mauvaise humeur, soit dédain obligé, ont affecté de le déprécier; car enfin, que prétendons-nous qui ne soit conforme à la doctrine des plus savans médecins anciens et modernes? Nous disons qu'en général le sang est moins le principe des maladies que les humeurs; que le sang est un principe de vie, et que de sa nature il est pur et incapable de nuire; que la médecine doit s'appliquer à chasser du corps les principes morbides qui troublent tout le système; nous disons que ces principes qui ne sont que des humeurs viciées, ne résistent point aux purgatifs, et que les sangsues ne sont bonnes qu'à affaiblir les forces vitales; enfin nous disons que les vomitifs, en ébranlant les appareils thorachiques et digestifs, leur enlèvent leur tonicité et les disposent aux maladies. Rien n'est donc plus simple que notre doctrine, et rien ne prouve mieux l'efficacité de notre méthode, que d'être, indépendamment de l'expérience, établie sur des principes aussi certains [1].

Dès les temps les plus reculés, et chez tous les peuples, il a existé une médecine populaire, simple comme la nature, éloignée des savantes théories, et par laquelle l'homme conservait ou rétablissait sa

---

[1] L'ouvrage que nous publions aujourd'hui est écrit avec l'inspiration d'une conviction intime et profonde, d'après les conseils et les résultats d'une longue expérience personnelle. Il ne consiste pas dans une vaine théorie, mais dans une méthode-pratique. Cette méthode n'est ni nouvelle ni hasardée; déjà elle est employée avec succès depuis plusieurs années par beaucoup de personnes qui ont recouvré la santé.

santé, sans le secours des médecins de profession,
et en raisonnant seul sur ses maladies et sur les remèdes qui leur convenaient.

Eh! n'est-ce pas à cette médecine populaire dont
nous parlons, que nous sommes redevables de plusieurs bons remèdes, et de leur propagation? Cette
médecine, ainsi que la religion, ne produit-elle pas
les plus heureux effets, par la raison qu'elle est
accessible à tous, et que tout homme qui connaît
son propre tempérament, connaît aussi les remèdes
convenables à ses maux. Quelle opinion devons-nous
donc avoir des déclamations de quelques jeunes
novateurs qui se regardent comme seuls dépositaires
du feu sacré des autels d'Epidaure? Qu'ils nous disent
qui, dans les campagnes, portera la consolation dans
l'âme des habitans des chaumières, et, dans les villes,
dans le cœur de l'indigent, la guérison à tous ces
infortunés qui portent le poids du jour et de la
chaleur, et pour lesquels il n'existe point de médecine? Accompliront-ils eux-mêmes ces devoirs sacrés
de l'humanité et de la religion? Ne les abandonne-
ront-ils pas au zèle de la sœur de charité, du bon
curé, d'une dame de la paroisse, d'un chirurgien
humain et impartial, qui s'est pénétré de la lecture
des livres sur la médecine populaire, qu'il plaît au
pédantisme de dédaigner? Faudra-t-il que ces malheureux périssent, parce que de prétendus savans
ne seront pas entrés sous leur humble toit?

L'homme de l'art, véritablement instruit, ne craint
pas de vulgariser son langage et ses procédés; il n'ap-

partient qu'à la médiocrité de dire qu'aucun médecin
célèbre ne s'est exercé dans la composition d'ouvrages
à la portée du peuple. Elle ignore sans doute que,
dans ce nombre, nous devons compter les Van-Swié-
ten, les Sydenham, les Boërhaave, les Hoffmann, les
Helvétius, les Tissot, les Buchan, les Lieutaud, les
Cabanis, les Barthez, parmi les modernes; Celse et
Hippocrate parmi les anciens.

A quelle autre époque cet ouvrage que nous livrons
au public, pourrait-il être plus favorablement accueilli?
Nous fondons l'espérance de son succès sur l'attention
des esprits graves et méditatifs, qui se portent particulièrement sur cet art de guérir, qui est si différent
du savoir-faire des médecins dont nous osons signaler
les vicieuses méthodes, les fausses opinions, les travers, les ridicules dans notre chronique médicale.
Peut-être nous objectera-t-on la foule d'ouvrages qui
ont déjà paru dans ce genre, et sous tant de titres
différens; nous ne nous arrêterons point à démontrer l'insuffisance du plus grand nombre, dont la
raison du public a déjà fait une dédaigneuse justice.
Un simple aperçu de notre plan est la meilleure
preuve que nous puissions donner au lecteur de la
vérité de notre doctrine et de la droiture de nos in-
tentions.

L'ancienne célébrité dont jouissaient les œuvres de
Tissot, nous a, pour ainsi dire, imposé l'obligation
de suivre à peu près la même marche, en nous écartant cependant de son cadre, qui a dû nécessairement offrir des erreurs et des imperfections que les

progrès rapides de la chimie, les découvertes de la physiologie et des sciences accessoires ont dû nécessairement rectifier. Il y a déjà soixante ans que Tissot a écrit son *Avis au Peuple;* ses doctrines sont surannées, ses préceptes ne sont plus admissibles depuis que l'art de guérir a fait des progrès prodigieux.

Afin de rendre notre ouvrage digne du temps où nous vivons, nous avons cru devoir présenter, dans une suite de chapitres, sous une forme concise et abrégée, la théorie des diverses maladies chroniques avec le traitement qui leur convient. Cependant, quoique notre livre soit intitulé *la Médecine sans le Médecin,* nous devons avertir que les maladies aiguës n'entrent point dans notre plan; et que, quant aux maladies chroniques, nous n'avons pas prétendu tout-à-fait exclure la présence du médecin.

A Dieu ne plaise pourtant que notre indignation contre les mauvais systèmes de quelques médecins nous aveugle sur les avantages de la médecine! Quelques écrivains, dont les plus célèbres sont Montaigne, Molière, J.-J. Rousseau, ont calomnié cette science. C'est une injustice à laquelle nous pourrions opposer le jugement de Descartes, de Voltaire et de Bernardin de Saint-Pierre. C'est pour modifier le titre de notre ouvrage que nous citerons seulement ce dernier écrivain : « Si je faisais, dit-il, une nou» velle édition de mes ouvrages, j'adoucirais ce que » j'ai écrit sur les médecins; il n'y a pas d'état qui » demande autant d'études que le leur; par tous

» pays ce sont les hommes le plus véritablement
» savans. »

Nous ajouterons aux belles paroles de Bernardin de
Saint-Pierre, qu'il n'est pas de plus noble ministère
que celui de médecin, car un médecin de génie est
le plus beau présent que la nature puisse faire au
monde. C'est à lui que les hommes doivent la conservation du plus précieux de tous les biens, *la santé;*
le père lui confie celle de son enfant; l'époux celle
de son épouse; il veille sur celle du monarque
comme sur celle de l'habitant des chaumières. Sa
main délicate et sacrée préserve l'enfant qui va naître
des dangers qui menacent sa débile existence, même
avant qu'il ait vu le jour. Ses soins défendent l'enfance contre les maux qui l'assiégent, protégent
l'adolescence, et soutiennent la vieillesse. A toutes
les époques de son existence, l'homme appelle les
secours de la médecine, et rarement il les implore
en vain. En attaquant le médecin inhabile, rendons
justice aux praticiens éclairés dont les consolations
sont peut-être, autant que les ordonnances, un
baume pour le malade aux prises avec la souffrance;
et dont les conseils, sans garantir orgueilleusement
la santé, peuvent efficacement aider la nature.

Galien le redoutait aussi. Il voulait que le médecin
fût philosophe; et la véritable philosophie ne con-
siste-t-elle pas dans sa propre expérience. N'est-ce
pas être sage en effet que de rechercher sans cesse,
de douter toujours dans une science qui intéresse de
si près la vie des hommes?

En écrivant un Traité de médecine populaire, nous avons dû nous rappeler les vœux de Galien, faire usage de notre raison, de notre expérience, et, par un langage clair et précis, nous efforcer de nous faire comprendre de nos lecteurs, seul moyen de les initier aux progrès que font chaque jour les connaissances humaines.

Pour les persuader des avantages de notre méthode, nous leur avons offert des faits. Nous n'avons pas voulu, en les exposant, recourir à ces artifices d'un style brillanté, à ces formes oratoires, à ce langage ambitieux qu'empruntent trop souvent les systématiques pour en imposer à la multitude. Nous avons voulu la convaincre, et non pas l'éblouir; guérir, et non pas disserter.

Les observations nombreuses consignées dans notre ouvrage, toutes celles que nous recueillons chaque jour, sont autant de faits irrécusables dont nous pouvons garantir l'authenticité; ils défendent mieux notre méthode que toutes ces mesquines combinaisons, ces vaines hypothèses, ces fictions fantastiques dont nos faiseurs de systèmes modernes s'enorgueillissent, et qui prouvent que tout leur savoir, comme le disait Sénèque aux sophistes de son temps, se réduit à de vaines subtilités, bonnes à familiariser avec l'erreur, à surcharger l'art de guérir d'un échafaudage de notions puériles, que le souffle du raisonnement suffit pour faire écrouler.

En lisant ce *Manuel de santé*, souvenez-vous donc, lecteurs, que nous ne sommes ni un savant en *us*, ni un pédagogue systématique, mais un homme simple, ami de la vérité, sans parti, éloigné des coteries médicales, et n'ayant jamais partagé les préjugés de la fourrure. Consacrant tous nos loisirs à l'étude des infirmités humaines, nous établissons nos raisonnemens moins sur de trompeuses théories que sur des faits certains ; et c'est pour vous mettre en état de prononcer vous-mêmes, que nous vous offrons dans cet ouvrage les résultats de notre longue expérience et des observations qui nous sont personnelles.

LA MÉDECINE

SANS LE MÉDECIN.

CHAPITRE PREMIER.

Double organisation de l'homme. — Description de l'estomac. — Idée de la digestion. — Du siége probable des maladies et du principe morbifique des humeurs.

§. Ier. — Double organisation de l'homme.

L'HOMME renferme deux êtres ou, pour mieux dire, deux substances : par l'une, il vit; par l'autre, il pense; l'une est le centre des forces qui l'animent; l'autre, le foyer de la pensée qui l'éclaire; l'une crée sa vigueur; l'autre fait naître ses sensations; celle-là le rend l'égal des animaux; celle-ci le fait roi de la nature. La science n'a pas encore su définir la nature de ces deux substances, et il ne nous est permis que d'en connaître le siége principal. *L'estomac* et *le canal intestinal* sont le siége, le centre, le foyer de l'un; et *le cerveau*, le siége de l'autre, que l'on appelle, dans l'homme, du nom d'*intelligence*, et de celui d'*instinct* dans les animaux [1].

Il existe tant de rapports sympathiques entre ces deux portions de notre existence, que le malaise de l'une nécessite toujours le malaise de l'autre; un vif chagrin vient-il affecter le système nerveux, les fonctions de la digestion se ralentissent, se troublent, et quelquefois se paralysent : *nous repoussons le pain, parce que nous sommes dans la douleur.* L'estomac se sent-il embarrassé, le cerveau se ressent aussitôt de ce malaise; la tête est lourde; un violent mal de tête, ou une migraine plus violente encore, se manifeste ; notre paupière s'appesantit, et notre intelligence est frappée de stupeur.

Les moyens d'atteindre le mal diffèrent selon les deux siéges qui le renferment. Un traitement doit être employé, quand c'est l'estomac qui paralyse l'intelligence, et un autre, quand c'est l'intelligence qui trouble les fonctions de l'estomac. Dans ce dernier cas, la voix d'un ami, les conseils de la sagesse, les consolations de la vertu, la vue du clocher du village qui nous a vus naître, les embrassemens de famille sont souvent aussi puissans que tous les se-

---

1 M. Sabatier, rédacteur de quelques articles dans la *Gazette de Santé*, a cru pouvoir critiquer avec succès cet ouvrage, réclamé de toutes parts, en réunissant quelques unes de nos phrases isolées, et en s'égayant sur le sens qu'elles présentaient en cet état. Le public n'est plus dupe de pareilles supercheries; et depuis quelque temps il sait en appeler du jugement de ces Messieurs à la lecture de l'ouvrage. Nous ne répondrons pas aux critiques du rédacteur; notre devoir est d'instruire le public, et non de redresser des torts.

cours d'Epidaure; et le Suisse, soldat mercenaire dans l'étranger, à qui les sons mélancoliques de la chanson de ses vallées ont enlevé la soif des combats et l'amour de la vie, se hâte de quitter la pompe des villes, qui ne ramène point le calme dans son cœur, et bientôt il se retrouve tout entier, à la vue de ses lacs, de sa chaumière, de ses neiges, de ses rochers, *et de tous les objets de son amour.*

Aussi ce n'est pas l'influence de la faculté intellec-tuelle qui va nous occuper. Le commun des hommes la connaît aussi bien que nous; et le médecin qui envie au peuple tous les autres moyens de guérison, ne lui disputera pas sans doute l'art d'administrer celui-ci avec plus d'efficacité que lui. Mais comme, dans les indispositions qui ont leur siége partout ailleurs que dans l'intelligence, le peuple, privé de données suf-fisantes, se jette entre les bras des charlatans qui le rançonnent, ou de l'ignorance qui le perd, nous allons l'éclairer sur le véritable siége de toutes ses indispositions; et le mal, une fois découvert, sera à moitié vaincu [1].

L'illustre Cabanis, dans son beau traité des *Rap-ports du physique et du moral de l'homme*, a consacré cette distinction importante entre les mouvemens

---

[1] Quoiqu'il ne rentre pas dans le cadre de notre ouvrage de décrire les différentes théories par lesquelles les savans ont tâché d'expliquer l'exercice de la *faculté intellectuelle*, et l'action du *système nerveux*, qui en est le principal agent, cependant, comme nous parlons à des lecteurs instruits et également intéressés à soigner leur santé et à connaître les phénomènes de la plus belle portion d'eux-mêmes, nous leur indiquons en abrégé les moyens de satisfaire une curiosité aussi louable.

qui dépendent des nerfs, organes de la sensibilité, et les mouvemens involontaires qui résultent d'impressions reçues par les diverses parties dont les organes sont composés; et il a prouvé que toutes les idées et déterminations de la volonté ne viennent pas uniquement des sens, comme on le pensait d'après Locke et Condillac, mais que les impressions résultantes des fonctions de plusieurs organes internes y contribuent plus ou moins, et dans certains cas paraissent les produire exclusivement. C'est à ces impressions intérieures que se rapportent les diverses déterminations dont l'ensemble est désigné sous le nom d'instinct. « Il faut considérer, dit Cabanis, le cerveau » comme un organe particulier, destiné spécialement » à produire la pensée, de même que l'estomac et les » intestins à faire la digestion, le foie à filtrer la bile, » les parotides et les glandes maxillaires et sublin- » guales à préparer les sucs salivaires. » L'ouvrage des *Rapports du physique et du moral de l'homme* est rempli de ces vues approfondies, de ces idées lumineuses qui en ont fait naître d'autres, et qui ont caractérisé l'écrivain penseur.

Suivant la doctrine de Bichat, qui atténue la puissance nerveuse, les viscères de la vie organique sont le siége exclusif des passions. Bichat développe sa théorie avec un art extrême; il la présente sous toutes les formes, il l'appuie sur les raisonnemens les plus spécieux. Les deux systèmes nerveux qu'il décrit isolément, semblent entièrement indépendans l'un de l'autre. Tous ces aperçus sur le siége des passions et les fonctions du cerveau paraissent aussi justes qu'ingénieux ; cette distinction des deux vies, l'une de relation ou animale, l'autre intérieure ou organique, séduit l'esprit et frappe l'imagination. Cependant cette brillante théorie est démentie par les faits. Nous avons partagé l'erreur de Bichat jusqu'au moment où les belles expériences de Legallois ont dissipé l'illusion. Nous pensons donc que la vie organique est absolument indépendante du cerveau.

Malgré les expériences, nous sommes loin d'avoir des notions étendues et précises sur les facultés physiques du système nerveux ; malgré les travaux de Haller et de son Ecole, malgré ceux de Bichat et de Legallois, nous ne possédons encore qu'un petit nombre de faits exacts et importans sur une question qui intéresse à tant d'égards.

Déjà l'on savait que les nerfs donnent à nos organes la sensibilité, et le mouvement à nos muscles ; que le cerveau paraît plus particulièrement destiné aux phénomènes intellectuels, le cervelet aux mouvemens ; mais ce que l'on a ignoré plus long-temps, c'est que la moelle de l'épine est la partie la plus utile du système nerveux.

Là se trouve le siége principal de la sensibilité et la source de tous nos mouvemens ; là réside l'instinct supérieur qui nous porte à respirer, de sorte qu'à la rigueur on pourrait vivre privé de cerveau et de cervelet ; mais la vie, sans moelle épinière, n'est plus possible un seul instant. Le professeur Magendie vient d'agrandir récemment (*Voy.* son *Mémoire*, lu à l'Institut) le cercle des découvertes, par quelques faits nouveaux qui viennent d'être ajoutés à ces faits importans, mais si peu nombreux encore. Mais, malgré ce concours d'efforts, comment ce qui peut être dit sur le système nerveux serait-il épuisé ? Ce n'est qu'en appréciant les résultats d'une bonne méthode expérimentale, que ce domaine pourra s'agrandir encore. Puisse-t-elle donc, cette méthode heureuse, la seule qui convienne aux sciences naturelles, attirer à elle tous ceux qui portent aux progrès de nos connaissances un intérêt sincère! Puisse la science de nous-mêmes, selon la belle expression de Bacon, marcher long-temps d'un pas assuré dans la carrière nouvelle où elle est entrée, et multiplier ainsi les découvertes qui honorent l'intelligence de l'homme et protégent son existence!

Il ne nous est permis par notre organisation de voir jusqu'à l'évidence qu'un petit nombre de vérités, nécessaires les unes à notre vie physique, les autres à notre vie morale. Cependant la science a fait et doit faire encore d'admirables découvertes ; elle a rendu d'immenses services ; elle a créé des méthodes. Demander pourquoi, sous certains rapports, elle a tant d'obscurité, pourquoi, sous tant d'autres rapports, elle jette de si vives lumières, c'est demander pourquoi l'homme réunit tant de faiblesse et de génie.

§. II. — De l'Estomac et de la Digestion.

L'homme perdant tous les jours de sa substance, il faut qu'il la répare tous les jours. L'unique moyen de réparation qui dépende de lui, c'est l'alimentation ; la nature fait le reste.

L'organe, destiné à une fonction si essentielle, doit jouir d'une haute importance dans le système ; aussi voyons-nous que toutes les parties de notre corps, qui cessent d'être en rapport avec lui, cessent en même temps de participer à la vie.

L'estomac est l'organe principal de la digestion ; il reçoit le premier les alimens qui ont été mâchés, ramollis, imprégnés de salive dans la bouche ; et pendant le séjour que les alimens font dans sa cavité, il leur fait subir une première élaboration, celle du chyme. C'est un réservoir musculo-membraneux, contigu d'un côté à l'œsophage, de l'autre à l'intestin grêle, situé dans la région supérieure de l'abdomen, et occupant l'épigastre et une partie de l'hypocondre gauche. Il a la forme d'un cône recourbé sur sa longueur, et placé transversalement, de manière à ce que la grosse extrémité du cône soit à gauche, et la petite à droite. Le diaphragme et le foie lui correspondent supérieurement.

L'estomac, comme je l'ai dit, est l'organe principal de la digestion. C'est là que l'œsophage apporte les alimens, et où ceux-ci commencent à éprouver des changemens, qui sont les premiers degrés de l'état dans lequel ils peuvent réparer le sang.

L'estomac n'opère pas l'animalisation entière de l'aliment; il ne fait que lui faire subir la *chymification*.

Le chyme formé dans ce viscère éprouve dans l'intestin duodénum une nouvelle élaboration, la *chylification*. Il y prend la forme dernière que doit recevoir de l'appareil digestif la partie nutritive des alimens, c'est-à-dire celle du chyle; aussi ce duodénum a-t-il été considéré par quelques uns comme un second estomac.

La chymification a laissé beaucoup de choses obscures, et la chylification en laisse encore davantage. Ce qu'il y a de sûr, c'est que les sucs biliaires et pancréatiques servent à cette dernière opération, et que la première apparence de chyle dans l'appareil digestif coïncide avec l'apparence de ces sucs. Mais ce qu'il importe de remarquer, c'est que l'influence de ces agens de la chylification n'est pas toute chimique, mais qu'elle dépend de la vitalité. Une passion, une douleur, troublent, en effet, cette seconde digestion, comme on la nomme, aussi bien que la première : ce qui n'arriverait pas si l'action de la bile et du suc pancréatique versé sur le chyme, était toute chimique.

Les phénomènes digestifs qui se passent dans l'intestin grêle, canal fort long, subséquent au duodénum, tendent à dépouiller la masse alimentaire de la partie chyleuse. Ce mouvement péristaltique consiste dans des contractions et ondulations graduelles des fibres circulaires qui existent dans la membrane musculeuse de l'intestin. Ces fibres se contractent successivement de haut en bas, de manière à faire cheminer la matière vers le gros intestin ; à mesure que la masse approche de ce dernier intestin, elle jaunit, durcit et acquiert de la fétidité.

Le chyle, arrivé dans le sang, ne se change pas de suite en ce fluide : il lui faut un certain temps pour s'y assimiler. Aussi le reconnaît-on, quelque temps après, dans le sang d'une saignée.

Il faudrait ici entretenir nos lecteurs des phénomènes digestifs qui ont lieu dans l'intestin duodénum, de ceux qui se passent dans l'intestin grêle, et de ceux des gros intestins ou de la défécation. Si nous avions voulu parler longuement de toutes les hypothèses imaginées pour expliquer la chymification, il nous aurait fallu rappeler les expériences de Spallanzani, celles plus récentes encore de M. de Montègre ; mais ne sont-elles pas la plupart inadmissibles ?

De nos jours on considère cette opération comme le résultat d'un grand nombre de causes : altération des alimens en eux-mêmes, influence de la chaleur du lieu, des mouvemens oscillatoires de l'estomac, surtout des sucs versés par les parois de ce viscère ; de la salive, incorporée aux alimens, et avalée avec eux ; de l'air qui a été avalé, et qui agit ou par sa masse, ou par un de ces principes composans, etc. Déjà Boërhaave professait que les alimens renfermés dans l'estomac, comme dans un vase clos et chaud, éprouvaient un peu de fermentation et de putréfaction par la réaction seule de leurs principes composans, et qu'ensuite, par le concours des sucs salivaires œsophagiens, gastriques; qui leur étaient mêlés par le secours de l'air aspiré, de la chaleur développée dans l'organe, par l'influence des mouvemens oscillatoires de l'estomac et de ceux que lui impriment les artères voisines et les muscles de la respiration, ils achevaient d'être chymifiés.

Dumas admet encore que les alimens éprouvent dans l'estomac un commencement de fermentation, afin que les principes qui les composent soient unis, comme on dit en chimie, *à l'état naissant;* mais que bientôt cette fermentation est bornée par l'action vitale de la chymification. Il assigne comme causes coïncidentes de cette chymification, la nature fermentescible des alimens, la facilité de leur dissolution et décomposition, l'énergie active des dissolvans gastriques, la chaleur et l'humidité de l'estomac, le mélange intime des sucs gastriques, l'introduction de l'air avec les alimens, les mouvemens de l'estomac et les contractions et dilatations alternatives de ses parois, ceux que lui impriment les agens respiratoires et les artères voisines, la puissance invisible de la vitalité.

La manière dont les alimens s'accumulent dans l'estomac, le séjour qu'ils y font, l'altération qu'il leur fait éprouver, la manière dont il les pousse ensuite dans le duodénum lorsqu'ils sont chymifiés, etc., tout cela constitue un des actes les plus importans de la grande fonction digestive.

L'espace de temps de la fonction digestive dans l'estomac, quoiqu'on puisse le fixer, en général, à en-

viron quatre heures, est cependant relatif à diverses
circonstances qu'il importe de signaler. Il dépend,
1° de la nature et de la qualité des alimens : plus ils
sont faciles à digérer, moins ils restent dans l'estomac; plus ils sont durs et fibreux, plus leur séjour
dans ce viscère se prolonge : la même proportion
s'observe relativement à leur quantité; 2° de l'impression qu'ils font sur l'estomac : l'aliment qui plaît
et qu'on désire, se digère plus parfaitement et plus
promptement que tout autre; 3° de la préparation
qu'ils ont subie avant d'être ingérés : s'ils ont été assez attendris par la coction ou la macération, et surtout s'ils ont reçu un certain degré d'assaisonnement
nécessaire, dans l'état où nous vivons aujourd'hui,
pour réveiller l'action de l'estomac, la digestion en
est plus rapide; 4° du genre d'exercice ou d'occupation à laquelle on se livre après le repas : le travail
du cabinet et les passions rallentissent ou suspendent
la digestion; lorsqu'on a pris peu d'alimens, il est
utile d'imiter la conduite des animaux, qu'un instinct
naturel porte alors au repos : l'exercice, au contraire,
est utile pour prévenir les inconvéniens qui pourraient résulter d'alimens pris à l'excès; 5° de l'état
du pylore : les alimens sortent plus ou moins rapidement de l'estomac, suivant que cette ouverture est
plus ou moins dilatée; 6° enfin, de l'âge, du sexe,
du climat, des saisons et des habitudes.

Nous n'avons pu donner ici qu'une exposition succincte de la digestion, de cette fonction complexe
qui embrasse et emploie dans sa généralité d'autres

fonctions, comme des sensations tant externes qu'internes, des actions musculaires, des sécrétions, etc. L'importance de l'absorption dans l'économie est extrême, 1° en ce qu'elle fournit l'élément réparateur du fluide qui nourrit tous les organes du sang, et que, sous ce rapport, elle tient toutes les fonctions sous sa dépendance; qui ne sait pas que de mauvaises digestions amènent à la longue un état cachectique; que de bonnes digestions, au contraire, remontent une constitution usée? 2° parce qu'elle envoie sympathiquement, pendant qu'elle s'opère, des forces dans toute l'économie, et semble être ainsi un point d'appui pour toutes les fonctions; on a vu en effet la faiblesse disparaître bien avant la chylification; 3° parce qu'elle entraîne, pendant sa durée, des directions diverses de la sensibilité, qui est tour à tour concentrée sur son appareil, ou disséminée dans tout l'organisme. D'un autre côté, cette fonction, quoique capitale, est subordonnée, comme toute autre, aux deux conditions qui président partout, dans notre machine, à l'entretien de la vie : 1° à l'arrivée d'un sang propre à entretenir la vie; sous ce rapport, elle est dépendante de la circulation qui lui apporte ce sang, de la respiration qui le vivifie, des sécrétions qui le dépurent, de l'absorption qui concourt avec elle à son renouvellement; et 2° à une influence du système nerveux, soit que directe, elle consiste en des sensations ou actions musculaires qu'elle emploie dans sa généralité, comme gustation, mastication, déglutition, défécation; soit qu'indirecte, cette influence nerveuse tienne à celle qu'elle a sur la circulation, la respiration, et dont la digestion est à son tour dépendante. C'est ainsi que, dans les fonctions de l'homme, tout ramène à cette réciprocité, à ce *consensus* d'Hippocrate, à ce cercle où le père de la médecine ne pouvait trouver ni commencement ni fin.

La plupart des maladies de l'estomac proviennent de la quantité et de la nature des alimens, et du séjour plus ou moins long qu'ils font dans ce viscère, ainsi que des boissons dont on fait usage. Comme ces maladies influent, par la mauvaise chymification dont elles sont la cause, sur toute l'économie, il importe de les prévenir; et lorsqu'elles se sont déclarées, de prendre des mesures pour leur curation. Le moyen de les prévenir, c'est de n'user que d'alimens sains et de facile digestion, tels que les plantes potagères, les viandes bien cuites ou bien macérées; d'éviter tout excès dans l'usage de ces mêmes alimens; de ne faire usage que de boissons qui aident à la force digestive de l'organe; de s'interdire toutes celles dont l'effet est d'en affaiblir l'énergie par l'excès d'action qu'elles lui communiquent: telles sont, en général, celles qui, comme les liqueurs, contiennent beaucoup d'esprit de vin.

La digestion est donc l'ingestion des alimens dans l'appareil digestif et leur élaboration dans cet appareil, de manière qu'une partie, transformée en un suc réparateur, va renouveler immédiatement le sang et les organes, tandis que l'autre est dépouillée de tout principe propre à être assimilé.

§. III. — Du siége probable des maladies, et du principe morbifique des humeurs.

Lorsqu'un malade se voit livré à une grande prostration des forces vitales, après avoir passé subitement du chaud à une atmosphère glaciale, on lui dit que la cause de sa maladie est une *sueur rentrée;* quand la chute d'un corps pesant a ébranlé vivement une partie de sa charpente, l'a plongé dans le délire et dans les souffrances les plus aiguës, on regarde ce coup comme la cause de sa maladie; enfin dans tous les dérangemens qui l'abattent, on ne manque pas de trouver la cause de ses affections intérieures dans un événement extérieur.

Cette persuasion ne nous paraîtrait que ridicule, si elle n'influait sur la pensée, et si elle n'entraînait des conséquences fâcheuses; ceux qui sont habitués à raisonner de la sorte, ne manquent pas de trouver la cause ou le siége de nos douleurs dans les différentes parties des organes qui en donnent des symptômes, plus ou moins exclusivement. Ainsi, qu'il nous survienne une ophthalmie, une surdité, un accès de goutte, une rétention d'urine, etc., la cause et le vrai siége du mal sont dans l'œil, dans l'organe de l'ouïe, dans la jambe, dans les reins, etc., et l'on dirige alors les moyens de guérison vers ces prétendus siéges de la maladie. Le public juge bientôt du succès de ces fatales méprises.

Certes, comment la nature qui se montre partout

si conséquente, si bonne, si ingénieuse et si simple dans ses moyens, comment la nature pourrait-elle échapper au juste reproche d'une déraison impardonnable, si elle avait mis la cause de nos maladies dans tout autre foyer, de sorte qu'il nous fût impossible de l'attaquer dans les *viscères abdominaux?* N'est-ce pas là, en effet, le seul organe qui soit, si je puis m'exprimer ainsi, perméable à nos efforts? Pouvons-nous arriver à toute autre partie de nous-même, par une autre voie que par celle que nous montre la nature? Nous est-il donné d'arriver à un des tissus intérieurs sans rompre le tissu extérieur, et par là de traiter un mal sans faire une nouvelle blessure! Et quand c'est un des organes principaux et essentiels de la vie qui se trouve affecté, tel que le cœur, le cerveau, les poumons, etc., pouvons-nous les atteindre par une autre voie que le canal alimentaire, sans mettre plus ou moins la vie en danger?

Or, il n'y a en ceci de nouveau que les moyens curatifs, que nous nous empressons d'offrir à la santé des malades, et dont nous n'hésitons pas de proclamer les vertus conservatrices, parce que, parfaitement éclairés par une expérience plus raisonnée et établie sur des faits mieux coordonnés, nous en avons reconnu de plus en plus la haute importance et l'incontestable efficacité, et que les bénédictions du pauvre comme celles du riche, sont venues encourager notre entreprise.

Nous disons donc que le principe de nos maladies a essentiellement son siége dans le canal intestinal, et que c'est là que les moyens curatifs doivent l'attaquer.

On se demandera, peut-être, ce que c'est que ce principe, et en quoi il consiste. Bien des médecins se sont adressés une pareille demande, et, à force de mots, ils ont cru, ou ils ont feint de croire qu'ils avaient défini la chose.

Cependant, en dépit de leurs doctes systèmes, il n'est pas moins vrai que ce principe a toujours échappé à l'analyse, et que nos yeux ne sauraient l'atteindre dans les régions intérieures où il est placé; c'est un secret dont la nature n'a pas encore voulu se départir, et dont elle s'est contentée de nous révéler l'existence et le siége. Elle nous a dit : *Qu'il vous suffise de pouvoir le dominer; il vous est défendu de le connaître : les lumières de la vérité ne sont pas toutes accessibles aux regards des mortels.*

Ainsi, nous ne nous arrêterons pas à développer l'opinion de ceux qui ont appelé ce principe, *humeurs*. Ce terme peut représenter une foule de choses non morbifiques, si l'on s'arrête à sa première signification. Les latins nommaient *humores*, l'humidité du sol et la sève des plantes; et certes, il est nécessaire à notre organisation qu'il y ait dans nos fluides de telles humeurs et des parties aqueuses.

D'autres ont appelé le principe morbifique, *sérosité humorale*. Le mot seul est changé; la pensée reste toujours défectueuse.

Quant à nous, nous diviserons les substances dont se compose notre économie en deux espèces : en solides et en liquides. Les solides, tels que les os, les muscles et les nerfs, servent à soutenir la charpente du corps, à opérer les mouvemens de la sensation et ceux de *locomotion*.

Les liquides servent à réparer, par leur circulation, les altérations, les pertes des solides. Ils se subdivisent en deux classes : les *humeurs* et le *sang*. Le sang est le liquide qui circule dans les veines et les artères, et tous les autres liquides composent ensemble les humeurs.

On n'a jamais nié que le principe des maladies ne siégeât dans les liquides, pris dans l'acception générale du mot. Car, si nos solides souffrent, c'est évidemment parce qu'ils ne reçoivent plus, dans la même intégrité, les sucs réparateurs qui les empêchaient de souffrir quelques instans auparavant. En effet, comment, pourrait-on en expliquer le changement, si ce n'est en admettant que ces solides ont un *trop plein* qui les fatigue, ou un *trop peu* qui les épuise, et que les liquides seuls leur ont fait subir cet état lorsque leur source commune s'est trouvée corrompue ou tarie?

Ce n'est point ainsi que se conduisirent les premiers maîtres de l'art que nous professons. Ils observèrent les maladies, ils notèrent les effets des traitemens qu'ils avaient employés, et parvinrent par là à rejeter les uns, et à constater l'efficacité des autres. Telle est aussi notre méthode; et afin que nos lecteurs puissent juger par eux-mêmes de la vérité de nos assertions et de la futilité des raisons de nos adversaires, nous devons les éclairer sur les principes que l'analyse a découverts dans les humeurs et dans le sang, leur expliquer la formation de ces liquides, et les préparer par là aux développemens des raisons qui établissent avec succès l'évidence de notre système curatif, c'est-à-dire, la puissance des purgatifs sur l'économie animale.

Les humeurs qui doivent se présenter les premières à notre observation, sont celles que produit immédiatement la digestion : tous les autres liquides en tirent leur origine.

Enfin viennent les humeurs élaborées et extraites du sang par les glandes, organes sécréteurs les plus complexes de l'économie animale, telles que les *larmes*, sécrétées par une glande située à la face interne de la cavité de l'orbite de l'œil, et destinées à entretenir la lucidité de cet organe; la *salive*, humeur sécrétée par dix glandes, placées dans le voisinage de la bouche et destinées aux fonctions de la mastication et à disposer les alimens triturés à subir des modifications diverses dans le canal alimentaire; le suc *pancréatique*, destiné à délayer le *chyme* et à le disposer à se changer en chyle; enfin, l'urine, sécrétée par les reins, et destinée à épurer, à rejeter au dehors le produit de cette épuration particulière, qui joue un si grand rôle dans les différentes affections morbifiques. Telles sont les humeurs principales qui circulent dans notre corps. Tous les siècles n'ont pas suivi cette classification; nous nous garderons bien d'exposer aux yeux de nos lecteurs les théories, les chimériques systèmes que l'imagination a enfantés à ce sujet, et que l'on doit plutôt vouer à l'oubli des hommes.

Nous avons voulu seulement leur faire comprendre comment les humeurs proviennent, soit médiatement, soit immédiatement, de l'organe destiné à la digestion. Elles ne s'altèrent que parce que les fonctions digestives ont subi des altérations ; et, pour leur rendre leur intégrité primitive, il faut attaquer le mal dans son foyer.

Quoi qu'il en soit de toutes ces théories, il n'en est pas moins vrai que ceux d'entre ces auteurs qui, abandonnant la méthode sanguinaire, qui consiste à violer les canaux par lesquels circule le véhicule de la vie, et à faire jaillir le sang des veines d'un homme vivant, ont dirigé leurs moyens thérapeutiques contre le foyer où viennent s'élaborer les premiers matériaux de ces humeurs, c'est-à-dire, ont fait évacuer au canal alimentaire, ce véritable laboratoire du corps humain, les *embarras*, les *sucs viciés*, qu'un accident quelconque y entassait, et où les humeurs s'imprégnaient de qualités morbides ; il n'en est pas moins vrai, dis-je, que ces hommes ont été des bienfaiteurs du genre humain. Nos connaissances modernes, en physiologie et en chimie, tout en atténuant leurs systèmes, ne font qu'ajouter à la gloire de leurs moyens de guérison, et nous ramènent, malgré nous, à leur méthode curative.

Le purgatif que nous désignons à l'attention de nos malades intéresse particulièrement la surface muqueuse des intestins grêles et des nombreuses glandes qui y sont répandues; de là une grande sérosité, des matières musco-glaireuses, sont le produit de cette action, et se trouvent abondamment mêlées aux autres sécrétions abdominales, dont ils provoquent l'expulsion. Par suite, les puissances sympathiques qui unissent le canal intestinal aux autres organes, et par la commotion physique qui résulte de ce purgatif, tous les appareils organiques sont influencés, la circulation est accélérée, la sécrétion des urines est ordinairement plus abondante, la température de la peau s'élève sensiblement; bientôt ces phénomènes se ralentissent, et le calme ne tarde point à reparaître, accompagné d'un affaissement des forces physiques et morales, proportionné à la secousse; mais qu'un simple bouillon gras peut dissiper.

Nous ne craignons pas de dire (notre expérience nous l'a si souvent confirmé) que l'administration répétée de notre méthode évacuante est un des plus puissans moyens qui soit offert à l'art pour combattre en général les affections maladives du genre chronique; c'est même le seul qui offre des résultats aussi satisfaisans que nombreux; si l'on considère avec impartialité l'influence des autres méthodes de guérison.

Hippocrate, Galien, Celse, Sthal, Sydenham, etc., ont célébré l'efficacité des purgatifs semblables à ceux que nous employons.

Lorsque les influences délétères ont provoqué la

formation des humeurs morbides, que l'atonie glaireuse affecte les voies digestives, que les canaux biliaires sont engorgés, enfin lorsque l'organisme tombe dans un état d'affaissement dont il ne se releverait que par des secousses plus ou moins dangereuses, rien n'est mieux démontré qu'il est urgent de désobstruer le canal alimentaire afin que toutes les fonctions des organes reprennent leur salutaire activité.

L'emploi d'un purgatif n'excite aucune secousse quand c'est une main dirigée par la conscience comme par les principes de l'art qui en a combiné les substances. Tel est l'avantage du *toni-purgatif* dont la confection, objet de notre surveillance, est encore dirigée par un des plus habiles pharmaciens de la capitale. Nous ne craignons pas d'assurer qu'un prompt succès n'en couronne l'usage, quand il est administré selon les formules placées à la fin de cet ouvrage.

CHAPITRE II.

Du sang. — Des sangsues. — Des tempéramens en général
et en particulier.

§. Ier. — Du Sang.

DANS tous les siècles, une foule de praticiens se sont montrés partisans de la doctrine qui place le siége des maladies dans le sang. Cette doctrine est d'une application si facile, il est si simple de tirer deux ou trois palettes de sang d'un malade, et de laisser ensuite à la nature le soin de remplacer, avec bien de la peine pourtant, la perte d'un liquide qu'elle avait mis tant de temps à élaborer, que l'engouement pour cetre théorie n'a rien d'étonnant aux yeux de l'homme qui connaît un peu la légèreté de quelques dispensateurs de la santé.

Rien n'est plus facile que de réfuter cette doctrine, et il n'est pas de tâche plus honorable pour le médecin, ami de l'humanité. Or, pour mettre plus de clarté dans notre démonstration, nous prétendons d'abord que le siége des maladies n'est pas dans le sang; ensuite que, quand même il serait prouvé que le siége des maladies fût dans le sang, la saignée n'en devrait pas moins être infructueuse, et partant rejetée le plus souvent de la classe des moyens curatifs ordinaires.

D'abord, le siége des maladies n'est pas dans le sang. 1° Si le siége des maladies était dans le sang, comme il est mathématiquement démontré que ce fluide circule dans tous nos membres, et qu'il se rend du centre aux extrémités, et des extrémités au centre, il s'ensuivrait que, dans toutes nos maladies, toutes les surfaces de notre corps devraient éprouver les mêmes douleurs ; car, recevant toutes également un liquide, dépositaire du principe morbifique, comment l'une pourrait-elle en éprouver les effets sans que l'autre les éprouvât de même ? L'expérience demontre le contraire, et le plus souvent il arrive qu'une ou deux parties de notre corps sont le centre unique des douleurs.

2°, Nous pourrions demander aux praticiens saignans : Qui vous a dit que le siége des maladies est dans le sang ? Vous qui avez vu en tant de circonstances différentes le sang humain couler à vos pieds, avez-vous observé quelques différences essentielles entre le sang d'un homme légèrement indisposé et celui d'un homme atteint mortellement ? il n'est aucune différence que vous puissiez nous indiquer, et tous les efforts de l'analyse n'ont pas été plus heureux que vous. On a remarqué des différences dans la circulation et dans quelques propriétés accessoires ; mais dans toutes les circonstances morbifiques, le sang a toujours présenté les mêmes principes constitutifs...

S'il arrivait que le sang fût corrompu, aucun de nos

remèdes ne pourrait lui rendre son intégrité primitive
et retarder l'instant de la mort; le sang, chez les anciens, c'était la vie; et cette pensée, réduite à la plus
simple expression, n'est que l'aveu d'une vérité que
les siècles n'ont cessé de proclamer. La vie est dissoute lorsque le sang est décomposé, et comme les
prodiges même de l'art ne sauraient rallumer le flambeau de la vie, il s'ensuit que le sang ne saurait reprendre ses propriétés à l'aide de nos secours.

Deyeux et le célèbre Parmentier ont soumis à l'analyse du sang qu'ils avaient retiré des veines du bras
de divers malades, affectés de *fièvres adynamiques*,
et leurs recherches n'ont obtenu aucun résultat satisfaisant qui ait servi à prouver que cet état morbifique
eût altéré le sang de ces malades. Une foule d'autres
essais ont été aussi infructueux; le changement peu
essentiel que le sang peut éprouver pendant le cours
de quelques maladies est un phénomène vital qui se
refusera toujours aux investigations de la chimie.
Que nous servirait, en effet, de citer les petites modifications, remarquées encore par Deyeux et Parmentier, dans le sang de deux scorbutiques; par M. Richerand, dans le sang d'un vieillard attaqué d'un ulcère rongeant et variqueux; par Bichat, dans les veines
d'un cadavre, à l'Hôtel-Dieu.

Toutes ces modifications, bien peu précises, quand
même elles ne pourraient pas être attribuées à une
putréfaction opérée subitement par le contact de l'air
atmosphérique; quand même elles n'auraient pas été
remarquées dans le sang des cadavres, ou d'individus

bien près à le devenir, ces modifications ne prouve-
raient pas encore que le siége des maladies est dans
le sang. On pourrait toujours répondre que ces altérations du sang sont l'effet et non la cause de la maladie; que la cause commune est dans la source où le
sang puise ses alimens, et la question resterait dans
toute son incertitude.

Je dis, en second lieu, que, dans la supposition que
le siége des maladies fût dans le sang, ce ne serait pas
par la saignée que l'on pourrait rendre la santé à un
malade.

Je n'entrerai pas dans le détail des cas nombreux
où les partisans de la saignée en défendent avec rigueur l'application; je me garderai bien d'énumérer
les cas, plus nombreux encore, où la perte factice du
sang entraîne la perte de la vie. Je me contenterai
d'une seule comparaison qui doit résoudre, je pense,
la deuxième question que je me suis posée. Lorsqu'un
terrain se trouve épuisé, et que le bras de l'agricul-
teur, en le retournant, ne peut plus lui rendre sa fécondité première, l'engraisse-t-il ce champ, en enlevant une partie de sa substance? Emporte-t-il une
quantité considérable de terre, dans l'espoir que le
reste, livré à ses propres forces, recouvrera sa vigueur
et sa fécondité? Il ne serait pas si sot; il ajoute et
n'enlève rien; il sait que le terrain a perdu de ses sucs
nourriciers : il tâche de lui en donner d'autres, et les
engrais dont il couvre sa surface ne manquent pas
de répondre à ses vœux. Eh bien ! dans cette seconde
supposition, ce terrain serait votre sang frappé d'é-

puisement, et cela dans tous les canaux par lesquels il circule : ce n'est point la portion seule viciée que la saignée enlève (qui vous l'aurait révélé ainsi?), c'est toute la masse. Ainsi, en vous dépouillant d'une quantité quelconque de votre sang, vous n'aurez point purifié le reste; vous vous serez appauvri, vous n'aurez rien réparé, vous aurez diminué vos forces déjà délabrées, vous aurez dérobé au foyer de la vie un reste de chaleur dont ce liquide est le conducteur le plus incontestable. Malheureux! qu'avez-vous à attendre de votre témérité ?.... Des regrets et des réflexions pénibles!

Il doit être démontré pour un esprit raisonnable que, tout en supposant que le sang soit le siége de la maladie, la saignée ne réparerait rien, qu'elle ne saurait enlever le principe morbifique qu'en enlevant toute la masse du sang, ou, en d'autres termes, en arrachant la vie.

Qui ne s'étonnerait, après ce que nous venons de dire, qu'un principe aussi nuisible à l'espèce humaine ait reçu tant d'applications exagérées?

Les personnes instruites n'ignorent point que le spirituel Guy-Patin ne put se défendre de cette contagion : qu'il saignait comme les autres, et prescrivait sept saignées par an aux personnes même que leur bonne santé sembloit devoir mettre à l'abri d'un pareil système.

Louis XIII, enfant, fut saigné quarante fois dans une année; et n'est-ce pas peut-être à cet abus funeste de la saignée qu'il fut redevable de ce tempérament valétudinaire, et de cette faiblesse d'esprit qui le rendit l'esclave timide et inquiet de Richelieu, dont un seul regard du tout-puissant Louis XIV aurait abattu le despotisme? On sait que Fagon, médecin de ce monarque le purgeait très-fréquemment, et que c'est ce nom de *Fagon* qui a été transformé en celui de *Purgon*, par Molière. Ces purgations ont-elle nui au grand caractère de Louis XIV?

Le savant Bosquillon aussi n'était-il pas un médecin saignant à l'excès, et l'observation journalière n'est-elle pas devenue la censure clinique de cette pratique? Quel était le résultat de ces saignées immodérées à l'Hôtel-Dieu? Des guérisons moins fréquentes et des convalescences plus longues, dans des salles dont la guérison médicale étoit confiée à ce professeur dont l'érudition était trop systématique. Un appareil de science devrait-il donc nuire au sens commun?

Les dangers de cette pratique avaient été prévus par le grand Hippocrate; il nous enseigne que l'impuissance virile était une maladie particulière aux habitans de la Scythie, parce que ces peuples, encore sauvages, étaient dans la funeste habitude de se faire inciser l'artère temporale pour se soulager de leurs fatigues et de leurs courses.

Il faut donc se bien persuader que le sang set la partie la plus pure de notre corps : que c'est le résultat de toutes les élaborations des voies digestives, des ventricules du cœur et des fonctions de l'organe pulmonaire; que c'est enfin une *chair cou-*

lante, pour me servir de l'expression pittoresque d'un célèbre physiologiste, et alors on cherchera à le calmer, et non à l'enlever à notre existence.

Cependant nous devons admettre la nécessité relative de la saignée dès l'invasion de plusieurs maladies inflammatoires ou phlegmasies, en désapprouvant néanmoins la méthode de plusieurs praticiens qui renouvellent la saignée aussi long-temps qu'ils observent sur le sang une croûte couenneuse, que les uns nomment inflammatoire, d'autres pleurétique. De Haen a démontré, dans le premier volume de son *Ratio medendi*, combien ce signe est équivoque; et les belles expériences de Parmentier et de M. le professeur Deyeux, prouvent que l'inspection du sang est un guide trompeur dans les maladies. M. Chevreul et le professeur Magendie, par des observations récentes, faites à l'Hôtel-Dieu, ont agrandi ce domaine, et le perfectionnent de jour en jour.

Au reste, les praticiens ne peuvent disconvenir d'un fait qu'ils ont tous fréquemment observé: c'est que dans les maladies inflammatoires, le sang présente presque toujours cette couenne dite pleurétique, et que, dans ce cas, quel que soit le nombre des saignées, ce signe fallacieux est toujours persistant. C'est ce qui trompe beaucoup de médecins routiniers, qui s'obstinent à saigner, tandis que tous les symptômes contre-indiquent cette opération.

Quoi qu'il en soit donc de la nature de la couenne *inflammatoire*, que nous ne nommons ainsi que pour la désigner, le médecin instruit ne doit pas y avoir égard ; c'est l'ensemble des symptômes, c'est l'état général des forces du malade qui doit fixer toute son attention et provoquer ses déterminations.

Tissot fait mention de vingt saignées pratiquées dans l'espace de deux jours. Mais cela prouve, ajoute le fameux praticien de Lausanne, que le chirurgien était un ignorant, et que la bonne constitution du sujet avoit résisté à la maladie et au traitement.

§. II. — Des Sangsues.

En parlant de la *saignée*, j'ai pris le mot dans son acception générale, et j'ai enveloppé dans la même catégorie tous les procédés propres à tirer du sang de notre corps.

Ces procédés consistaient autrefois à faire, avec une lancette, une incision à une veine, ou enfin à dégorger le système capillaire par des scarifications. Ces procédés ont passé avec leurs partisans ; mais les doctrines contestées semblent être éternelles ; et les sangsues des modernes continuent, avec plus d'acharnement encore, la guerre que la saignée avait déclarée à l'humanité. Celui qui aurait osé prédire, il y a trente ans, le succès de ce barbare système, aurait sûrement passé pour un fou, et cependant rien n'est plus réel ; c'est ainsi que tous les systèmes en médecine se succèdent, se reproduisent et s'anéantissent les uns par les autres ; c'est qu'ils n'existent que dans les livres, et non dans la nature.

Quelques exemples de succès, pris dans un sens

contraire, ont servi de base au système de l'emploi des sangsues; on n'a pas été persuadé par de judicieux raisonnemens, mais on a entendu un professeur qui, las de suivre une route commune, n'a vu d'autre parti à prendre pour faire du bruit que de contredire tous ses confrères; il en a cherché tous les moyens; il a cru se permettre des pensées toutes contraires à celles qui ont été émises jusqu'à lui; il a cherché à le persuader à tout le monde et à lui-même, quoiqu'il eût acquis la certitude du contraire. Nous sommes toujours amis du nouveau, du merveilleux. Les confrères ont commencé d'abord par dédaigner, critiquer, crier au scandale. Cela a fait grand bruit, on a écrit de part et d'autre, mais le nouveau devait l'emporter. Les jeunes médecins se sont déclarés les partisans; plusieurs opposans, voyant qu'il n'y avoit plus que ce moyen d'avoir des malades, ont adhéré par imitation et ont fini par croire et suivre les autres : la méthode des sangsues a donc été ainsi préconisée et adoptée sans réflexion.

Parmi les nombreux disciples du docteur Broussais, combien ont adopté ses erreurs, sans être doués de son talent et de sa brillante élocution ! Combien ont pu se laisser entraîner à des erreurs graves, effrayantes, pour avoir suivi à la rigueur les conséquences de son système !

M. Broussais profite de ses avantages, à titre de professeur, pour propager sa doctrine et se faire admirer de ses nombreux disciples, toujours ardens à le prôner et à partager ses erreurs. Une habileté rare à se mettre à propos en spectacle, l'ambition de devenir même l'émule d'Hippocrate et de régner exclusivement dans les Ecoles : voilà son stratagème; voilà tout le secret de sa science.

S'il s'est trouvé quelques anciens médecins qui aient rejeté les erreurs d'un professeur enthousiaste, le plus grand nombre des nouveaux les a adoptées. C'est le propre des jeunes adeptes de s'abandonner à la routine, de respecter les habitudes sans les raisonner, de croire sur parole et de juger du mérite d'une doctrine, d'après le jugement du professeur aveuglé ou prévenu. Ils aiment mieux soumettre leur raison, souvent révoltée contre ce que ces doctrines ont de plus absurde, que se livrer à leur examen. Ce professeur a transmis ces dispositions à ses élèves; ses préceptes et son exemple les ont développées, l'usage les a fortifiées ; la soumission de ces jeunes gens à ses erreurs est devenue pour eux un besoin, et la crainte d'être signalés par ceux qui ont intérêt à les maintenir leur en fait un devoir.

Il existe, soit dans l'ensemble de l'organisme, soit dans chacun de ses élémens, une tendance à une marche régulière et douce; et ce n'est que par une étrange exception aux lois vitales, que l'économie se trouve en proie à des secousses, à des impulsions irrégulières. L'uniformité, que suit la nature dans l'acte de la vie, est la véritable règle de conduite pour le médecin, qui ne doit considérer, dans la pratique de son art, les mesures violentes que comme des moyens dangereux, lors même qu'elles paraissent nécessaires. C'est d'après ces considérations, que le docteur Castel vient de faire une large brèche à l'édifice médical de M. Broussais, par un ouvrage qui serait une réfutation, *ex professo*, de la doctrine médicale de ce professeur, si l'auteur eût battu en ruine le système plutôt que les propositions isolées. Ses raisonnemens sont pressans, et les objections puissantes; l'auteur montre beaucoup de sagacité dans l'analyse des principes prétendus physiologiques, et en fait ressortir l'absurdité jusque dans leurs dernières conséquences.

Ne paraît-il pas hors de contestation que, dans la généralité des maux qui attaquent notre existence, c'est sur le canal intestinal que nous devons agir, soit pour arrêter le mal dans son principe, soit pour l'épuiser dans le centre où il s'est accumulé? Comment donc arrive-t-il que des médecins praticiens, au mépris de cette doctrine, s'obstinent à attaquer le mal partout où il ne fait que passer, et jamais dans le foyer d'où il part et où il se rend? Pourquoi cette opiniâtreté à appliquer des sangsues dans l'intention d'expulser le bon principe comme le mauvais, et de dévouer à la même condamnation le baume et le poison de la vie? Pourquoi le médecin qui n'ose, par l'horreur du sang, l'attaquer à coups de lancette, appelle-t-il à son secours des animaux encore plus sanguinaires que lui, et pourquoi les sangsues sont-elles devenues le spécifique presque universel du moderne empirisme? C'est qu'il n'est pas de doctrine si mauvaise que la mode ne puisse accréditer; c'est qu'on embrasse une théorie par un aveugle enthousiasme qui force l'attention à se borner sur un objet unique; c'est qu'il faut, jusque dans les professions les plus respectables, des partis, des chefs, des couleurs différentes, des cabales.

Amis de l'humanité, mus par un sentiment conservateur, nous ne cesserons de nous écrier : Ce n'est point en épuisant le principe vital par des sangsues, c'est en faisant disparaître les obstacles qui gêneraient sa marche, qu'on peut prolonger l'existence de l'homme. Malgré l'expérience, malgré des preuves trop chèrement acquises, nos assertions ne manqueront pas de contradicteurs; il faut de la persévérance, du temps, du caractère pour les faire triompher. L'enseignement mutuel, la vaccine, le gaz, comptent de nombreux opposans; l'esprit routinier est le plus commun parce qu'il est le plus facile; il ne faut donc pas s'étonner si une grande quantité de jeunes médecins ont adopté le système *Broussais*. Ce système est défendu avec d'autant plus de zèle, qu'ils ne le comprennent pas.

Lorsqu'un médecin d'une grande renommée propose une doctrine nouvelle, l'influence qu'il exerce sur l'opinion concourt puissamment à propager ses idées, et le mérite de ses premières productions est un garant qui dépose en faveur des nouvelles.

L'une des causes du succès qu'a obtenu le système Broussais a été la contagion de l'exemple; peu d'élèves, parmi ceux qui l'ont adopté, l'ont soumis à une discussion approfondie; c'est un travail dont la plupart sont incapables; mais ils suivent le torrent, ils le grossissent, ils croient ce que les autres croient. L'attrait de la prétendue nouveauté doit être mis en ligne de compte; il fut souvent l'un des mobiles principaux de nos révolutions médicales.

Il y a des opinions, et même des erreurs que semble favoriser notre nature : celle-ci est du nombre; elles sont inséparables de la faiblesse et de la variété des esprits. On a souvent, dans l'art de guérir, substitué des erreurs à d'autres erreurs. Les médecins sont hommes, ils ne peuvent se défendre des erreurs de leurs contemporains.

Les théories du docteur Broussais seront toujours susceptibles de recevoir deux interprétations. Toujours elles auront des sectateurs aveugles et d'autres dignes d'estime, parce que les uns prendront les mots au sens propre et vulgaire, et que les autres les concevront dans un sens métaphorique et en apparence plus élevé. Qu'est-ce donc que des théories médicales qui ressemblent aux oracles de la Pythie?

Une application mal entendue du *Traité des Membranes*, par Bichat, a provoqué le système des sangsues. M. Broussais a donné trop d'extension à cette nouvelle influence. On a droit de s'étonner que des principes, aussi lumineux et aussi féconds en applications utiles, aient donné lieu au développement d'une doctrine encombrée de mots vides de sens et du langage stérile de l'Ecole; doctrine où les élèves et les jeunes praticiens ne savent point trouver le fil qui doit les diriger dans ce labyrinthe Ils croient avoir tout dit, tout approfondi en répétant à l'envi les mots consacrés, *phlegmasie*, *gastro-colique*, *gastro-entérite*, *gastro-duodénite*. Que de pages ne faudrait-il pas pour décrire les abus de la nouvelle doctrine! Parmi les reproches adressés à cette méthode, s'il en est qu'un examen attentif détruit entièrement, il en est d'autres qui seront l'objet de controverses éternelles.

Cette lumineuse théorie de l'inflammation, ces faits si nombreux, si concluans que prouvent-ils en définitive? que ne laissent-ils pas à désirer?

Prompt à s'emparer des idées de Chirac, Bordeu, Prost, etc , et recevant d'heureuses inspirations des ouvrages des Secreta, des Sylva, des Thomassini et de leurs successeurs, M. Broussais s'est fort habilement servi de cet échafaudage pour établir son système favori, que ses élèves enthousiastes ont prôné avec toute la chaleur du jeune âge et l'entraînement de formes nouvelles.

Nous ne suivrons pas ce nosographe dans ses classifications assez bisarres, et souvent incohérentes, nous dirons seulement qu'après avoir exploité le vaste champ des phlegmasies chroniques, il s'est rejeté sur les aiguës, nous menaçant de localiser toutes les maladies.

C'est ainsi qu'entraîné, dominé par une idée exclusive, le chef de la doctrine nouvelle a voulu rapporter toutes nos affections aux phlegmasies, et, dès lors, ne voyant plus qu'un traitement convenable, nous a condamnés à être dévorés vifs par les avides sangsues : il fallait verser du sang, quand même !

C'est donc en vain qu'on a voulu protester contre les opinions du docteur Broussais, le convaincre que dans mille circonstances, par sa méthode meurtrière, on avait immolé, etc., etc.; que les nombreuses autopsies cadavériques faites dans les hôpitaux qu'il dirige, prouvaient que, etc., etc.; que les convalescences étaient infiniment plus longues; ses partisans ont répondu que, timides et pusillanimes, nous eussions dû tripler, quintupler les applications de sangsues, qu'on n'arrivait jamais lorsqu'on s'arrêtait à moitié chemin.

Une faible douleur dans la tête, une palpitation de cœur, occasionnée par une affection mentale, enfin, la plus petite indisposition, nécessitent-elles la visite d'un médecin, les sangsues ne manquent pas d'être ordonnées, et rigoureusement ordonnées. Heureux encore le malade qui en est quitte pour son sang et son argent, et qui peut conserver la vie à ce prix ! Funeste conséquence de la manie de raisonner sur les fantômes de l'imagination qui égare, et non sur les résultats de l'observation qui instruit !

On ne consulte point son malade; on n'attend point qu'il donne lui-même la description des symptômes de sa maladie. « *Des sangsues, des sangsues !* lui crie-t-on du seuil de la porte. — En quel nombre ? — *Soixante, quatre-vingts* ' — Mais le malade est

---

1 A la honte de notre profession, l'aveuglement a été poussé jusqu'à cet horrible excès. Des malades ont expiré sous les sangsues. Pour quelques autres, les signes d'une fin prochaine n'ont pas empêché le méde-

sans forces ; il a quatre-vingts ans. — Les sangsues lui rendront les forces. » Cependant les sangsues ne produisent aucun résultat satisfaisant : un nombre plus ou moins grand de ces insectes se trouve encore prescrit sur une nouvelle ordonnance, comme si le médecin pouvoit indiquer exactement celui des palettes de sang qu'il fallait encore verser.

Aussi avons-nous vu quelques uns de ces infortunés malades, échappés à cette médecine sanguinaire, être réduits à l'état le plus déplorable. Lorsque nous les questionnions sur la cause de leur situation, ils nous nommaient d'abord le médecin, puis nous parlaient de trois et même de quatre centaines de sangsues qu'il leur avait ordonnées. Une conduite plus barbare peut-elle s'imaginer ?

Soumettons une telle opération au calcul : il est démontré qu'une sangsue se gorge ordinairement d'une once de sang. Ne faisons point entrer dans notre calcul la somme de ce liquide que les ventouses peuvent soustraire après les sangsues, ni celui qui ruisselle encore long-temps après que ces vers ont lâché leur proie ; mais ne mettant en ligne de compte que le fait des sangsues elles-mêmes, et supposant que le praticien en ordonne deux cents, il s'ensuivra que le malade aura perdu douze livres de sang, douze livres de ce baume de vie, de ce fluide réparateur, de cette *chair coulante*, destinée

cin d'insister sur une nouvelle prescription de sangsues ; et il a imputé la mort du malade à la volonté des parens, qui avaient refusé de consentir à une nouvelle application de ces reptiles.

par la nature à alimenter, à réparer, à rajeunir toutes les portions de notre économie. Lorsque cette opération se pratique après une diète prolongée, concuremment avec une prostration des forces vitales, qu'on nous explique comment il est possible de réparer, dans ce cas, une perte si considérable, puisque les voies digestives, ne recevant presque plus rien que des liquides, n'ont plus autant de chyle à fournir, et que d'ailleurs la contractilité des fibrilles de l'estomac, participant de l'état général de faiblesse qui affecte le système, ces voies digestives seraient incapables d'en élaborer une aussi grande quantité qu'auparavant.

Au reste, en traitant en général des dangers de la saignée, nous pensons bien avoir réfuté la théorie absurde sur laquelle se fonde la mode odieuse des sangsues. Nous ne parlerons donc ici que des inconvéniens graves et particuliers à cette espèce de saignée: puissions-nous ajouter encore à l'horreur que la forme hideuse de ces vers inspire déjà au malade! Indépendamment de la pâleur du visage, de la faiblesse, de l'anxiété, souvent même des vomissemens, la douleur qui résulte de la piqûre de ces animaux est si vive, que presque tous les malades condamnés à en éprouver les atteintes, jettent les hauts cris. Cette douleur persiste tout le temps que dure la succion ; c'est sans doute que la bouche de ces vers s'enfonce de plus en plus dans les chairs pour y puiser du sang. Mais c'est lors de l'incision que leurs triples dents font à la peau, qu'elle est le plus intense. On conçoit que des instrumens aussi aigus, pénétrant dans des parties délicates et nerveuses, causent une douleur d'autant plus forte qu'on est plus irritable, et que la partie à laquelle les sangsues sont appliquées est le siége d'une douloureuse maladie [1].

Il n'est pas rare de voir des sangsues, qu'un accident ou un mouvement involontaire arrache avec effort de la partie qu'elles dévorent, laisser dans la plaie leur venimeuse empreinte, et compliquer ainsi la maladie. Une jeune personne, violemment tourmentée par les douleurs d'une odontalgie, se décida à se laisser poser des sangsues au cou; un mouvement involontaire la porta à frictionner de la main un endroit où se trouvait appliqué un de ces vers buveurs de sang; ce mouvement arracha la sangsue, mais non pas avec impunité. Soit que l'insecte, outrepassant l'ordonnance du médecin, se fût écarté du système capillaire, soit qu'arraché par cet effort il eût déchiré et envenimé la plaie, la malade se vit forcée, pendant deux mois consécutifs, à garder le lit, en proie aux douleurs les plus aiguës. Le cou était roide, les mâchoires presque serrées l'une contre l'autre, les joues enflées et le système nerveux très-affecté.

[1] Un malade fait venir le docteur Broussais; il se plaint d'une douleur dans le bas-ventre; aussitôt ordonnance d'appliquer vingt sangsues sur la région douloureuse et autant à l'anus. Le lendemain le docteur revient; point d'amélioration; la douleur persiste : aussitôt cent sangsues sont ordonnées; le malade de se récrier sur l'impression douloureuse qu'il éprouverait; mais enfin, dit-il au docteur, si vous étiez à ma place en feriez-vous appliquer cette quantité sur votre bas-ventre? On dit que cet argument *ad hominem* interloqua l'imperturbable M. Broussais.

On voit souvent se manifester, autour des piqûres, des cercles inflammatoires qui, se réunissant, se confondant, occasionnent bientôt un prurit insupportable. Si on se laisse aller au besoin pressant qu'on éprouve de se gratter, il peut en résulter un érysipèle local, des espèces de petits phlegmons autour de ces incisions trop rapprochées.

Les sangsues mordent souvent avec difficulté, soit qu'elles n'aient pas été suffisamment affamées, soit que l'odeur de la partie sur laquelle on les applique révolte leur odorat subtil ; ces vers serpentent alors sur la peau, en hésitant à s'y appliquer. Pour remédier à cette inquiétude, et les empêcher de ramper sans fin, on les renferme sous des verres étroits ; alors, elles mordent toutes ensemble au même point, et ces piqûres réunies ne forment bientôt qu'une vaste plaie.

Abandonnées à elles-mêmes, n'arrive-t-il pas encore qu'une sangsue, se trompant de route, s'insinue, à l'insu du patient, dans quelque organe où la main ne saurait plus l'atteindre et dont elle ne peut attaquer le tissu, sans compromettre toute l'économie de notre existence ? M. le docteur Double, dans le recueil périodique de la Société de médecine de Paris, a publié une observation qui devrait enfin faire abandonner l'emploi de ces vers sanguinaires.

Une dame avait les gencives fortement phlogosées, particulièrement à leur face interne, et le foyer de cette irritation semblait correspondre à la seconde dent molaire du côté gauche de la mâchoire. Elle croit qu'elle parviendra à se soulager, en dégorgeant le lieu enflammé, par l'application d'une sangsue; mais à peine introduit dans la bouche, cet animal se dirige vers le pharynx, et la malade l'avale involontairement. Elle croit vainement pouvoir s'en délivrer à l'aide de quelques clystères. Bientôt, vive cardialgie, sentiment d'érosion dans l'intérieur de l'estomac; parfois mouvemens convulsifs dans les membres, et dans les muscles de la face; fréquence et irrégularité dans le pouls, agitation universelle, visage pâle et décoloré. La voyant frappée de terreur, dans cette circonstance déplorable, le médecin que nous venons de citer, se hâta de mettre en usage un moyen qui lui fut suggéré par les expériences de Bibiéna. Il lui administra, de distance en distance, quatre doses d'un verre d'excellent vin rouge. Aussitôt ces terribles accidens parurent se calmer. La quatrième, surtout, provoqua un vomissement qui fit rejeter, à la malade, avec la sangsue morte et desséchée, beaucoup de matières glaireuses, mêlées de quelques grumeaux d'un sang noirâtre. A ce remède, on fit succéder un régime adoucissant; on administra l'eau de gruau, et dans l'espace de huit jours seulement, la malade eut recouvré la santé.

Est-il certain qu'on ait toujours de l'excellent vin à sa disposition, ou qu'un tel remède produise le même effet sur tous les tempéramens et sur tous les âges? et si la sangsue s'insinue par l'anus ou le vagin, ne faut-il pas alors recourir aux lavemens, aux injections salées, et dépouiller ainsi ces parties des mucosités destinées à en lubrifier les parois? Aussi a-t-on vu des exemples fréquens de personnes qui ont succombé aux accidens causés par les piqûres des sangsues à l'intérieur; tel est celui que rapporte *Jacutus Lusitanus (Med. Princip.*, lib. 1, *p.* 6), d'une personne qui mourut, au bout de deux jours, de la piqûre d'une sangsue qui s'était introduite, par mégarde, dans les fosses nasales. Tels sont encore les différens traits observés en Egypte par Larrey, lorsque l'armée française se trouvait campée sur les bords de certains étangs, infestés de ces animaux, et dont les soldats étaient obligés de boire les eaux.

Qui ne voit que de pareils dangers sont d'autant plus grands que le malade est dans une crise plus violente? Absorbé par les douleurs du paroxysme, distrait et préoccupé, quelquefois même privé de l'usage des sens, serait-il étonnant qu'une sangsue s'introduisît dans son intérieur, à son insu et à celui des assistans; que le médecin, prenant le change sur les nouveaux symptômes, occasionnés par l'action déchirante de ce ver, ne compliquât la maladie, faute d'en connaître l'origine, et que la sangsue n'achevât impunément l'œuvre d'épuisement et de destruction, pour laquelle la nature a conformé ses organes?

Puissent ces réflexions sur les dangers accessoires des sangsues, détourner nos lecteurs de s'exposer aux dangers immédiats de leur application ! Qu'ils n'oublient point que le sang est la partie la plus pure de notre économie animale ; que c'est le résultat de toutes les élaborations des voies digestives, le véhicule de nos forces vitales, et que, dans quelque circonstance que notre état morbifique nous place, l'écoulement passif du sang est toujours une perte incalculable !

Les faits qu'on peut nous opposer seraient très-probans, s'ils étaient constatés par une commission nommée par l'Académie royale de médecine, si le rapport était impartial ; mais ils ne sauraient détruire d'autres faits, fondés sur une expérience journalière et suffisamment éprouvée.

Une méthode n'est bonne qu'autant qu'elle est déduite d'un grand nombre de faits bien choisis, et elle ne peut être stable, car les progrès de la science la modifient sans cesse. Déjà la doctrine médicale de M. Broussais est examinée avec soin, combattue avec succès, jugée sans prévention.

Nous n'ignorons pas que nos adversaires ne manquent point de sophismes en faveur de leur doctrine ; et, certes, il en faut un assez grand nombre pour échapper aux reproches d'une homicide négligence, tout en faisant ruisseler le sang. Ils nous opposeront différentes circonstances où la nature provoque et produit spontanémeut des éruptions sanguines, ou différentes lésions qui font couler impunément le sang, et surtout ils n'oublieront pas de nous faire une longue énumération des diverses guérisons, plus merveilleuses les unes que les autres, qu'on ne saurait, selon eux, attribuer qu'à la saignée des sangsues.

Nous répondrons à la première allégation, que la nature, qui élabore le sang et qui n'en produit que la quantité nécessaire aux besoins de notre organisation, en formant le tissu des vaisseaux par où ce liquide doit circuler, n'a pas oublié de destiner aussi des espèces d'égoûts, si nous pouvons nous exprimer ainsi, par lesquels le trop plein doit s'écouler, soit périodiquement, soit extraordinairement; qu'à elle seule appartient le droit de veiller à ses phénomènes; qu'elle ne nous a accordé que celui de désobstruer les canaux, et non d'en dériver les liquides. D'un autre côté, ou les écoulemens naturels arrivent périodiquement, et alors nous n'en connaissons la nécessité, que parce que la nature nous l'a apprise elle-même, et dans le cas de leur cessation nous provoquons leur retour par les secours de l'art; ou bien ils arrivent extraordinairement, sans que notre économie en souffre, et l'art se borne, dans cette circonstance, à n'y mettre aucune opposition; ou bien enfin, cet écoulement est accompagné de symptômes morbifiques, et l'art se hâte d'en interrompre la continuation et de faire cesser une effusion qui lui paraît une perte. En tout ceci, nous ne voyons que la condamnation de nos adversaires. La nature semble leur dire : *Laissez-moi faire; arrêtez-moi quelquefois, mais ne m'imitez jamais; quelque savans que je vous suppose, vous n'aurez en aucun cas ma sagacité.*

En second lieu, ils ajoutent que des lésions accidentelles, une amputation nécessaire, occasionnent
impunément l'éruption du sang. Nous répondons
qu'*impunément* n'est pas le terme. La fièvre, le tétanos,
la gangrène, sont des punitions assez terribles de
ces effusions, même avec l'espoir de conserver la
vie, espoir qui se trouve bien souvent déçu. Dans
le cas d'une amputation chirurgicale, de deux maux
on choisit le moindre; il faut opter entre la perte
de la vie ou celle d'un membre corrompu. Certes,
nous sommes bien loin d'empêcher un pareil sacrifice; mais ce qui condamne encore nos adversaires
dans cette objection, c'est qu'on prend toutes les
précautions convenables pour que le patient perde
le moins de sang possible.

Enfin, et c'est ici le plus chéri de leurs sophismes;
leur amour-propre s'intéresse à son développement:
ils peuvent, avec orgueil, y placer un *moi* ou un
nous, et attacher à leur char de victoire des noms
plus ou moins connus, ou plus ou moins faciles à
connaître; *enfin*, diront-ils, *voilà la liste des malades
que la piqûre des sangsues a rendus à la vie ou à la
société.*

Ce sophisme a quelque chose de spécieux, s'il faut
s'en rapporter à la parole de quelques uns de ces
guérisseurs; mais il nous serait aussi bien facile de
leur demander la liste des malades que la piqûre de
leurs sangsues n'a pu rendre à la vie et à la société.
Cependant, assez complaisans pour glisser sur ce
dernier chef, et pour faire un acte de foi sur le

premier, nous admettrons la liste[1]; nous nous contenterons seulement de nier la conséquence que ces Messieurs se hâtent d'en tirer.

Nous leur répondrons : *Voilà bien des malades guéris;* mais nous ajouterons : 1° *Ce n'est point à vos sangsues que la guérison en est due;* 2° *vos sangsues n'ont fait que rendre cette guérison douteuse ou plus éloignée.*

Ce n'est point à vos sangsues que la guérison doit être attribuée; il est une foule de circonstances morbifiques dans lesquelles la nature, forte par elle-même, n'a besoin que de n'être pas tout-à-fait épuisée, pour se suffire et se réparer. Dans ces sortes de cas, l'art lui prête son secours, mais c'est elle seule qui opère le prodige. Nous trouvons, dans les vieux livres pharmaceutiques, des médicamens, tombés aujourd'hui entièrement en désuétude, et dont même on n'oserait faire usage, et qui, dans les mêmes maladies que vous nous énumérez, n'ont pas toujours empêché la guérison : que disons-nous? à la vertu desquels la prévention a attribué long-temps la guérison même. Dans ces sortes de cas que vous nous citez, la perte légère de quelques onces de sang n'ayant point occasionné un détriment sensible dans les forces vitales,

---

[1] Quoique cette liste hypothétique puisse être contredite, nous en faisons l'application sur une seule maladie. En 1822, la petite vérole a enlevé à Paris onze cent trente-six individus, quoique la contagion n'ait pas présenté un caractère de malignité remarquable. Les renseignemens que nous nous sommes procurés, nous permettent d'avancer que dans ce nombre les neuf dixièmes au moins avaient subi des applications répétées de sangsues.

et le malade conservant encore des élémens secrets
de guérison, l'effet de vos sangsues n'aura pas eu de
conséquences fâcheuses.

Au reste, cette espèce de sophisme, si nous nous
en souvenons encore, est désignée par cette formule
latine : *Post hoc, ergo propter hoc.* Rien n'est plus
commun que ce raisonnement dans le commerce ordinaire de la vie. *Nous avons remporté la victoire
après avoir vu voler un corbeau à notre droite,* disaient les anciens : *donc le corbeau est le prophète de
la victoire.* Abandonnez, Messieurs, à l'ignorance un
raisonnement de cette valeur. Nous prétendons qu'en
attaquant le sang, vous attaquez une cause innocente
de la maladie, que dans la supposition même que le
sang fût une cause de la maladie, vous l'attaqueriez
inutilement, puisque toute la masse se trouvant corrompue, en en tirant une partie, vous n'auriez pas
épuisé le foyer de la corruption ; il faudrait nous tuer
pour nous guérir ; ce qui, sans doute, sauf votre bon
plaisir, serait contradictoire : donc les exemples que
vous nous citez ne signifient rien autre chose, sinon
que vous avez eu le bonheur de ne pas nuire en
appliquant des sangsues. Que disons-nous ? si la
maladie a empiré, si le mal a prolongé la durée
de sa funeste influence, n'en doutez plus, ce sont
vos atteintes sur le principe vital qui en sont
cause.

C'est un principe d'autant plus certain qu'il est
confirmé par l'expérience, que les sangsues sont l'ex-
pédient le plus infaillible pour faire d'une légère

indisposition une longue et souvent dangereuse maladie. Cette meurtrière découverte laisse aux humeurs
un espace vide dont elles s'emparent pour y faire plus
de ravages. C'est ce vide qui procure quelquefois au
malade un soulagement trompeur et de courte durée.
Chassez donc les humeurs, et le sang circulera avec
bien plus de liberté. La nature elle-même ne milite-t-elle
pas en leur faveur? S'il a fallu, peut-être, des siècles
avant qu'on se décidât à ouvrir une veine ou une artère, a-t-il fallu autre chose que l'impulsion de l'instinct pour nous faire recourir aux moyens purgatifs?
Qui peut ignorer que la nature a soin de répandre
autour de nous, soit dans le règne végétal, soit dans
le règne minéral, ces matières évacuantes, et que, si
l'homme était encore neuf, si les abus journaliers, si
l'excès de la paresse ou celui de la fatigue, si la contagion des richesses, si le méphitisme de la pauvreté
n'avaient point altéré sa constitution primitive, les
plantes purgatives auraient suffi pour provoquer la
fonction déjective, fonction du canal alimentaire?
Mais, comme les habitudes vicieuses lui ont fait contracter, pour ainsi dire, une nouvelle nature, et que
les raffinemens de l'art ou des passions sont venus
compliquer la cause de ses souffrances, l'art du médecin s'est vu forcé de compliquer à son tour ses
moyens de guérison, et de chercher à découvrir, par
une expérience constante, celle de ses combinaisons
qui atteindrait plus éminemment le but; recherches
qui jusqu'à nous se sont trouvées infructueuses et
qui ne pourraient rien opposer de semblable aux

effets incontestables que les médicamens que nous indiquons ont produits sur l'économie animale.

Vous dites, Messieurs, que les sangsues sucent le mauvais sang : singulière assertion ! Qui vous a fait cette confidence, qui a pu vous prouver que les sangsues avaient le goût dépravé, au point de s'abreuver de ce sang *mauvais* que vous admettez, ou de ce sang *caillé* ou *corrompu*, quand il existe en quelques parties ?

Lorsque le malade meurt, vous ne manquez pas de dire que c'est un anévrisme qui a occasionné sa mort; pourquoi ne pas l'attribuer à votre abus de sangsues ? car enfin, le mode de débuter par les saignées que l'on continue jusqu'à extinction, sans observer que la diminution du volume du sang détruit l'action tonique des vaisseaux, ne peut-il pas tuer le malade ? C'est ainsi que le vide causé par la soustraction habituelle du sang favorise l'infiltration dans plusieurs maladies et surtout dans les diverses hydropisies, de même que dans l'apoplexie, où elle ôte à la nature le pouvoir de réagir. « On a la » prétention fâcheuse, dit le docteur Castel, de réta- » blir l'action des organes de la vie extérieure, et » d'apaiser le trouble de la circulation dans les pre- » mières heures qui suivent l'attaque. Les vaisseaux » restent ouverts jusqu'à ce que le pouls s'affaisse; » aussi le nombre de ceux qui survivent à cette ma- » ladie est plus petit qu'il n'était autrefois. »

Les praticiens ont eu l'occasion de rencontrer plusieurs exemples fâcheux, et on en rapporte même où quelques individus ont succombé; en vain avait-on essayé de fermer les piqûres avec de l'amadou, de la charpie, de la colophane. M. le professeur Richerand a été assez heureux, grâce à sa présence d'esprit, pour s'opposer avec succès à une hémorragie considérable survenue au cou de son propre enfant, par une piqûre de sangsue, que rien ne pouvait arrêter : il y remédia sur-le-champ, en faisant rougir le bout d'une clé et en le plongeant sur le point d'où partait le sang. Il est probable que cette hémorragie était due à ce que les sangsues avaient ouvert un ramuscule sanguin superficiel, plus gros que ceux qu'elles percent ordinairement.

Les assertions peuvent être réfutées, les faits seuls peuvent convaincre. Les abus se multiplient tellement que les craintes sont réelles, même parmi les personnes bien portantes ; aussi recueillent-elles avec empressement toutes les anecdotes qui peuvent convaincre certains docteurs, atténuer cette manie saignante et les garantir de l'investigation du système piquant. Un Monsieur, étranger à l'art de guérir, digne de foi et dont la véracité n'est pas suspecte, et qui me croyait de cette *secte exténuante*, me racontait, il n'y a pas long-temps, dans la société d'une dame douée d'un esprit supérieur (Mme la comtesse de Bomh), qu'un médecin, nommé Frappart, avait fait appliquer pendant le cours d'une seule maladie, dix-huit cents sangsues. Je lui demandai quel en avait été le résultat. — Comment pouvez-vous douter, me répondit-il, que le malade n'ait succombé à une aussi extravagante et aussi cruelle prescription ? Un autre individu, non moins digne de foi, ajouta que le médecin de M. Martainville, un des rédacteurs du *Drapeau Blanc*, lui avait prescrit la piqûre de cinq cents sangsues à un de ses doigts, atteint de la goutte. Tout le monde sait que M. Martainville est encore goutteux. Le docteur Broussais dirait : Il fallait en mettre encore! Encore! Mais je ne pense pas que M. Martainville aventure encore un de ses doigts, à moins que ce ne soit pour mettre les sangsues à l'*index*.

Plusieurs autres exemples ont un peu déconcerté les partisans exclusifs de la nouvelle école, en leur faisant essuyer, depuis quelque temps, plusieurs désappointemens fâcheux. Les prôneurs de cette méthode sanguinolente ont eu la douleur de voir ceux-là mêmes qui la préconisaient jadis, y renoncer dans plusieurs occasions récentes.

Le docteur Marcet avoue qu'il prescrivait même des sangsues dans le rhumatisme aigu ; mais que, s'étant aperçu qu'elles le prolongeaient des mois et même des années, il les abandonna, pour s'en tenir aux purgatifs et aux sudorifiques, et qu'alors la maladie ne durait que sept à huit jours. Les sangsues, dit-il, s'opposaient à la coction de l'humeur.

Plusieurs médecins finissent enfin par avouer que les sangsues sont souvent en défaut. Il est arrivé à ces Messieurs ce qui arrive à quiconque cherche à mettre ses idées à la place de l'observation, et le système à la place de la nature. En effet peut-on fonder un principe général sur quelques observations, surtout quand d'autres aussi authentiques viennent le contredire?

Cette fureur opiniâtre d'appliquer des sangsues n'est pas seulement dirigée contre les hommes et les femmes, mais il faut encore que l'enfance soit en proie à leurs morsures. Combien de fois n'avons-nous pas appris que ces partisans de la saignée, ces praticiens à la mode, ces zélateurs de cette nouvelle doctrine, ont attaqué même la coqueluche par l'application des sangsues. Funeste erreur! Enlever du sang à des enfans au berceau, à des rudimens de l'humanité, si nous pouvons nous exprimer ainsi! En ont-ils de reste pour grandir et se fortifier? Hélas! il faudrait plutôt leur en donner s'il était possible.

Nous avons vu périr un enfant par l'effet des sangsues. Le médecin en ordonne l'application et il sort; les sangsues parviennent quelquefois à percer le tissu d'une artère, d'une veine; on laisse couler le sang; on veut l'arrêter, cela devient impossible. Tout le monde ne sait pas appliquer de l'amadou, de la colophane, ou bien cautériser; le médecin n'est pas là, et pendant qu'on court l'appeler, le fleuve de la vie s'épuise et les secours de l'art deviennent impuissans.

La constitution des enfans est caractérisée par une surabondance de fluides blancs, par la mobilité du système musculaire, un excès de susceptibilité nerveuse et l'influence du tube intestinal. L'enfance est en quelque sorte une ébauche de la vie. A cette époque, les organes sont plutôt indiqués que développés. Il faut donc veiller à leur perfectionnement, puisqu'ils doivent tant influer par la suite, sur la santé et la durée de l'existence.

Quelle est la jeune mère dont la tendre sollicitude ne s'empressera pas d'arracher son enfant à la voracité de ces vers? Pourrait-elle regarder comme indifférente une matière qui traite des dangers de ce qu'elle a de plus cher au monde, d'un enfant qui lui a coûté neuf mois de souffrances, et dont la mort lui coûterait des années de pleurs?

Cet avis, que nous donnons à toutes les mères en général, s'adresse plus particulièrement aux familles parisiennes qui, reléguées dans des rues étroites et humides, dans des appartemens obscurs et peu aérés, adonnées à des professions qui réclament de l'espace et de l'air, et qu'elles exercent sans air et sans espace, ayant souvent la même chambre à coucher pour atelier et pour cuisine, doivent plus impérieusement les préserver du système sanguinaire.

« L'épidémie catarrhale qui a ravagé Paris en 1803, » dit le docteur Castel, avait contribué à démontrer « les funestes effets de la saignée. Ces effets avaient » été si souvent et si clairement constatés, qu'ils ne » laissaient point à la nouvelle secte le besoin de pro- » céder à de nouvelles expériences : celles qui ont » été faites ont été aussi malheureuses qu'elles étaient » superflues. Faut-il s'en étonner ? on fait violence à » la nature. Un catarrhe, qu'elle aurait guéri du hui- » tième au quatorzième jour, on veut qu'elle le gué- » risse en quelques heures! ce qu'elle aurait porté

» au dehors par la sueur, par les crachats, par les
» déjections, on veut lui donner issue par les veines
» et par les artères ! Ce malade est devenu asthma-
» tique à la suite des sangsues qu'on lui a appliquées;
» celui-là a succombé à l'hydrothorax, parce que,
» dès l'invasion du catarrhe, on a constamment op-
» posé de nouvelles saignées par les sangsues à la
» persévérance de la toux; un autre (à une bonne
» constitution il joignait la vigueur de l'âge mûr), a
» été pris d'un léger crachement de sang, pour avoir
» été exposé, pendant quelques heures, à l'impres-
» sion d'un air froid, dans les premiers jours de mai :
» la fièvre et la toux étaient modérées et ne parais-
» saient pas appartenir à une affection plus grave que
» le catharre ; les saignées ont surpassé le nombre
» des jours dans les deux premiers septénaires. Toutes
» les circonstances capables de faire ressortir l'im-
» péritie du traitement, se sont trouvées réunies. Le
» malade ayant été soumis, pendant un mois, à un ré-
» gime abstême, il en est résulté un spasme tel, que l'es-
» tomac a rejeté tout aliment, même le bouillon. Le
» spasme que la faim et les saignées avaient produit,
» on a cherché à l'apaiser par de nouvelles applica-
» tions de sangsues. Qui a pu compter celles qui
» ont été posées pendant le cours de la maladie ? Ce
» malheureux est mort, au commencement d'août,
» dans un état d'étisie, différent, en quelques points,
» de la phthisie pulmonaire, qui, lorsqu'elle com-
» mence au printemps, ne se termine ordinairement
» que dans l'automne. J'ai vu, dans une femme de

» quarante ans , des oreillons acquérir un volume
» énorme , s'abcéder et s'ouvrir après l'application
» répétée des sangsues; le pus a fusé jusque dans les
» tégumens de la partie antérieure du thorax. Il s'est
» formé successivement plusieurs dépôts dans le tissu
» cellulaire; la décoloration de la peau , la langueur
» de toutes les fonctions ont suivi cette cachexie ,
» qui n'a été guérie qu'après un intervalle de quinze
» mois. »

En désapprouvant l'abus des sangsues, nous devons
faire observer à nos lecteurs, qu'une des raisons qui
les fait préférer aux saignées, c'est que le médecin
qui ordonne une saignée a besoin du chirurgien ,
qui commente souvent la prescription médicale, et
quelquefois même refuse d'y souscrire; au lieu qu'en
prescrivant les sangsues, le médecin devient le seul
arbitre de la maladie, car il peut compter sur l'obéissance aveugle des gardes-malades , qu'il charge de les
appliquer.

Notre assertion est confirmée par un paragraphe
que nous puisons dans le *Dictionnaire des Sciences
médicales* , volume XV, page 254. « Qu'il nous
« soit permis, disent MM. Fournier et Vaidi, au-
» teurs de l'article, de nous élever ici contre l'usage
» qui s'est introduit depuis plusieurs années de
» remplacer les saignées générales par l'application
» des sangsues sur diverses parties du corps, même
» aux bras, aux cuisses et aux jambes : il suffit de con-
» naître les lois de la circulation du sang, pour se
» convaincre du peu de succès qui doit résulter de

« pareilles saignées locales. Ce n'est point, ainsi que
» le pensent quelques personnes, par un préjugé
» contre la saignée générale, que beaucoup de pra-
» ticiens s'obstinent à y substituer l'application des
» sangsues. Nous croyons trouver la vraie raison de
» cet usage préjudiciable dans les abus qui se sont in-
» troduits dans la pratique de la médecine. Un seul
» homme veut souvent envahir les deux branches de
» l'art ; un vieux médecin, qui ne sait point saigner,
» fait appliquer des sangsues pour n'être point obligé
» d'avoir recours à un chirurgien, soit qu'il veuille
» rester seul investi de la confiance de son malade,
» soit qu'il craigne de voir le chirurgien lui refuser
» son ministère, parce que, à leur tour, plusieurs
» chirurgiens, par un orgueil mal entendu, dédai-
» gnent d'exécuter les ordonnances de leurs con-
» frères les médecins. »

L'évacuation du sang, lorsqu'elle doit être prompte,
abondante, ne peut être certainement obtenue par
l'application des sangsues ; la phlébotomie générale
doit lui être préférée : son effet est alors certain. La
section veineuse permet au sang de s'échapper avec
rapidité, et les symptômes les plus alarmans sont,
comme le disaient métaphoriquement Baglivi et
Stoll, *jugulés, suffoqués ;* mais, nous le demandons,
dans une péripneumonie intense, ôterez-vous la
surcharge des gros vaisseaux par vos sangsues qui
s'abreuvent avec trop de lenteur ? Qu'oserez-vous espérer de leur emploi dans les gastrites, les entérites,
les cystites intenses (pour parler le langage des no-

vateurs), au début desquelles, le délire, les spasmes, des soubresauts, des mouvemens convulsifs, et autres symptômes nerveux, se manifestent fréquemment? et, dans toutes ces inflammations, si voisines d'une fâcheuse terminaison, lorsque tous les phénomènes dépendent d'une affection générale concomittante, croyez-vous que des sangsues pourront faire disparaître cet appareil formidable de symptômes essentiels dont presque toutes les phlegmasies chroniques s'accompagnent? Non, sans doute; et cependant votre malade n'en sera pas moins couvert de centaines de sangsues [1].

Comment, en effet, ne pas se convaincre qu'une foule de symptômes nerveux, qu'on a si souvent pris pour des névroses, ne sont qu'un effet de phlegmasies chroniques du foie, de la matrice? et, cependant, l'exclusif M. Broussais ne craint pas d'affirmer que toutes les maladies, dites *nerveuses*, ne reconnaissent pas d'autres causes! Ce qui est évidemment exagéré. Il est donc évident que cette théorie, reposant sur des fondemens ruineux, s'écroule, pour ainsi dire, d'elle-même.

L'abus des sangsues est d'autant plus répréhen-

---

1 Ces hideux et dégoûtans reptiles, quelle que soit l'espèce, se gorgent de sang avec une voracité qui a passé en proverbe; leurs dents coupent dans toute leur étendue ce qui tient à l'espèce d'érection qu'elles ont dans la succion. Leur gloutonnerie est telle qu'ils ne cessent de s'abreuver de sang que lorsqu'enfin, succombant d'épuisement et de plénitude, ils n'ont plus la force de s'ingérer. Non seulement l'avide sangsue paie de sa vie la gloutonnerie de quelques instans, mais encore elles se dévorent entre elles. M. Vauquelin a fait la remarque, et tous les pharmaciens ont pu vérifier, que si un très-grand nombre de ces vers est renfermé dans un vase étroit, les plus forts sucent et tuent les plus faibles.

sible, que ces insectes sont souvent employés sans distinction de leurs espèces [1]. Il est constant que les sangsues vertes sont souvent venimeuses, et que jadis on en redoutait l'usage. Celles de couleur grise sont les seules qui pourraient être employées ; mais la grande consommation qui s'en fait, les rend plus rares de jour en jour.

Deux systèmes ont partagé et partagent encore l'Ecole au sujet du siége des maladies. Parmi les

[1] Nous avons appris depuis la publication de notre ouvrage que des plaintes adressées à M. le préfet de police sur le fréquent emploi des sangsues, ont engagé ce magistrat à consulter le conseil de salubrité. MM. Pelletier et Huzard ont donc fait des recherches sur les *impitoyables* * sangsues et sur la mauvaise qualité de ces vers, qui sont livrés au commerce. Ces plaintes portaient sur deux points : savoir, que certaines sangsues produisaient des plaies douloureuses et longues à guérir, et que d'autres ne mordaient pas. Un rapport très-détaillé, fait d'abord au Conseil, et que l'Académie des Sciences a honoré depuis de son suffrage, a été publié sur cet objet important. Il en résulte que dans les deux espèces de sangsues employées ordinairement, la grise et la verte, il y a des individus qui ne mordent pas dans des circonstances qu'il n'a pas toujours été possible de déterminer, et d'autres qui produisent des blessures douloureuses, longues à guérir. Il est des personnes d'un tempérament faible et d'une constitution telle, que les plus petites plaies sont toujours chez elles accompagnées d'accidens, en se compliquant souvent de phlegmasies douloureuses et même considérables. Les personnes les plus robustes et les mieux constituées se trouvent aussi amenées momentanément au même état par le fait d'une maladie sporadique. De plus, la cicatrisation de la plaie occasionnée par la morsure, s'accompagne souvent d'un prurit extrêmement incommode ; quelques malades peu patiens se frottent, se grattent, les enfans surtout ; la plaie est irritée, elle s'enflamme, s'envenime, comme l'on dit ordinairement, et la guérison en devient d'autant plus longue. Enfin il est des personnes extrêmement sensibles que la morsure des sangsues fait souffrir si cruellement, qu'elles ne peuvent s'empêcher de tourmenter ces animaux, de les arracher des plaies qu'ils ont déjà faites, ou de les en détacher au moyen d'eau salée, de vinaigre, d'huile, qu'elles versent sur eux.

* Expression de M. de Puymaurin, à la Chambre des Députés.

médecins, les uns ont pris parti contre le sang, et regardant ce fluide comme le siége ou le véhicule le plus tenace du principe morbifique, ils l'ont attaqué et soustrait avec plus ou moins de barbarie. D'autres, ne voyant le siége des maladies que dans les humeurs, dont ils faisaient des classifications assez bizarres, ne dirigeaient que contre les humeurs, autres que le sang, leurs moyens curatifs. Cette dernière doctrine très-ancienne et long-temps accréditée peut être attaquée dans sa théorie, elle ne saurait l'être victorieusement dans son application; on pourrait démontrer l'absurdité de la prédominance *du sang*, *du flegme*, *de la pituite*, *de la bile jaune*, *de la bile noire ou atrabile*, que l'on établissait sur la différence des âges, des tempéramens et des saisons, comme on pourrait démontrer, au besoin, l'incertitude de nos classifications modernes sur ce sujet.

Nous pourrions rire de la multiplicité des humeurs, qui, sous la plume de certains écrivains du dix-septième siècle, tels que Sanctorius, s'élevèrent à peu près au nombre de quatre-vingt mille. Mais c'est moins à ces auteurs qu'il faut imputer le vice des théories, qu'à l'inquiétude de l'esprit humain qui n'accepte une amélioration qu'après avoir cru découvrir la véritable cause, auquel il faut des systèmes, des explications plus ou moins satisfaisantes, et qui serait tenté de se soustraire à l'influence la mieux constatée d'un moyen curatif, si l'on n'était venu à bout de lui

1 Nous lisons, dans un relevé fait à l'Hôtel-Dieu que six cent mille sangsues ont été employées en 1825.

en faire concevoir la marche ; comme si l'homme était conformé d'une manière propre à saisir la nature des causes vitales, et comme si, dans toutes nos connaissances physiques, il nous était donné de voir autre chose que des effets.

Aucune de ces deux opinions ne sera jamais portée à un degré d'évidence capable de soumettre tous les esprits. Nous entendons les deux partis s'écrier à la fois que nous nous abusons ; mais le prouveront-ils par cette vague assertion ? Il faudrait pour nous confondre qu'ils vinssent à s'accorder entre eux, et c'est ce qui n'est pas à craindre pour nous. Quels seront donc nos défenseurs ? L'expérience, l'équité, le temps.

Si c'est sur une méthode également déplétive et révulsive que les praticiens fondent l'espoir des guérisons qui leur sont confiées, il est constant que l'on n'obtient point par les sangsues des résultats aussi marquans, que par une méthode purgative [1] ;

1 M. Hellis, médecin de l'Hôtel-Dieu de Rouen, vient de publier un ouvrage intitulé : *Clinique Médicale de l'Hôtel-Dieu de Rouen*, dans lequel il s'est contenté de la nue exposition des faits. Son langage prouve que l'expérience commence à faire justice de cette doctrine médicale ; il dit que des varioles confluentes ont été guéries par des purgatifs et sans application de sangsues. La secte physiologique aura-t-elle assez d'anathèmes pour accabler M. Hellis ; il les mérite bien, car voici ce qu'il pense de l'inflammation de l'estomac qui, se réfléchissant à la peau, produit la variole, selon M. Broussais. « Quand on se repose, dit-il,
» uniquement sur un seul moyen, au moins inutile, au mépris de toute.
» autre indication, on est, selon moi, plus coupable que si l'on aban-
» donnait le malade à lui-même. Oui, j'ai vu, et je ne suis pas le seul,
» j'ai vu des victimes de cet empirisme ; j'ai vu des rougeoles, des va-
» rioles poursuivies par des sangsues à l'épigastre, et la mort en être
» l'effet. Comme s'il n'existait qu'un seul mal et qu'un seul remède !
» Chaque jour on nous apporte des malheureux qui ont été indistinc-

parce que, dans ce cas, on opère la dérivation par l'intermédiaire de la peau ou du tissu cellulaire sous-cutané, doués l'un et l'autre d'un degré de sensibilité bien moindre que la membrane muqueuse du canal intestinal, et privés en grande partie des nombreuses et puissantes sympathies à l'aide desquelles ce canal exerce de si profondes influences sur les autres organes.

Ne sommes-nous donc pas guidés, d'ailleurs, par une saine physiologie, en écartant les évacuations sanguines, et en préférant la méthode évacuante des humeurs?

Ces humeurs ne sont-elles pas des choses apparentes, incontestables, dont l'observation se lie aux progrès, aux découvertes de la physiologie, et dont la doctrine se trouve dans les écrits de l'antiquité, au lieu que la masse sanguine, comme cause morbifique, n'a jamais été qu'une conjecture, n'est fondée que sur une existence hypothétique? Admettre

» tement soumis à ce mode bizarre de traitement ; il est aisé d'en de-
» viner les résultats. On nous les envoie quand l'événement démontre
» quelle issue on doit attendre »

Ce n'est pas seulement à Rouen que le système Broussais reçoit des atteintes. Un médecin de Lyon nous mande qu'à l'ouverture de l'école secondaire de médecine, qui a eu lieu le 15 décembre, le docteur Richard de la Prade, l'un des professeurs de cette école, a prononcé un discours sur les divers systèmes de médecine adoptés depuis quelque temps, et notamment sur celui du docteur Broussais. Ce médecin éclairé a fait sentir tous les dangers qu'une adoption aveugle et irréfléchie de ce système pourrait occasionner. Fort de pensées profondes et écrit avec une élégante pureté, ce discours a été écouté avec la plus vive attention, et applaudi par les médecins qui assistaient à la séance. Dans la réponse, qu'y a faite M. Delphin, au nom de l'administration des hôpitaux, on a remarqué les mêmes principes.

une acrimonie dans le sang qui circule dans nos veines; dire qu'un élément hétérogène est la cause des accidens morbifiques que l'on éprouve; regarder une saignée par les sangsues comme un égoût par où s'échappe l'humeur qui souille le sang, voilà autant de suppositions dont il n'est plus permis aujourd'hui de se contenter.

Mais, est-ce au sang, est-ce aux humeurs que l'on doit attribuer exclusivement toute influence morbifique?

C'est là la question qui a presque toujours divisé l'Ecole et qui a fait naître diverses théories, plus ou moins ingénieuses, dont l'application a nécessité différens traitemens. Ce n'est point par des théories qu'on apprend à guérir les hommes, mais par l'observation. Les théories peuvent flatter l'imagination en lui offrant des jeux d'esprit qui l'amusent; mais l'homme qui a enfanté de tels systèmes, ne tarde pas à s'assurer que l'univers qu'il s'est créé est bien différent de l'univers qui l'environne, et qu'après toutes ces brillantes suppositions, il a rêvé, et n'a rien découvert.

On n'approche qu'avec lenteur de la vérité; pour s'instruire il faut bien examiner avant de juger. En réfléchissant sur le système qui nous étonne par sa singularité, nous n'avons pas été prompts à le condamner; nous avons examiné comment l'auteur a pu se faire illusion, et juger exactes les idées qu'il a énoncées. En suivant ses raisonnemens avec soin, tantôt nous avons vu qu'une première erreur, imprudemment admise, a produit les autres et les a rendues inévitables ; tantôt nous nous sommes convaincus que des pensées justes sont devenues par degrés moins pures, et qu'en s'altérant toujours davantage, elles ont fini par amener des résultats absurdes. Alors nous avons été en état de réfuter une obscure et vaine théorie ; souvent aussi rappelés à l'indulgence, par un sage examen, nous avons trouvé soutenables des opinions qui nous paraissaient choquantes ; car il n'en est guères qui n'aient rien de spécieux, et qui ne puissent avoir pour défenseurs des hommes d'un esprit juste et d'un caractère estimable ; quelquefois enfin, nous sommes convenus que notre premier jugement était erroné et nous avons admiré des vues profondes où nous n'avions d'abord aperçu que des rêveries.

Mais pourquoi notre professeur, en exaltant son système, a-t-il osé décrier les doctrines du célèbre Pinel [1], son maître ? Est-ce ainsi qu'il a prétendu former ses disciples à l'amour de la vérité ? Intolérant comme tous les sectaires, il ne loue que lui-même et ce qu'il a fait. Combien nous préférons cet illustre défunt, qui, inspirant la modestie par son exemple, retraçant les diverses théories médicales, indiquait leurs avantages, leurs inconvéniens et préparait ainsi ses élèves à faire un choix éclairé !

[1] Pinel, mort trop tôt, quoique chargé d'années, Pinel nous honora de son amitié. Ceux mêmes qui n'ont pas eu le bonheur de le connaître, savent quelle vénération méritaient ses mœurs patriarcales, son désintéressement et ses grands talens. Eh bien ! nous aimons à réunir dans notre mémoire Corvisart avec lui ; nous confondons dans nos souvenirs et dans nos regrets ces deux hommes qu'illustrèrent tant de belles qualités et de talens.

La chute du système Broussais est préparée d'avance par une sorte d'anarchie, et par le vide immense qu'il laisse dans la science. Ce qui est à retrancher dans ce système, surpasse, sans doute, ce qui reste à y ajouter, puisqu'il abonde plus en brillantes hypothèses qu'en découvertes positives. Beaucoup de dissertations et peu de faits ; longue série de principes hasardés, point de preuves : c'est l'analyse des travaux connus jusqu'à ce jour sur ce point. Les notions acquises jettent ici peu de jour sur les notions à acquérir. L'esprit de recherche ne se montre guère plus dans les dissertations du docteur que dans une centaine d'observations qu'il a publiées ; encore même en est-il très-peu qui puissent donner lieu à des inductions concluantes.

Oh ! que la Nature se serait montrée peu prévoyante, si, pour nous éclairer sur les moyens de conserver et de prolonger la vie, les doctrines scientifiques avaient été nécessaires ! Autant eût-il valu que, pour respirer, nous nous fussions exercés à faire usage de quelque moyen mécanique.

Les systèmes incomplets sont presque toujours dangereux parce qu'ils entraînent ou dans de fausses routes ou qu'ils manquent de fond pour nous guider dans celle de la raison.

Le mal n'est pas d'adopter telle ou telle doctrine, mais d'y croire trop exclusivement, de lui attacher trop d'importance, de faire de telle ou telle théorie la partie fondamentale de la médecine.

Mais bientôt on sentira qu'il est temps enfin de

s'arrêter, et que les progrès, tant vantés de la nouvelle méthode, pourraient bien ne faire que des pas rétrogrades, comparés au point de départ, d'où les Corvisart, les Hallé, les Pinel enrichissaient l'art de guérir de leurs observations et de leur doctrine.

Pour apprécier les réputations contemporaines et le mérite de certains systèmes, ne consultons pas le thermomètre des jugemens des prôneurs, des enthousiastes, ou des intéressés ; recherchons la vérité, et la vérité fondée sur des faits incontestables, et non pas sur des systèmes qui ont régné et règnent encore dans la médecine.

Nous devons le dire, il est fâcheux, de se voir obligé de refuter une doctrine, d'autant plus dangereuse, que son auteur possède de vastes connaissances et jouit d'une grande réputation. Mais, quelle qu'elle puisse être, nous n'en resterons pas moins convaincus que ce ne sont pas avec des sophismes captieux, des paradoxes bizarres, qu'on agrandira le domaine de la médecine, qu'on lui donnera un caractère d'élévation et de grandeur, qui la préservera des sarcasmes trop mérités dont le père de la comédie fut si prodigue, et des traits malins dont elle est encore l'objet de nos jours.

La raison est un des meilleurs guides qui puisse nous conduire dans l'art médical, et puisque les médecins, dans l'exercice de leurs importantes fonctions, sont les arbitres de la vie des hommes, n'est-ce pas un devoir pour eux d'abjurer un système admis trop aveuglément. Avant d'adopter avec une confiance excessive une opinion hasardée, nous avons dû soumettre à une critique sévère, juste et impartiale, une doctrine offerte à notre curiosité, et nous avons été bientôt désenchantés.

Pourquoi la vogue des sangsues nous surprendrait-elle! Chaque siècle n'amène-t-il pas des travers, des folies, des ridicules nouveaux! Que sont devenus les prétendus possesseurs de la pierre philosophale, de la panacée universelle, les chercheurs du mouvement perpétuel et de la quadrature du cercle, les enthousiastes partisans du magnétisme, du perkinisme, du mesmérisme, et du somnambulisme?

Le temps a fait justice des *Aymar-Vernai* et de la baguette divinatoire, de Mesmer et de son baquet, de ce fastueux Cagliostro et des tréteaux qu'il dressait dans les palais pour y débiter son élixir d'immortalité. Tout a été sujet de mode, ou de dégoût ou de haine. Aujourd'hui oserait-on soutenir tel système que nos ancêtres regardaient comme la plus sublime invention de l'esprit humain? Qui peut douter que nos descendans ne mépriseront un jour les principes de la méthode des sangsues.

Rappellerons-nous ici cette invention sortie de la *boutique de Satan*, comme le disait énergiquement La Martinière : la transfusion du sang!

Que de brigues, que de clameurs, lorsque les *Denis*, les *Emmeretz*, habiles à profiter des idées-mères du docteur Wren et des écrits de Major, firent passer dans les veines de l'homme vivant, le sang d'un veau ou d'un mouton! Quelle guerre polémique éclata entre les transfuseurs et leurs antagonistes! les uns étaient des *cannibales*, des *topinamboux*; les autres, des *mécréans*, des *jaloux*, des *faquins*. La cour, la ville prirent parti dans cette grande querelle : il s'agissait de prolonger l'existence! Les rois, tous les heureux du siècle, les coquettes surannées, l'infortuné même crurent reculer les bornes de la vie. La lancette devait les débarrasser d'un sang *vieux*, *dégénéré*, *appauvri*, pour puiser dans les artères d'un jeune animal plein de vie les flots de cette liqueur généreuse et réparatrice. Mais bientôt la sentence du Châtelet et un arrêt du Parlement vinrent dissiper tous les rians prestiges, les séduisantes illusions dont se berçait la multitude abusée : la raison reprit son empire, et la mort ses droits.

Etrange bizarrerie de l'esprit humain! au dix-septième siècle on torturait les animaux, on épuisait leur sang pour prolonger la vie; au dix-neuvième on couvre les crédules malades de sangsues, qui s'abreuvent d'un sang si précieux pour la conservation de leur existence.

Espérons qu'à son tour *la sangsue passera*, et qu'il en sera des reptiles à la mode, comme des perruques du siècle de Louis XIV ! La postérité aura peine à croire que les hommes aient été assez fous pour se soumettre à leurs piqûres. Puissent nos contemporains se soustraire au jugement de cette même postérité, en s'écriant avec nous :

PLUS DE SANGSUES !

§. III. — Des Tempéramens en général et en particulier.

Nous croirions, avec beaucoup de raison, n'avoir offert au public qu'un ouvrage imparfait, sous le rapport hygiénique, si, avant de traiter des nombreuses maladies dont nous parlerons dans les paragraphes suivans, nous n'y donnions place aux observations que nous avons faites sur les tempéramens en général, et sur les tempéramens en particulier.

Un simple coup-d'œil jeté sur les individus qui nous entourent, suffit pour nous convaincre que nous ne sommes pas tous constitués de la même manière; que, doués des mêmes organes, nous ne sommes pas doués des mêmes qualités; que ce qui nuit aux uns est utile aux autres; qu'une maladie mortelle pour ceux-ci, n'est qu'une légère indisposition pour ceux-là. Ces différences plus ou moins caractérisées dans l'énergie de nos fonctions vitales, constituent ce qu'on appelle *tempéramens* : ces différences varient à l'infini dans l'intensité de leurs principes; mais l'analogie des causes dont elles émanent a fourni une classification assez simple que nous avons presque empruntée à l'antiquité, tout en rejetant ses théories. Nous nous arrêterons à trois espèces de tempéramens les plus distincts : le sanguin, le lymphatique et le bilieux. Nous parlerons ensuite du changement que ces tempéramens peuvent subir par suite de diverses influences.

La prédominance du sang, de la lymphe, de la

bile, constituent les trois espèces de tempéramens dont nous venons de parler.

La quantité de sang et les proportions des principes qui le composent, ne sauraient manquer d'influer sur les fonctions de notre système, et de fournir par conséquent des différences sensibles dans les habitudes, les mœurs et la santé des individus.

Plus le sang rouge, ce fluide parfait, qui est la source de notre force musculaire, l'aliment de nos organes et le principe de la vie, abonde, plus sa quantité dépasse la quantité des autres fluides, et plus l'énergie des fonctions de l'économie peut l'emporter à son tour : car les effets se ressentent toujours de l'intensité de la cause.

Si, au contraire, quelque principe moins pur, moins élaboré, tel que la lymphe, qui n'est qu'un sang blanc et plus aqueux, vient à dominer par suite de l'atonie des organes sécréteurs ou de toute autre cause, il ne peut manquer d'arriver que l'énergie du système ne diminue, et qu'une espèce d'apathie ne succède à cette force musculaire qui distingue la prédominance du sang.

En troisième lieu, il est reconnu que l'ordre et la régularité des fonctions digestives est le premier mobile de nos mouvemens et de nos habitudes; qu'un homme n'a pas le même caractère quand il digère mal que quand il digère bien. Tout ce qui peut influer sur les fonctions digestives, influe donc par là même sur les habitudes du tempérament.

Déjà, dans mon Cours d'hygyène, j'avais adopté

la définition du savant Hallé : « Les tempéramens,
» dit-il, sont des différences entre les hommes, cons-
» tantes, compatibles avec la conservation de la vie
» et le maintien de la santé, caractérisées par une
» diversité de proportions entre les parties consti-
» tuantes de l'organisation, assez importantes pour
» avoir une influence sur les forces et les facultés de
» l'économie entière. »

Les tempéramens sont susceptibles d'être modifiés,
et même produits, à quelques égards, artificiellement : par conséquent d'être réformés par l'éducation, l'habitude et le régime. Suivant la manière
de certaines facultés, on peut disposer l'homme à
prendre, autant que sa première constitution le
permet, et dans les limites de son tempérament
spécial, les modifications les plus favorables à son
existence heureuse et à sa conservation.

Certains viscères, et même des régions entières,
présentent souvent des dispositions particulières
très-différentes des dispositions générales, et dont
l'influence sur la santé et sur la vie est d'une grande
importance. Ce sont ces dispositions spéciales qui
ont déterminé le professeur Hallé à adopter la dénomination de *tempéramens partiels*.

Ne voit-on pas les organes disposés pour être en
rapport avec les objets extérieurs, à raison de leur
sensibilité propre, se faire remarquer quelquefois
par une susceptibilité hors de proportion avec celle
du reste de l'organisation ? Ainsi la sensibilité spéciale, les appétits, les goûts, les antipathies de

l'estomac, des organes sexuels, les divers organes des sens présentent habituellement dans différens individus de grandes variétés ; indépendamment de celles que l'âge et le développement de certaines parties amènent nécessairement.

Les tempéramens partiels résultent tantôt d'une disposition spéciale de l'un des systèmes généraux dans quelque région du corps, tantôt de l'action dominante d'un viscère sur toute l'économie. M. Hallé admettait particulièrement deux tempéramens partiels, le catarrheux ou pituiteux et le bilieux, en prenant ces deux dernières expressions dans un sens plus restreint que celui qu'elles ont communément.

Eh ! pourquoi ne rangerions-nous pas parmi les tempéramens partiels, appartenant également au système nerveux, non seulement certaines mesures de facultés intellectuelles, mais encore les dispositions nées avec quelques individus, impérieuses, souvent irrésistibles, qui dominent l'âme, et dont les rapports avec l'organisation nerveuse, mieux connus, nous donneraient le secret de beaucoup de caractères qui sont ou l'admiration ou l'effroi de la société ? Car toutes les vertus, tous les penchans, toutes les erreurs et tous les crimes ne sont pas toujours les fruits de l'éducation, des habitudes ou des exemples, ni toujours subordonnés aux positions et aux circonstances.

Enfin l'âge, les saisons, les climats, peuvent en diminuer ou aggraver les caractères ; de sorte qu'il est vrai de dire que *chaque homme doit étudier son tempérament.* Il serait, à la rigueur, impossible qu'un étranger lui en fît une description exacte.

Il n'est pas donné à l'homme de changer la nature de son tempérament : c'est une prédisposition qu'il apporte en venant au monde, et qu'il faut que le temps modifie; mais il lui est donné d'en corriger les excès, d'en prévenir les ravages par un régime que l'art est venu à bout de tracer, en s'appuyant sur les secours de l'expérience. Il y aurait, certes, autant d'absurdité à négliger les leçons de ce genre qu'à vouloir lutter contre la nature de sa constitution.

Sans entrer ici dans de plus longs détails sur les tempéramens, nous dirons que s'il en est d'innés, pour ainsi dire, il en est d'autres qui résultent du genre de vie, de l'éducation, des professions et d'une infinité de circonstances souvent inaperçues, qu'il faut par conséquent admettre, outre les tempéramens *naturels, des tempéramens acquis,* c'est-à-dire des résultats des modifications qu'a subies la trame primitive de notre organisation. Rien de si commun en effet que de voir des individus délicats et débiles acquérir par les exercices et le régime une force à laquelle ils semblaient ne pouvoir pas prétendre, et d'autres perdre par une indolente oisiveté tous les avantages d'une vigoureuse constitution.

O vous tous qui nous lisez! ne vous alarmez point sur le caractère du tempérament qui vous domine, mais ne luttez point contre ce tempérament. Apprenez à le bien connaître. Pour vous aider dans vos efforts, nous allons vous décrire les tempéramens en détail et avec exactitude. Ayez assez de sagesse pour suivre les règles des divers régimes dont nous accompagnerons nos observations : c'est le moyen de vivre long-temps et sans crainte.

Tels sont parmi les tempéramens généraux ceux dont les caractères sont les plus prononcés et par conséquent les plus faciles à saisir; mais de leurs combinaisons diverses résulte une infinité de tempéramens mixtes, ou peut-être plus ou moins sanguins, plus ou moins nerveux : la trop grande prédominance de l'un de ces tempéramens tend à l'état de maladie; et plus au contraire il y a d'équilibre entre tous les systèmes, plus on approche d'un état de santé si désirable.

Tempérament sanguin. — Tant que le tempérament sanguin reste dans ses limites naturelles, que rien n'en dérange la marche, qu'aucune influence ne le porte vers l'excès, on ne pourrait souhaiter à un homme une meilleure constitution, parce que c'est celle qui rapproche davantage de cette perfection idéale du tempérament dont nous trouvons la description chez les anciens. L'homme qui en est doué est le portrait vivant de la santé et de la force morale et musculaire. Une peau souple et ferme, des chairs consistantes, mais compressibles et élastiques, un teint brillant et bien nuancé, une chaleur tempérée qui donne à la peau une transpiration régulière : voilà l'ensemble des signes du tempérament sanguin.

Malheur à nous, si nous osions conseiller des re-

mèdes à une constitution que tous les hommes doivent ambitionner, et que tous les efforts de l'art ne
pourraient jamais produire! Quand on a reçu de la
nature un tel trésor, on n'a plus rien à acquérir, on
ne doit que le conserver. Le seul mot que l'on puisse
dire à ces hommes favorisés, c'est celui de la sagesse :
Ne quid nimis; *Jouissez, mais n'abusez pas.*

. Ce tempérament correspond souvent à la définition donnée au tempérament bilieux par certains
auteurs; les qualités qu'il produit ou qu'il suppose,
suivant Cabanis, paraissent contribuer le plus au
bonheur particulier et aux progrès de l'état social,
tant à cause du juste degré d'activité qu'il imprime,
que de la justesse d'esprit et de la douceur des manières qui le caractérisent; en général c'est le tempérament qui semble prédominer chez les Français.
Suivant la remarque du philosophe que nous venons
de citer, il serait facile de voir qu'il a constamment
influé sur nos habitudes nationales depuis que les
progrès de la civilisation ont réglé notre existence
politique.

Pour se faire une idée exacte du tempérament
sanguin, et pour se livrer avec fruit à l'observation
de ses phénomènes divers et de ses effets, il ne suffit
pas d'en étudier les caractères génériques et abstraits;
il faut l'étudier dans les cas particuliers et dans les
diverses variétés qu'il présente. Ces variétés sont très-
multipliées, mais leur nombre n'est pas sans limite;
si on les rapporte aux modifications éventuelles que
certains systèmes d'organes, ou certains viscères en

particulier sont susceptibles de faire éprouver aux effets de la prédominance sanguine, on verra que les systèmes lymphatique, nerveux et musculaire, le cerveau, le foie, l'appareil gastrique et l'appareil sexuel, par leur prédominance secondaire, peuvent seuls modifier le tempérament sanguin pur. Par conséquent ses principales variétés peuvent se réduire aux tempéramens sanguin lymphatique, sanguin nerveux, sanguin musculaire, sanguin bilieux, sanguin mélancolique, sanguin génital et sanguin cérébral.

Parmi ces principales variétés il en est d'originaires et d'acquises : nous apportons le germe des unes en naissant; elles se développent en nous, en vertu d'une disposition innée, inconnue dans sa nature, et indépendamment des circonstances dans lesquelles nous sommes placés. Les autres, au contraire, purement accidentelles, sont le résultat des indispositions profondes, imprimées à un ou plusieurs de nos organes, ou systèmes d'organes, par la longue influence des choses à l'action desquelles nous sommes exposés. Le climat, le régime, les exercices, les passions et les maladies sont de toutes les causes, dont nous recevons l'influence, les plus capables de produire ces sortes de variétés.

Tempérament lymphatique. —Moins riche, moins puissant, le tempérament lymphatique n'en est pas moins resserré dans les limites de la nature, et presque hors du domaine de l'art de guérir. L'hygiène seule peut lui donner des leçons. Une constitution molle, faiblement colorée, des formes très-arrondies, des chairs peu élastiques, une chaleur médiocre, une peau humide, tel est le tempérament lymphatique.

Il ne produit point les prodiges du tempérament sanguin, mais sa marche est régulière, peut-être un peu trop monotone. Les passions vives et impétueuses appartiennent au tempérament sanguin ; le calme et la paix sont le propre du tempérament lymphatique. Le tempérament sanguin sait commander ; le tempérament lymphatique sait obéir ; c'est l'état de santé : le tempérament sanguin est la santé même.

Les toniques, les fortifians, les excitans, conviennent à ce tempérament pour en modifier l'excès ; il réclame des transpirations abondantes, de l'exercice pris avec régularité, un usage fréquent, mais modéré, du vin et des boissons qui peuvent imprimer de la tonicité à la fibre musculaire. Enfin, le but de tous ses efforts est de s'avancer vers les proportions du tempérament sanguin, s'il ne veut pas tomber dans une atonie aussi nuisible aux fonctions du corps qu'à celles de l'esprit.

Les différences que ce tempérament peut présenter, relativement à ses proportions avec les autres appareils du corps, sont une des circonstances qui influent sur la physionomie physique et morale de l'homme. Le système lymphatique est une des parties les plus exposées à être malades, et dont les maladies ont l'influence la plus profonde et la plus marquée sur l'état général de la nutrition : on sait qu'une grande partie des cachexies tiennent à des lésions de ce système. Ce tempérament est, en géné-

ral, celui des habitans des contrées froides et humides, c'est celui des enfans et de la plupart des
femmes. Le coryza, les 'aphthes, les scrofules, le
carreau, la leucorrhée ou fleurs blanches, les hydropisies, sont les affections les plus fréquentes chez ces
individus ; toutes leurs maladies sont peu intenses,
lentes et d'une résolution difficile.

Tempérament bilieux. — Le tempérament bilieux
peut s'allier avec l'un ou l'autre des deux tempéramens dont nous venons de parler ; c'est-à-dire, que
la sécrétion bilieuse peut prédominer, de concert
avec la lymphe. Cette prédominance habituelle de la
bile peut bien n'être pas incompatible avec l'état de
santé ; mais, dans tous les cas, il n'est pas moins vrai
de dire qu'elle prédispose à l'état maladif qui se dé-
cèle bientôt par une pâleur de visage, et *un débordement de bile* qui ne laisse plus aucun doute sur la
cause du mal. Aussi nous ne négligerons pas ce tempérament qui rentre d'une manière si naturelle dans
les applications de nos principes ; et nous croirons
rendre service à nos lecteurs bilieux, en leur prescrivant le régime hygiénique qui leur est le plus
convenable.

Le tempérament bilieux est caractérisé par la prédominance de la bile. Les individus doués de ce tempérament, sont vifs, fougueux, et l'on rencontre
souvent le génie parmi eux, mais il est exposé à
beaucoup d'accidens, et ne peut qu'être modifié dans
sa nature ; l'art doit donc s'attacher à le modifier,
et à prévenir ses dangers.

Le tempérament bilieux se caractérise ostensible-ment par la couleur de la peau qui est d'un brun jaunâtre, par un embónpoint médiocre, par des formes durement exprimées.

L'homme bilieux est celui qui a un teint foncé, les muscles vigoureux, les cheveux noirs, le corps velu, la barbe touffue, les yeux brillans, noirs et saillans, l'haleine de feu, la physionomie expressive et sévère, le pouls élastique, dur et précipité; il est impétueux, irascible, généreux, ardent de gloire, dédaigneux d'argent, travailleur infatigable, mais par accès plutôt qu'avec constance, mangeur insa-tiable, plus par besoin de réparer que par le goût de la table; il prise plus les convives que les mets; do-minateur, brave jusqu'au mépris de la vie, jaloux, quoique inconstant; il a une énergie excessive de vitalité. Les maladies qui dérivent de cette consti-tution sont des affections dues à l'exaltation de la bile; elles sont aiguës, longues, et dégénèrent faci-lement en chroniques dans la vieillesse; mais elles se préviennent aisément par une diète végétale, l'usage raisonné des acides, les bains tièdes, les lave-mens, le sommeil, la distraction des plaisirs modérés. Les bains doivent faire la base des moyens de gué-rison des êtres doués de cette constitution ardente, qui dégénère, vers cinquante ans, en celle qu'on nomme mélancolique.

Les symptômes qui annoncent les accidens que peut occasionner la prédominance bilieuse, sont en général connus de tout le monde; les digestions, pénibles, des aigreurs dans la bouche, une langue chargée et pâteuse, le teint blafard, des expectorations plus concrètes, des crachats épais, etc.

Nous avons exposé, dans les principes généraux de cet ouvrage, que l'action purgative était l'action thérapeutique que l'on pouvait opposer avec succès à l'influence morbifique des humeurs, et principalement des humeurs qui troublent directement les fonctions des voies digestives; or, nulle humeur ne s'oppose directement à l'acte digestif avec autant de puissance que l'abondance excessive de la bile, ainsi que le constatent les symptômes dont nous avons déjà parlé. C'est donc principalement ici que l'emploi de notre traitement, précédé et accompagné de délayans, est indiqué.

CHAPITRE III.

Embarras des premières voies. — Aigreurs d'estomac. — De la bile et des maladies bilieuses. — Pléthore ; des vents ou flatuosités. — Indigestions. — Le foie ; maladies de cet organe. — Engorgement. Obstruction. — Ictère ou jaunisse. — Des glaires. — Superpurgation.

§. Ier. — Embarras des premières voies.

On nomme ainsi une accumulation des matières morbides dans le tube digestif. Ces matières saburrales et morbides forment un embarras gastrique, intestinal, et gastro-intestinal.

L'*embarras gastrique*, ou de l'estomac, se divise en bilieux, en muqueux et en bilioso-muqueux. Les personnes qui sont dans la force de l'âge, celles chez lesquelles domine le tempérament bilieux, dont les solides s'irritent aisément, et dont la sensibilité morale est extrême, sont les plus sujettes à cette affection, qui se manifeste principalement chez les hommes. Ses causes externes sont une température chaude et humide, les émanations délétères des hôpitaux, des prisons, des vaisseaux, des étangs, des marais, les alimens de mauvaise nature, les excès de table, les

veilles trop longues ou trop fréquentes, les fatigues
du corps, la vie sédentaire, les excès d'étude, la tristesse, les mouvemens impétueux de la colère, etc.
Ce même embarras se manifeste souvent à la suite de
blessures dans les différentes parties du corps, surtout dans celles de la tête. Il commence ordinairement par une pesanteur générale, une diminution
de l'appétit, le dégoût pour les alimens gras, et un
sentiment de malaise accompagné d'un léger enduit
jaunâtre à la base de la langue, quelquefois de nausées, et souvent de maux de tête.

Lorsque cette affection a fait quelques progrès, les
fonctions cérébrales s'embarrassent; les facultés intellectuelles s'engourdissent; la langue se couvre de
plus en plus d'un enduit jaunâtre; la bouche, de pâteuse qu'elle était, devient amère, et le malade y
éprouve une sensation de chaleur; assez souvent il
est tourmenté d'une soif qu'il cherche à calmer avec
des boissons acides; son haleine est chaude, bilieuse,
et même fétide. Il lui survient des nausées; il fait des
efforts pour vomir, et même il vomit spontanément
des matières saburrales, biliformes, bilieuses, qui
lui laissent à a bouche une amertume fort désagréable. Chez les sujets irritables et nerveux, on remarque souvent des éblouissemens, l'obscurcisse-
ment de la vue, une cécité momentanée, des tintemens, des bourdonnemens d'oreilles, des vertiges,
des mouvemens convulsifs.

L'embarras gastrique, quelles que soient ses variétés, et malgré ses phénomènes, est une maladie dont

s'occupe assez peu la médecine proprement dite : jamais il n'est funeste par lui-même. Cependant, comme il peut devenir la cause occasionnelle de plusieurs maladies graves, il ne faut point l'abandonner aux efforts de la nature. Son traitement consiste à solliciter la résolution des matières qui le constituent, et à déterminer leur expulsion hors du corps : ce qui a lieu par les *grains de santé du docteur Franck*, précédés d'une petite diète et de quelques boissons acidulées ou légèrement amères. La diète a pour objet principal l'abstinence des corps gras, du laitage, des pâtisseries et des ragoûts ; le malade fera usage de potages aux herbes, et même à la viande avec de l'oseille cuite ; de quelques légumes, tels que l'oseille, la chicorée, les carottes cuites, etc. ; son vin sera de bonne qualité et beaucoup trempé d'eau.

L'embarras intestinal est formé de matières morbides, amassées dans le tube alimentaire, et surtout dans l'intestin grêle. Ses variétés sont les mêmes que celles de l'embarras gastrique. Les praticiens appliquent à sa guérison plusieurs sortes de traitement, qui sont tous représentés par l'usage des *grains de santé* et du *toni-purgatif*, et par le régime dont il vient d'être question.

Pourquoi dans ces circonstances aurait-on recours au *vomitif*, qui ébranle tout le système, préférablement au *purgatif*, qui agit doucement et avec non moins d'efficacité ? La nature n'a-t-elle pas établi les voies inférieures pour les déjections ? N'est-ce pas plutôt par l'anus que par la bouche que doivent

passer ces matières dégoûtantes et morbides qui in-
fectent tout ce qu'elles touchent?

Beaumont, le 22 avril 1823.

Monsieur,

C'est après avoir lu le programme relatif à votre méthode,
que j'ai pensé que je devais approvisionner la petite pharmacie qui est à mon usage pour les malades qui ont recours
à mon ministère, puisque j'exerce l'art de guérir dans la petite ville de Beaumont. J'en ai donc administré avec un
succès au-delà de mes espérances pour la médication des embarras de l'estomac et des intestins; mais ayant remarqué
que vous l'indiquez d'une manière particulière, c'est-à-dire
en ajoutant une cuillerée de ce bon médicament dans une
tisane quelconque, pour rendre libres les viscères de l'abdomen, pendant le cours des maladies, je vous proteste que
ce mode me réussit constamment, et que j'ai remplacé de
cette manière plusieurs autres médicamens dégoûtans, et les
infusions de plantes laxatives. Mais ce qui a réussi auprès de
mes malades d'une manière plus efficace encore, c'est l'usage
en lavemens de trois cuillerées de la lotion purgative que
vous m'avez fait parvenir, et que j'ai fait mixtionner dans
l'eau des lavemens avec deux cuillerées d'huile. Je vous
assure que des remercîmens bien sincères ne suffisent pas
pour cette précieuse découverte.

J'ai l'honneur d'être sincèrement, etc.

GIRARDOT.

P. S. Je n'ai pas manqué aussi d'employer les petites graines
jaunes que vous m'avez fait parvenir dans une boîte.

§. II. — Aigreurs d'estomac.

Les aigreurs d'estomac prennent leur source dans la dégénération des humeurs, dont une partie se forme dans les premières voies en matières acides qui provoquent des vomissemens ; quelquefois la présence de ces matières aigres constitue une affection maladive, connue sous le nom d'*aigreurs* ; cette affection est plus familière aux jeunes filles, aux sujets vaporeux, aux pauvres gens mal nourris. On croit généralement, et avec raison, qu'elle dépend d'une faiblesse particulière dans les facultés digestives. Pour expulser cette humeur dépravée, on use des anti-émétiques, dont les effets peuvent neutraliser le mouvement répulsif causé par elle, mais non pas dégager les voies des matières acides qui les embarrassent ; cette évacuation cause des accidens d'autant plus fâcheux, que tous les absorbans dont on fait usage ordinairement en pareil cas, sont d'un effet presque nul.

Les personnes les plus exposées aux aigreurs d'estomac sont celles qui occupent leur esprit immédiatement après le repas, les gens de lettres, les employés des administrations, les amateurs passionnés de la lecture, les dames de comptoir. Chez la plupart de ces personnes, ces indispositions se changent en maladies chroniques, et les aigreurs leur surviennent, non seulement à l'instant de leur digestion, mais encore le matin en se levant. Nous en avons connu un très-grand nombre dont l'affection résistait à tous les évacuans usités jusqu'à ce jour. Elles avaient vainement essayé des carminatifs renommés; rien n'opérait. Ayant entendu parler des propriétés du *toni-purgatif*, ces malades sont accourus pour en faire usage, et tout indice des aigreurs, dont ils se plaignaient, a disparu. Ils digèrent fort bien, savourent ce qu'ils mangent; leur estomac est réglé dans ses fonctions; en un mot, leur santé est fort bonne.

Plus de cent personnes, dans la capitale, pourront attester la vertu de ce médicament en pareil cas; et si tous les gens d'esprit avaient le bon esprit de veiller à leur santé, ils adopteraient, dans le catalogue de leurs moyens hygiéniques, l'emploi d'un spécifique, qui, par ses puissans effets, devrait être surnommé la *panacée* des gens de lettres.

Parmi les personnes auxquelles nous avons transmis des consultations verbales ou par écrit, nous en citerions un grand nombre qui, pour combattre des aigreurs d'estomac qui avaient résisté à la magnésie et à d'autres absorbans, ont employé, avec succès, 1° deux *grains de santé du docteur Franck*, pris dans une cuillerée d'eau, avant dîner; 2° le lendemain matin, une cuillerée de *toni-purgatif*, précédée et accompagnée d'un verre d'eau; 3° le matin, une goutte ou deux de l'*essence éthérée et balsamique* dans une demi-tasse de café pur presque sans sucre, suivi d'un grand verre d'eau froide; un seul exemple suffira pour le prouver.

M. Mérillo, parfumeur à Barcelonne, était sujet à de continuelles aigreurs d'estomac ; il avait fait usage, sans succès, des émétiques. Un voyageur français, qui avait quelque notion de la médecine, et qui, lui-même, s'était bien trouvé de l'emploi de notre méthode, lui conseilla l'usage des médicamens, ainsi que des *grains de santé du docteur Franck*. A son retour dans la capitale, ce même voyageur se hâta de nous apprendre que cet Espagnol en avait fait un usage si sage et si heureux que, quelques semaines après, toutes ses aigreurs, devenues chroniques, avaient disparu, après avoir résisté auparavant à tous les évacuans dont il avait fait usage. Il a fait aussi usage des graines jaunes dont parle M. Girardot dans sa lettre datée de Beaumont.

Les observations d'Hippocrate, relatives aux aigreurs d'estomac et aux éructations, ont été confirmées par celles de tous les médecins, et le sont encore par l'expérience de tous les jours. Quelquefois la présence de ces matières est symptomatique, quelquefois elle constitue une affection maladive.

Cette affection est plus familière aux enfans, aux femmes hystériques, aux sujets vaporeux, hypocondriaques, paresseux ; elle paraît dépendre d'une faiblesse particulière dans les facultés digestives, faiblesse originelle et primitive, ou introduite par l'usage de certains alimens gras, caseux, farineux, échauffés.

L'affection dont il s'agit présente deux indications principales ; la première, d'évacuer les acides déjà formés, la seconde, d'en empêcher la production en fortifiant toute l'économie.

De toutes les lettres que nous avons reçues, relativement à la curation de cette incommodité, nous nous contentons d'insérer celle-ci :

Paris, le 28 octobre 1823.

Monsieur,

Vous vous rappellerez sans doute la consultation verbale que vous m'avez donnée, il y a environ un mois, dans votre cabinet, relativement à des aigreurs d'estomac qui troublaient le bénéfice de mes digestions. Vous me demandâtes le traitement que j'avais employé pour les combattre ; je vous répondis que le médecin qui m'avait traité m'avait prescrit une diète légère, l'exercice, l'usage de la magnésie, et l'emploi des substances amères. Vous ne désaprouvâtes pas ce mode de traitement ; mais vous me dîtes que pour remplir les deux indications qui se présentaient, d'évacuer et de tonifier, vous pensiez que le *toni-purgatif* suffisait parfaitement. En effet, la dose d'une cuillerée a apporté un mieux-être dans mon incommodité ; j'ai cru devoir augmenter cette dose jusqu'à trois cuillerées par jour, avec les moyens que vous indiquez. Je vous annonce avec satisfaction un succès complet ; je ne me ressens plus du tout de mes aigreurs d'estomac, et vous prie d'agréer les sentimens de la plus vive gratitude de votre très-dévoué serviteur,

ROLLOT,
employé à la Trésorerie.

P. S. Je n'ai pas oublié de faire usage tous les matins en me levant de deux tasses d'une infusion de camomille romaine, à chaque tasse desquelles j'ajoutais une cuillerée à café d'une teinture fondante que vous m'avez transmise.

§. III. — De la bile et des maladies causées par cette humeur.

La bile est une humeur animalisée, liquide, d'une couleur brune-jaunâtre ou verte, quelquefois pâle, d'une odeur fade, et d'une saveur amère. Elle est manifestement destinée au complément de la digestion, c'est-à-dire à la séparation de la partie chyleuse de la matière qui doit être évacuée sous la forme d'excrémens. Elle se forme dans l'homme avec plus ou moins de rapidité : chez quelques sujets, cela se borne à quelques onces en vingt-quatre heures; chez d'autres, le même espace de temps en produit une livre, et même une livre et demie. On dit de ces derniers qu'ils sont d'un tempérament bilieux.

La bile peut pécher par défaut ou par excès. Le premier état résulte souvent du relâchement de tout le corps et de la faiblesse des sécrétions, comme il arrive dans les hydropisies et à la suite d'autres maladies graves. L'inflammation du foie, les suppurations, les indurations squirrheuses qui se forment dans cet organe, le resserrement spasmodique des canaux excréteurs de la bile, sont autant de causes qui peuvent interrompre, suspendre la sécrétion de cette humeur, ou en diminuer la quantité. On conçoit quels doivent être les effets de cette suspension, ou de cette diminution; privés de ce suc dissolvant, les alimens parcourent les voies intestinales sans subir l'élaboration qu'exige une bonne digestion, et

causent la faiblesse de la nutrition, l'amas des mucosités dans le tube digestif. D'un autre côté, certains
élémens de la bile, qui circulent avec la masse sanguine du système de la veine-porte, peuvent être
transportés dans les vaisseaux capillaires de la peau,
comme on l'observe dans la jaunisse, maladie qui
prouve au moins que la partie colorante du fluide
biliaire est passée dans le tissu cutané.

La surabondance de la bile s'observe très-fréquemment; elle a sa cause primitive dans l'activité du foie
qui en sécrète une plus grande quantité. Cet état,
qui a souvent une influence fâcheuse sur l'économie
vivante, peut provenir de beaucoup de circonstances:
chez les uns, c'est une prédisposition naturelle; chez
les autres, cette exubérance paraît résulter d'une
abondante nourriture animale, des passions vives, des
fortes contentions de l'esprit; l'âge adulte, l'extrême
chaleur des saisons et des climats, surtout lorsqu'on
n'y est pas accoutumé, l'abus des liqueurs spiritueuses, les constitutions épidémiques, et, en un
mot, toutes les causes qui exaltent les propriétés
vitales du foie, et y font naître une sorte de mouvement fluxionnaire, ont une influence incontestable
sur la génération d'une plus grande quantité de bile.

Cette sorte de pléthore bilieuse a des signes faciles à reconnaître, et des effets qui, tantôt donnent
naissance à diverses maladies, tantôt en deviennent
de dangereuses complications.

Ce que les auteurs ont nommé épaississement de
la bile, est un état qui existe assez souvent dans

le corps humain, et qui peut provenir, soit du mouvement circulatoire dans le système de la veine-porte, soit du séjour prolongé de la bile dans la vésicule; une vie sédentaire, une position habituellement courbée, un âge avancé, le défaut d'exercice peuvent aussi le produire.

Rien de plus variable que la couleur de la bile, dans les affections morbifiques : les anciens ont observé une infinité de nuances qu'il serait trop long de rapporter ici. Tantôt ce fluide a la teinte d'un jaune d'œuf, tantôt il est rougeâtre; on le voit fréquemment d'une couleur verte, porracée, surtout chez les enfans tourmentés par le travail de la dentition, et dans les autres maladies où les systèmes hépatique et gastrique sont vivement attaqués; quelquefois aussi cette humeur paraît noire, d'un brun foncé, ou d'un gris cendré. Ces dernières altérations de couleur dénotent une véritable décomposition de la bile; elles indiquent, par conséquent, une lésion profonde des organes qui président à la sécrétion de ce fluide, comme on l'observe spécialement dans la fièvre jaune.

Les altérations dont la bile est susceptible sont les causes plus ou moins prochaines de plusieurs maladies.

Les symptômes des affections bilieuses sont le dégoût, la perte de l'appétit, l'amertume de la bouche, l'aversion pour les substances animales, une teinte jaune au blanc de l'œil, au contour des lèvres et des ailes du nez, Tous ces symptômes disparaissent de suite par une évacuation abondante, opérée par le *toni-purgatif*, lorsqu'il est administré dès leur apparition. S'ils ne cèdent pas à la pre‑ mière tentative, il importe de faire succéder les doses de ce médicament jusqu'à leur entière dis‑ parition.

Il est d'autant plus important de s'opposer à temps à l'invasion de la bile, que les maladies qui en résultent sont aiguës, souvent longues, et qu'elles dégénèrent facilement en chroniques dans la vieillesse.

Les calculs ou concrétions biliaires, sont une des maladies les plus dangereuses auxquelles la bile puisse donner naissance. Selon certains auteurs, les causes qui déterminent leur formation, sont tantôt les alimens acides, glutineux, acerbes, farineux, etc., tels que le fromage, les vins acides, la bière nou‑ velle, etc. Selon d'autres auteurs, ces causes sont l'atonie des organes digestifs, les acides qui s'y en‑ gendrent. Ceux qui regardent le tempérament mélan‑ colique, les passions tristes, une vie sédentaire, etc., comme pouvant favoriser la formation de ces calculs, ont émis une opinion plus probable.

Dans quelques circonstances, les calculs biliaires peuvent exister plusieurs années, et même toute la vie, sans qu'aucun symptôme fasse soupçonner leur présence; mais le plus souvent ils entraînent un tel dérangement dans les fonctions du foie et des or‑ ganes digestifs, qu'ils se font bientôt reconnaître. Tantôt c'est un sentiment de pesanteur qui devient plus manifeste lorsqu'on se couche sur le côté gauche; tantôt une douleur plus ou moins marquée dans la région épigastrique, une sorte de pression qui s'étend jusqu'à l'hypocondre droit, et quelquefois sur l'abdomen, les éructations acides, les nausées, les vomissemens, la constipation, la diarrhée, les évacuations alvines blanchâtres à la suite des paroxysmes de douleurs, sont les troubles les plus fréquens qui déterminent les calculs biliaires dans les fonctions digestives; la jaunisse en est presque toujours la suite inséparable.

Rien n'est plus commun que ce genre d'affections dans les quartiers humides de la capitale, dans les rues peu aérées, dans la Cité, dans le quartier Saint-Jacques, sur les derrières de l'Hôtel-de-Ville, etc., ainsi qu'en font foi les catalogues des visites que nous faisons, ou des consultations que nous donnons chaque jour dans notre domicile, rue d'Antin, n° 10. Nous avons déja parlé des circonstances fâcheuses et de l'influence qu'exerce le mauvais air, et des autres causes, dans notre ouvrage sur la topographie médicale de Paris.

Il serait trop long de donner ici la nomenclature des maladies de ce genre, qui tirent leur source de l'abondance et de la mauvaise qualité de la bile. Nous voyons fréquemment des personnes qui en rendent spontanément une quantité considérable, sans que les viscères en soient soulagés.

Il nous est venu entre autres un employé de la poste

qui en était tellement engorgé, que ses facultés intellectuelles s'en ressentaient quelquefois. Il restait fréquemment dans un état comateux, qui l'empêchait de vaquer
aux occupations de son emploi. On le voyait, la tête
penchée, rendre par la bouche des glaires qui s'allon-
gaient et se succédaient comme un filet d'eau ; il
éprouvait continuellement des aigreurs d'estomac ; il
avait toujours la langue chargée et la bouche pâteuse.
Cet individu a été délivré de ses glaires par l'emploi
non interrompu du *toni-purgatif*. On remarque chez lui
un grand fond de bon sens, dont jusqu'alors il n'avait
pas donné beaucoup de signes. Il raisonne avec justesse,
et l'on ne remarque plus dans sa conduite une insouciance,
une bizarrerie, une versatilité qui le rendaient auparavant
le fléau de sa famille ; tant il est vrai que la présence de
la bile affecte gravement les facultés mentales, et peut
produire les affections les plus variées !

Nous avons rencontré des hommes que la prédominance de cette humeur rendait monomanes. Les
uns ne rêvaient qu'aux spectres, et raisonnaient bien
sur tout le reste ; les autres se croyaient destinés à
périr le lendemain, et ce lendemain devenait encore
pour eux la veille de la mort. D'autres perdaient la
santé à force de chercher de vieux livres qu'ils ne
lisaient pas, et dont ils ne connaissaient que la couverture. D'autres enfin, au lieu d'être fortement
poursuivis par une idée fixe, étaient les modèles les
plus acharnés de l'inconstance et de la légèreté.

Toutes ces diverses monomanies ont cédé à l'effet
antibilieux du *toni-purgatif.* La cause une fois sup-

primée, la racine du mal une fois extirpée, le bon sens est revenu aux malades avec la santé.

M. Dupuis, demeurant rue Saint-Martin, à Paris, se trouvait, depuis longues années, sujet à des débordemens de bile, qui se déclaraient presque périodiquement tous les mois. Il en vomissait quelquefois des quantités si considérables à jeun, que le médecin même en était étonné. Le régime que nous lui avons prescrit, suivi régulièrement, l'a délivré depuis deux ans de cette indisposition qui, sous l'influence d'une saison funeste, ou de toute autre circonstance, n'aurait pas manqué de dégénérer en une maladie aiguë.

Madame Bignon, de Versailles, demeurant à Paris, rendait journellement par la bouche de l'eau en abondance et en filets glaireux et limpides. Ce débordement était précédé de crudités dans l'estomac, de vertiges, de refroidissement, et quelquefois de mouvemens convulsifs. On attribuait cet état morbide à l'exposition au nord de l'appartement de cette dame, et à sa vie sédentaire et inoccupée. Le changement d'habitation et de régime n'eut aucun résultat. Nous lui avons ordonné, en un seul jour, jusqu'à trois doses de *toni-purgatif*, ce qui lui fit rendre, par les voies inférieures, une quantité incalculable de matières glaireuses et fétides ; le lendemain, une dose et la diète. Elle resta huit jours sans éprouver la moindre secousse. Le huitième, mêmes symptômes et mêmes évacuations. Nous n'administrâmes cette fois qu'une seule dose à la malade, et nous lui recommandâmes d'en reprendre une tous les huit jours pendant un mois, et le second mois, après le quinzième jour. Il y a un an qu'elle continue ce traitement, et il y a un an qu'elle jouit de la santé la plus florissante.

Mademoiselle Gaudin, couturière, rue Saint-Denis, fut obligée de renoncer à aller travailler en ville, parce que toutes ses matinées se passaient à rendre de longs filets d'une glaire jaunâtre et dégoûtante. A peu de chose près, nous lui avons ordonné le même régime qu'à madame Bignon, et mademoiselle Gaudin est parfaitement rétablie de son indisposition.

Nous ne citerons pas ici une foule d'autres traits qui ne nous rappelleraient que des résultats aussi heureux. Puissent nos lecteurs se bien persuader qu'on ne saurait trop tôt obvier aux dangers d'une trop grande abondance de bile ! Nous avons vu réussir avec succès les graines jaunes à la dose d'une cuillerée à café, un quart d'heure avant le dîner, en buvant par-dessus un verre d'eau.

§. IV. — Pléthore.

Lorsque, par une cause quelconque, les liquides, contenus dans les vaisseaux, augmentent au point de faire dilater les parois outre mesure, il y a pléthore, et l'homme est dans une situation voisine de ces accidens,

La pléthore, appelée sanguine, n'a point pour seule cause la surabondance du sang; la sérosité de ce liquide, augmentant avec son volume, l'épaissit, diminue la force de la circulation, distend les vaisseaux, produit des engourdissemens, mène à l'apoplexie et à la paralysie.

Il y a plusieurs espèces de pléthores; tout ce qui est vaisseau dans l'économie animale est susceptible d'être affecté de pléthore : ainsi on distingue autant d'espèces de celle-ci qu'il y a de vaisseaux différens. Chaque appareil sécréteur, chaque système circulatoire, ayant des canaux propres à l'exécution des fonctions dont il est chargé dans l'ordre naturel, peut avoir une surabondance dans les sucs que transmettent les conduits, et se trouver dans un état pléthorique.

Une pléthore très-fréquente est la *lymphatique* : celle-ci a des signes caractéristiques qui ne permettent pas de la méconnaître; une autre pléthore, non moins évidente, est celle que l'on appelle bilieuse, et que les praticiens reconnaissent avec facilité. On doit distinguer les pléthores en générales et en locales. Elles peuvent effectivement avoir lieu dans tous les vaisseaux qui composent un appareil, ou se borner à ceux d'une certaine région, sans qu'on puisse trouver une raison bien plausible de cette manière d'être, tandis que celle-ci s'explique avec facilité par la surabondance du liquide produit. On est obligé d'admettre la présence d'irritations particulières, ou un changement dans le mode de sensibilité, dans les vaisseaux où a lieu la pléthore locale, pour expliquer les motifs de son existence, ce qui ne satisfait pas toujours notre intelligence. Quoi qu'il en soit, le fait des pléthores locales est hors de doute, et leur existence est généralement admise. Elles se montrent toujours sans que le reste du système soit dans un état semblable; autrement, ce serait une pléthore générale. Lorsque des pléthores particulières ont lieu dans l'appareil sanguin, elles permettent de se rendre compte de phénomènes fort disparates en apparence: par exemple, il y a des individus peu sanguins qui présentent des pléthores sanguines, cérébrales, pulmonaires, gastriques, quoique le reste du système circulatoire soit sans turgescence, qu'il offre même un état contraire. La même chose a lieu dans le système lymphatique. Il n'y a guère que les appareils peu étendus où l'on n'observe point de pléthore locale, comme la spermatique.

Les pléthores locales ont lieu d'une manière graduée, ou bien elles se font instantanément; dans ce dernier cas, on les appelle congestions.

Quelles peuvent être les causes de la pléthore? elles sont en général obscures et difficiles à caractériser; il est certain, par exemple, qu'il y a des individus qui apportent en naissant une disposition particulière aux pléthores sanguine, lymphatique, bilieuse; dès leur première jeunesse on voit les différens systèmes prédominer et imposer aux individus des modifications particulières, une manière d'être qui les caractérise. Toute leur vie, ces individus conservent cette disposition particulière, et leur santé, comme leurs maladies, en éprouvent des influences que le médecin doit connaître, s'il veut agir avec discernement et succès.

L'inaction est très-souvent une cause non équivoque de pléthore, surtout de la pléthore lympha-

8

tique ; c'est ce qui explique pourquoi les ouvriers,
les gens de la campagne sont en général peu susceptibles de la contracter, tandis que les personnes
riches, inactives, les femmes surtout, qui mènent
dans les villes une vie sédentaire, en sont souvent
tourmentées. Une nourriture trop abondante, réunie
à l'inaction, est la source la plus féconde de toutes
les pléthores.

Les effets généraux de la pléthore sont un état de
gêne dans l'économie, l'empêchement apporté à
l'exécution entière de certaines fonctions, une sorte
d'empâtement, de boursouflement dans les parties
où elle a lieu, quelquefois un véritable développement des parties par suite de l'accumulation des liquides pléthoriques et de la distension qu'ils causent
dans les vaisseaux qu'ils remplissent. Un autre effet,
qui appartient à toutes les pléthores, c'est celui de
la stase du liquide surabondant dans les vaisseaux
destinés à le contenir, stase dont se sont tant occupés les physiologistes de l'Ecole de Boërhaave.

Quels sont à peu près les moyens de remédier à
la pléthore ? Parmi les moyens généraux à employer
contre la pléthore native ou acquise, on doit compter, en première ligne, l'exercice : l'homme est essentiellement fait pour se mouvoir, agir, travailler du
corps ; c'est toujours aux dépens de sa santé qu'il
s'écarte de ce vœu de la nature, et les travaux de
l'esprit même qui font le charme et le délassement
de celui qui sait s'y livrer, ne servent qu'à détruire

la constitution physique et à plonger dans des maux sans nombre.

La purgation ayant pour but principal d'attaquer la sérosité humorale, devra être adoptée dans les pléthores, par préférence à la saignée qui est d'autant moins efficace dans ce cas, que plus elle est répétée, plus le sang s'épaissit, et, par conséquent, plus les accidens sont imminens. Mais la purgation seule ne suffit pas ; il faut l'aider par un régime sévère, par la privation de viandes trop succulentes, par un usage modéré du vin, et surtout par des exercices continuels. Combien de fois n'avons-nous pas vu l'eau émétisée, aiguisée de quelques gouttes de l'*essence éthérée*, obtenir d'heureux succès?

Combien de fois n'avons-nous pas vu des individus, ne pouvant faire l'exercice convenable, soit par leur organisation physique, soit par les intempéries des saisons, suppléer, par l'usage des frictions avec l'*essence éthérée*, aux avantages d'un exercice qui leur était absolument nécessaire.

Après l'exercice et l'usage des frictions, rien ne contribue davantage à diminuer la pléthore, qu'une vie sobre et régulière. La plupart des centenaires sont maigres, mangent des alimens simples et grossiers, beaucoup même ne boivent que de l'eau, sont grands marcheurs ou grands travailleurs, et presque tous habitent la campagne.

§. V. — Vents ou Flatuosités.

Ces gaz délétères se développent le plus souvent dans l'estomac et dans les intestins. Ils sont plus ou moins incommodes, selon qu'ils éprouvent plus ou moins d'obstacles à leur sortie. Ces gaz se trouvent dans tous nos alimens, raréfiés avec l'air que nous respirons, ils se dilatent dans l'organe de la digestion, en raison des forces et de la composition plus ou moins flatueuse des substances qui servent à notre nourriture. Ils se développent en moindre quantité, lorsque cet organe a opéré une bonne élaboration des substances nutritives; et par la même raison, ils s'échappent facilement par les voies aériennes ou inférieures. Au contraire, lorsque l'organe n'agit que faiblement, il favorise l'accumulation et le séjour de ces hôtes incommodes.

Les vents sont très-communs dans l'état de santé, parce qu'ils résultent nécessairement de l'intromission d'une quantité d'air atmosphérique qui passe avec les substances alimentaires dans l'appareil digestif, et qui fait partie de la composition de ces substances. Ils sont plus communs encore dans l'état de maladie, et bien plus dangereux par la faiblesse où cet état réduit l'organe de la digestion.

On distingue deux principales espèces de flatuosités : celles de l'estomac, et celles des intestins. Les premières sont connues sous le nom de rapport, de renvoi, de rot. La faiblesse de l'estomac ou de la constitution, l'excès de l'étude ou du travail dans le cabinet, l'habitude du repos, les excès de table, la tristesse, les inquiétudes, enfin tout ce qui peut nuire aux forces digestives, disposent à cette espèce de flatuosités. Valétudinaires, vieillards, gens de lettres, femmes hystériqnes, convalescens, gourmands, goutteux, hypocondriaques, tous sont venteux, pour peu qu'ils fassent usage d'alimens flatueux, et qu'ils s'écartent du régime qui convient à leur situation morale ou physique.

Ces flatuosités s'échappent par la bouche tantôt avec bruit, tantôt en silence. Tantôt elles sont acides, amères, fétides; tantôt elles sont inodores ou insipides : souvent elles conservent l'odeur des alimens qu'on a pris, comme l'ognon, l'ail, la rave, le chou, le beurre, etc. Lorsque l'estomac ne se trouve point avoir assez d'énergie pour les expulser, il survient des nausées, des vomissemens, surtout après les repas, quelquefois une diarrhée plus ou moins abondante; une couche humorale, blanchâtre ou jaune, tapisse la langue; et l'ensemble de l'organisme est attaqué de malaise et de lourdeur. Heureux l'individu qui en est quitte pour ces seules incommodités! car ces flatuosités, emprisonnées dans le tube digestif, peuvent conduire celui qui fait de vains efforts pour les expulser, aux vertiges, aux syncopes, et même à de légères atteintes d'apoplexie.

Les vents intestinaux font entendre un bruit sourd dans la cavité abdominale, d'où ils s'échappent avec ou sans bruit. Dans le premier cas, ils se nomment *borborygmes;* et, dans le second, *vents* proprement dits. Ces flatuosités intestinales contractent, en traversant le canal intestinal, qui renferme la partie la plus grossière des alimens élaborés par le système digestif, une odeur plus ou moins fétide, et sont expulsées par l'orifice du rectum, suivant la nature des matières excrémentielles et l'état des intestins. Lorsque ceux-ci sont doués de toute leur énergie, ils agissent efficacement sur les gaz et les excitent à s'échapper. Si cette éruption ne peut se faire, les gaz peuvent prendre un développement tel, qu'il en résulterait l'intumescence, la tension du ventre, une douleur dans la région des hypocondres, dans celle de l'ombilic, et d'autres phénomènes aussi dangereux que ceux que produisent les vents renfermés dans l'estomac.

Lorsque ces gaz, parcourant librement le canal alimentaire, ne sont pas trop multipliés et qu'ils s'échappent avec facilité, ils ne sont pas dangereux; mais lorsqu'ils s'accumulent dans quelque portion de ce canal, et qu'ils rencontrent un obstacle à leur sortie, ils produisent divers symptômes et accidens, plus ou moins redoutables, selon qu'ils sont liés ou non à une autre affection morbide. Si, malgré la liberté de leur sortie, ils deviennent incommodes par leur fréquence, c'est un signe que les organes digestifs sont dans un état d'atonie, auquel il est instant de remédier.

Lorsqu'un individu, qui d'ailleurs jouit d'une bonne santé, ressent dans l'estomac et les intestins des gaz délétères, par suite d'intempérance, cet état n'est pas ordinairement de longue durée, et se dissipe de lui-même par une diète sévère, et surtout par le *toni-purgatif*.

Mais si ces flatuosités étaient jointes à l'inflammation des intestins, les toniques ne devraient point être employés, mais les délayans, les émolliens et les boissons acidulées.

Si elles sont occasionnées par une vie sédentaire ou par le travail du cabinet, on y remédie aisément par l'exercice, qui rend aux organes le ressort qu'ils ont perdu, aiguise l'appétit, perfectionne le travail digestif, prévient ainsi le retour de cette incommodité.

Les gaz intestinaux sont-ils produits par des affections morales, telles que les chagrins concentrés? Comme ils sont presque toujours accompagnés de spasmes, on les combat avec les calmans et les antispasmodiques, mais surtout en faisant diversion à la tristesse des idées par d'agréables occupations, par des jeux et autres divertissemens.

Au reste, quelle que soit la cause des gaz délétères, soit qu'ils se présentent dans l'état de santé ou de maladie, soit qu'ils prennent leur source dans l'estomac ou dans le canal intestinal, il est dangereux de les retenir, lorsqu'ils deviennent pressans, et qu'aucun obstacle ne paraît s'opposer à leur sortie. Cependant, il est des circonstances où la politesse de nos usages impose l'obligation de les retenir, jusqu'à ce qu'on puisse les expulser sans témoins.

Un individu qui, à table ou dans la société, se per-
mettrait de violer ce devoir de bienséance, se cou-
vrirait de honte, et passerait pour un homme dé-
pourvu de savoir-vivre. Il n'en était pas ainsi dans
l'antiquité : Cicéron nous apprend que les stoïciens
pensaient qu'on devait donner un libre cours aux
vents, soit par les voies supérieures, soit par l'orifice inférieur. Au rapport de Suétone, l'empereur
Claude, après avoir vu un de ses convives, devenu
victime de cette retenue, avait fait rédiger un édit
par lequel il était permis d'expulser toute espèce de
vents pendant les repas. Nous savons que les Orientaux ne se gênent à table en aucune manière, quant
aux éructations.

On a constamment remarqué que les alimens qui
contiennent beaucoup de fécule ont la propriété
d'être venteux ; tels sont les haricots, les pois, les
pommes de terre, les choux, etc. On corrige la disposition de ces substances gazeuses par l'addition de
quelques aromates, et de condimens un peu chauds.
Les alimens fermentés, ceux dont quelque acide
forme l'assaisonnement, donnent peu de vents. Les
cuisiniers peuvent, à cet égard, être très-utiles à
la santé de ceux qui les emploient.

Quant à l'usage du *toni-purgatif*, que nous avons
recommandé comme un des meilleurs remèdes contre
les flatuosités, nous devons prévenir nos lecteurs
qu'il ne doit avoir lieu qu'après l'accomplissement
de la digestion. Il est bon d'en préparer l'effet par
l'eau de gruau ou toute autre boisson rafraîchissante ;

et si la première dose de médicament ne produisait qu'un effet momentané, il faudrait en reprendre, pendant trois jours, une autre dose, précédée et suivie de l'usage des *grains de santé du docteur Franck*.

Un notaire s'adressa, il y a quelques mois, à notre Bureau de Consultations, pour réclamer des conseils relatifs à l'incommodité journalière des flatuosités qui l'incommodaient depuis son adolescence. Après l'avoir questionné sur son régime, sur ses habitudes et sa constitution, il nous fut facile de voir que la débilité de l'appareil digestif avait donné naissance aux vents fréquens qu'il rendait journellement. Nous lui demandâmes quel avait été le traitement qu'il avait employé. Son médecin lui avait prescrit l'usage des médicamens toniques, tels'que la gentiane, la teintnre du quinquina avec le vin, la cannelle. Nous avons pensé que l'emploi de notre méthode était indiqué, non seulement par l'état d'atonie du canal intestinal, mais encore par l'empâtement des viscères abdominaux. Nous lui avons prescrit avec succès l'emploi d'une cuillerée à café des graines jaunes, dont nous parlerons plus en détail.

Voici une lettre qui nous a été adressée, le 4 janvier 1821.

MONSIEUR,

Obligé à une vie sédentaire par la nature de mes fonctions, j'étais tourmenté d'une affection venteuse fort incommode pour mes collaborateurs et les personnes que je voyais en société. On me conseilla les astringens ; leur effet, loin de détruire mon incommodité, fut de l'obliger à se manifester avec une indiscrétion qui m'humiliait. Je chargeai un de mes correspondans de me faire passer un médicament qui pût me délivrer d'un mal qui aurait fini par me forcer à me séquestrer de la société. Il m'envoya une bouteille de ce *toni-pur-gatif*, avec l'instruction qui lui fut donnée dans le Bureau de Consultations, relativement au cas où je me trouvais. J'ai fait usage de ce médicament aussitôt après l'avoir reçu, avec toutes les indications prescrites. Les vents se sont calmés peu à peu, et vos médicamens leur ont fait prendre la fuite pour ne plus revenir, comme je l'espère, car il y a plus de quinze jours que je ne m'aperçois plus de leur présence, grâce aussi à vos graines jaunes.

J'ai l'honneur d'être, etc.

Mı**, *employé*.

§. VI. — Indigestions.

Les indigestions sont produites par plusieurs causes : les unes tiennent aux vices ou maladies des organes, dont ne dépend pas la digestion ; les autres ont rapport aux vices ou maladies du système digestif ; il en est qui sont causées par les alimens ; d'autres enfin résultent de circonstances qui accompagnent les repas.

1°. Le foie, la rate, le mésentère, le pancréas se gênent mécaniquement par l'augmentation de leur volume ; les opérations de l'estomac souffrent aussi de certaines affections du cerveau, des poumons, de la matrice, de la vessie, etc.

2°. L'estomac, de son côté, nuit beaucoup à cette fonction, dont il est le centre, soit par son déplacement, causé par une hernie, ce qui est rare ; soit par une maladie de ses membranes; soit par le mauvais état des sucs qu'il contient.

3°. La nature, et la quantité ou la qualité des alimens, peuvent être un empêchement à la digestion : par leur nature, s'ils sont trop froids, trop chauds; par leur qualité, s'ils sont âcres, trop crus, et trop épicés. Quelques alimens ne peuvent être digérés par le commun des hommes; d'autres, ayant des qualités vénéneuses, donnent de mortelles indigestions. La quantité des alimens est une cause bien plus fréquente d'indigestion. Dès qu'en mangeant, on dépasse les proportions de l'appareil digestif et de ses forces, on est menacé d'une lésion de la digestion.

Mais si l'abus des alimens solides est souvent nuisible, celui des boissons l'est encore plus. Les liqueurs spiritueuses causent plus d'indigestions que ces alimens.

4°. Certaines circonstances, soit avant, soit pendant, soit après le repas, ne laissent pas que de produire assez fréquemment des indigestions : avant le repas, si on le prend immédiatement après un exercice violent, des mouvemens trop forts de colère, de joie, etc.; pendant le repas, si l'on mange avec trop de précipitation, sans mâcher assez, et sans boire; après le repas, si l'on se livre trop tôt aux travaux du corps, de l'esprit, ou à la crainte, à la frayeur, à la joie, au chagrin, etc. L'impression d'un air froid, au moment où l'on sort de table, suffit pour troubler la digestion.

Les symptômes des indigestions sont fort nombreux et fort variés. Ce sont des sentimens de plénitude et de pesanteur à l'estomac, avec gêne de ce viscère qu'on appelle *cardialgie;* du dégoût, des nausées, respiratiou gênée, le mal de tête, des hoquets, des éructations, des vomissemens, des borborygmes ou mouvemens intestinaux causés par des vents, la diarrhée.

Quel est l'aliment le plus facile à être digéré par l'homme, et sous le rapport le plus approprié à ses organes? Il paraît que la chair est celui qui forme le plus facilement et le plus abondamment des sucs propres à être assimilés à sa substance. Les herbivores mangent beaucoup plus que les carnivores; la nature leur a donc donné un appareil digestif plus volumineux; aussi est-ce chez eux qu'on trouve plusieurs estomacs. Ainsi, l'homme qui n'en a qu'un, ne paraît pas fait pour ne se nourrir que de végétaux; la chair semble être sa nourriture naturelle. Il peut encore diminuer le travail gastrique, par des bouillons, des jus, des gelées, etc.; ce qu'il fait effectivement et avec succès, quand il souffre de l'estomac. Cependant la nourriture végétale peut lui suffire, et même beaucoup de nations n'en connaissent pas d'autre. Le véritable régime de notre espèce, est le mélange des alimens tirés des règnes végétal et animal.

Le traitement de l'indigestion est fort simple, lorsque cette affection ne dépend que de la nature, de la quantité, de la qualité des alimens, et de certaines circonstances qui accompagnent les repas. Les moyens qu'on emploie généralement contre elle, sont pris parmi les délayans et les évacuans. Les premiers, qui suffisent dans les cas les plus simples, consistent en eau de veau, petit-lait, bouillon aux herbes, infusion de thé. Parmi les seconds, on range les *grains de santé du docteur Franck*, les purgatifs, les lavemens adoucissans et évacuans.

L'eau de veau adoucit, humecte; elle délaie les matières alimentaires et en facilite l'expulsion. Il faut en prendre abondamment, dans le cas où les évacuations doivent avoir lieu par bas.

Le petit-lait procure des évacuations légères. C'est une boisson adoucissante qui précipite également par bas les matières alimentaires.

Le bouillon aux herbes est un peu stimulant, à cause de l'oseille qui en fait la base. Il convient surtout quand l'indigestion est lente, et que les alimens sont difficilement portés vers les voies inférieures.

L'infusion du thé est le moyen le plus vulgairement employé contre les indigestions, quoique ce ne soit peut-être pas le meilleur. C'est un léger tonique qui convient mieux comme préservatif de l'indigestion, lorsque les alimens pèsent sur l'estomac, et qu'on éprouve du malaise.

Les *grains de santé* sont tout à la fois un moyen préservatif et curatif des indigestions : préservatif, en débarrassant l'estomac des saburres qui en affaiblissent l'énergie; curatif, en dissolvant les matières qui se sont accumulées dans ce viscère, et en les poussant vers les voies inférieures.

Les lavemens sont indiqués pour débarrasser les intestins. On les compose de décoctions émollientes, adoucissantes, calmantes même, et en y ajoutant quelques cuillerées de la lotion purgative.

Mais quand la sortie des alimens frappés d'indigestion est difficile, et surtout quand l'indigestion se complique d'un embarras intestinal, humoral, bilieux ou saburral, c'est alors qu'il faut faire usage des purgatifs, au nombre desquels on recommande surtout l'emploi du *toni-purgatif*, accompagné d'une légère infusion de thé ou d'un verre d'eau sucrée. L'efficacité de ce médicament contre l'affection qui nous occupe, est démontrée par un grand nombre de faits.

Comme il vaut mieux prévenir les indigestions que d'être obligé de les guérir, nous croyons utile d'offrir à nos lecteurs la nomenclature des alimens réputés indigestes.

Les alimens indigestes, et généralement reconnus pour tels, sont : 1° Les alimens crus, tels que les fruits non mûrs, les végétaux, racines, feuilles ou autres parties qui n'ont pas subi de coction, la salade, les radis, raves, artichauts crus, etc.; 2° les alimens durs, comme ceux des vieux animaux, les substances trop compactes, les tendons, les cartilages, les ligamens; 3° les alimens visqueux. Le veau, chez beaucoup de personnes, cause des indigestions, ainsi que les pieds de veau, de mouton, de bœuf; les grenouilles, les limaçons, etc.; 4° les alimens occasionnellement acerbes ou acides, tels que les fruits verts; et ceux qui le sont naturellement, comme les grenades, les coings, les citrons, les nèfles, les groseilles et les raisins, non parvenus à la maturité; 5° les alimens fermentescibles, tels que les légumes secs, haricots, pois, lentilles; 6° les alimens fumés, comme la chair de porc, conservée à la fumée; 7° les alimens salés, qui sont d'une grande ressource dans les voyages maritimes, et dans les pays qui offrent peu de moyens de subsistance; 8° les viandes conservées dans les graisses, les huiles et les corps gras : dans l'état récent, ces alimens, ainsi préparés, sont peu différens de l'état frais; mais les graisses, en vieillissant, jaunissent, deviennent âcres, rancissent, et sont alors indigestes pour un grand nombre d'estomacs; 9° enfin, ces alimens, où l'art de nos cuisiniers ajoute des assaisonnemens pour les rendre plus agréables au goût: ce sont des aromates, des acides, des substances âcres, piquantes, etc. Dans la plupart de nos formulaires de cuisine, on trouve des assaisonnemens qui concourent à la digestion, mais qui, lorsqu'on en abuse, deviennent de véritables sources d'une foule de maux, comme l'échauffement, la goutte, les inflammations lentes, les maladies de la peau, les irritations de diverse nature.

§. VII. — Le foie ; maladies de cet organe.

Cet organe, situé dans la cavité de l'abdomen, et dont la fonction principale est de sécréter la bile, est le plus volumineux et le plus pesant de tous ceux du corps humain. Notre objet n'est point d'en décrire la forme et la couleur, ni d'en indiquer la situation, ce qui n'appartient qu'aux anatomistes, mais d'en exposer les maladies.

Les maladies de ce viscère sont de deux sortes : les lésions, qui ne sont reconnues d'une manière exacte que sur le cadavre, et celles qui l'attaquent comme organe sécrétoire. Nous ne parlons que de ces dernières, dans le nombre desquelles nous ne comptons ni la *fièvre bilieuse*, dont on a reconnu que le siége existait dans les voies alimentaires ; ni la *fièvre jaune*, que quelques auteurs regardent comme une fièvre bilieuse très-intense et contagieuse, et d'autres, comme une fièvre ataxique ; ni les *embarras gastriques*, qui ne sauraient être classés exclusivement parmi les maladies de l'organe sécrétoire de la bile, puisqu'il en est de muqueux, et d'alimentaires, etc. ; ni la *migraine*, parce que, lorsqu'on vomit dans cette indisposition, on ne rejette pas toujours de la bile.

On peut ranger parmi les maladies du foie, 1° la *colique bilieuse*, que l'on observe pendant les étés secs et chauds : elle attaque surtout les jeunes gens d'un tempérament bilieux, qui se nourrissent de substances grasses, de viandes abondantes, de laitage, etc. Elle se traite au moyen des délayans, des boissons acidulées, des laxatifs.

2°. La *colique hépatique*, variété de la précédente. La nature de cette maladie, les évacuations et le traitement, sont exactement les mêmes, à la différence de l'état fébrile, qui ne se fait remarquer que pendant les instans où les concrétions biliaires franchissent les canaux excréteurs de la bile ; car sa production est souvent l'effet des calculs biliaires qui font effort pour sortir, et qui causent, tant qu'ils sont dans ces canaux, les symptômes énoncés. Du moment qu'ils entrent dans le canal intestinal, la maladie cesse. Si, au contraire, la colique hépatique n'est produite que par une bile trop épaisse, qui, coulant avec difficulté, engorge les canaux excréteurs, elle est moins douloureuse, et sa terminaison est plus facile et plus prompte.

3°. Le *flux hépatique.* On donne ce nom à des écoulemens par l'anus, ou quelquefois par la bouche, de matières liquides, qu'on suppose venir du foie. Ces écoulemens sont bilieux, purulens, sanguinolens. On désigne vulgairement les premiers sous le nom de *débordemens de bile.* Effectivement, cette humeur, sécrétée avec abondance, s'écoule incessamment, et procure des évacuations d'une bile abondante et presque pure. Ce dernier flux est le seul qu'on doive nommer *hépatique.*

Plusieurs maladies attaquent le foie comme organe glanduleux ; les principales sont : l'*hépatite aiguë*, l'*hépatite chronique*, et les *obstructions*, dont nous allons parler dans un paragraphe de ce chapitre.

L'*hépatite aiguë*, qui est une inflammation, attaque le foie, après les grandes chaleurs, ou l'habitation dans les pays chauds lorsqu'on n'y est pas accoutumé, après des contusions sur l'hypocondre droit ou au crâne. Cette inflammation se termine assez

souvent par révolution, fréquemment par suppuration, rarement par la gangrène.

L'*hépatite chronique* paraît n'être que l'hépatite
aiguë, qui se développe lentement, et n'offre que des
traits radoucis. Elle se manifeste d'une manière obscure et incertaine ; les malades éprouvent une douleur peu marquée, sourde, profonde, un état de malaise abdominal dont ils ont peine à se rendre compte.
Si l'on applique fortement la main sur l'hypocondre
droit, on en augmente un peu la douleur. Parfois,
il se manifeste une petite toux sèche ; il y a dégoût,
inappétence, inquiétude générale ; il existe, dès le
commencement de la maladie, un léger trouble dans
la circulation, et, lorsqu'il a fait des progrès mar-
qués, il y a un état fébrile, mais avec faiblesse et lenteur. Le mal peut être plusieurs années à parcourir les
différens périodes ; mais, ordinairement, il ne passe
guère six à huit mois, un an ou dix-huit mois au plus ;
espace de temps pendant lequel les malades mai-
grissent, et prennent un teint hâve, avec toutes les
apparences d'un tempérament bilieux. Il est à remarquer que c'est chez ceux qui ont naturellement ce
tempérament, que cette maladie est plus fréquente.

Il est difficile de prescrire le traitement qui convient à telle ou telle espèce d'inflammation du foie ;
il faut voir la maladie précise, et même la variété de
la maladie qu'on a sous les yeux, pour indiquer celui
qu'il faut employer. Dans l'hépatite aiguë, les émolliens sur le côté, les boissons délayantes, la diète
absolue, le repos parfait, les lavemens, les bains,

doivent être mis en usage ; toutefois, il faut subor-
donner l'emploi de ces moyens à l'état, à l'âge, à la
constitution du malade.

Lorsque la maladie est chronique, il faut avoir
recours au *toni-purgatif,* aux boissons adoucissantes,
aux vésicatoires volans autour du foie, aux sucs
amers herbacés, aux frictions de l'*essence éthérée*
sur l'hypocondre droit, aux bains de siége ou généraux. C'est à l'habileté du praticien appelé à se servir
de ces médicamens et d'autres convenables, qu'il
appartient de varier, de doser, de mixtionner, suivant les circonstances de la maladie.

Le foie est quelquefois attaqué d'une affection
hydatique, causée par le séjour qu'y font certains
vers, nommés *hydatides.* C'est une espèce d'hydropisie, véritable amas séreux sécrété par ces vers. On
indique, pour combattre ces insectes hépathiques,
les vermifuges, les amers, les *grains de santé*, le
toni-purgatif. Au reste, nous avouerons que, sur ce
point, comme sur beaucoup d'autres maladies du
foie, l'art médical laisse beaucoup à désirer.

Un employé de la poste, sujet à des évacuations qu'il
supprima par des lavemens d'eau froide et vinaigrée, et
des boissons astringentes, devint jaune, maigrit, eut de
fréquens vomissemens, éprouva des mouvemens fébriles
et une douleur d'abord légère, ensuite très-vive dans la
région du foie. Les urines étaient rouges ; un hoquet fréquent survint. Nous le mîmes à l'usage des boissons délayantes, des lavemens émolliens, des fomentations sur le
ventre, des *grains de santé* et du *toni-purgatif.* La ten-

sion du bas-ventre diminua , les selles devinrent bilieuses, les urines s'éclaircirent, la jaunisse diminua , ainsi que la fièvre et le hoquet ; enfin , en peu de jours , le malade fut guéri.

Nous pourrions ici transmettre à nos lecteurs une plus grande quantité d'observations ; mais la circonscription de cet ouvrage ne nous a pas permis de les consigner, non plus que le nombre de lettres qui nous sont adressées journellement pour nous remercier des cures que les malades mentionnent dans leurs épîtres.

§. VIII. — Engorgemens.

On nomme ainsi l'augmentation de volume d'une partie du corps ou d'un organe , causée par des humeurs qui y ont afflué.

Il y a deux espèces d'engorgemens : le chaud et aigu , et le froid et chronique. Les premiers s'établissent dans les parties du corps les plus sensibles et les plus vivaces ; les autres, dans les parties qui jouissent moins de la sensibilité et de la vitalité.

Les engorgemens aigus ont une marche rapide, et ne sont réellement produits que par l'afflux des humeurs, et particulièrement du sang, qui s'y trouvent dans leur état naturel ; ils ne causent alors aucune altération à l'organe ou à la partie où ils sont établis, et les humeurs ne s'altèrent que par le séjour qu'elles font dans les parties où elles ont afflué.

Les engorgemens froids et chroniques sont ordinairement produits par l'accumulation d'humeurs viciées, et presque toujours ils existent avec une variable altération organique du tissu de la partie où ils ont leur siége. Ils varient beaucoup quant à leur nature, et se manifestent plus ordinairement dans les parties dont la structure est un peu compliquée. Dans cette espèce d'engorgement, on doit rapporter ceux qui se forment, plus ou moins lentement, dans les viscères, dans les organes glanduleux et dans les os.

Les engorgemens du foie et de la rate, qui se forment si souvent dans le cours des fièvres intermittentes automnales, doivent, si elles se prolongent, et si la fièvre existe encore, être traités par les toniques fébrifuges. Une fois que la fièvre a disparu, ces organes reviennent ordinairement peu à peu à leur état naturel, sans que le plus souvent on ait besoin d'avoir recours à d'autres moyens qu'à un régime convenable et à des boissons un peu amères, qu'il est bon de continuer quelquefois pour maintenir la convalescence. Si, au contraire, les engorgemens existent sans fièvre, c'est le cas de les combattre, d'abord par les *grains de santé du docteur Franck*, et ensuite par le *toni-purgatif*. Tous les spiritueux, tous les excitans diffusibles, un peu violens, doivent être rejetés.

Si, dans les engorgemens dont nous venons de parler, il survenait de la fièvre, il faudrait bien se garder de mettre en usage les moyens propres à couper le mouvement fébrile, parce qu'il est souvent un travail par lequel la nature cherche à procurer la guérison de l'individu. Alors toute l'attention du médecin doit se borner à soutenir les forces du malade.

La faiblesse d'estomac, qui toujours donne lieu aux digestions lentes et pénibles, provoque souvent l'engorgement du foie. Lorsque cet état se prolonge, il n'est pas rare de voir ce viscère déborder les fausses côtes de deux ou trois travers de doigt, et être très-sensible au toucher. Cet engorgement n'est pas dangereux, il se dissipe bientôt, dès que, par l'usage des toniques, et particulièrement par l'emploi judicieux du *toni-purgatif*, on redonne du ton à l'appareil digestif.

Il se forme quelquefois un engorgement dans les hernies inguinales, que les praticiens nomment *engouement*. C'est un amas de matières presque toujours excrémentielles, dans une partie des intestins qui a été déplacée. Cet engorgement se forme particulièrement chez les vieillards et les personnes atteintes de hernies, à la fois anciennes et volumineuses, dont l'anneau inguinal se dilate considérablement. S'il arrive à ces personnes de se nourrir d'alimens indigestes ou farineux, leurs excrémens s'arrêtent et s'accumulent dans l'intestin hernié, qui, après avoir perdu une partie de son ressort, ne jouit plus d'un mouvement péristaltique assez fort, et ne peut réagir sur les matières alvines avec assez de force pour leur faire remonter l'anse intestinale contre leur propre poids, et passer du sac herniaire dans la portion du canal qui ne s'y trouve pas renfermée.

Cet engorgement est indiqué principalement par l'augmentation du volume de la hernie; mais cette tumeur n'est qu'un empâtement mollasse, et, dans l'origine, les douleurs ne se font sentir que sourdement. Le ventre se météorise, se boursouffle, sans être dans un état de tension douloureuse. Les nausées, accompagnées d'un goût fécal, sont suivies assez tard d'un vomissement stercoral, qui arrive sans effort.

Si on néglige cette maladie, elle peut dégénérer en une véritable hernie étranglée, dont la guérison est d'une extrème difficulté. Les applications toniques et fortifiantes conviennent très-bien pour son traitement; les ablutions et les lotions d'eau froide, les cataplasmes de glace pilée, ainsi que l'*essence éthérée,* réussissent parfaitement. Les lavemens doivent être pris dans la classe des laxatifs pour ranimer la contractilité intestinale : telles sont l'infusion de séné, et les feuilles de tabac, en ajoutant quelques cuillerées de la lotion purgative.

La lettre suivante peut être une assertion suffisante pour l'adoption de notre méthode.

Monsieur,

Je vous dois des remercîmens, et je m'empresse de vous les adresser. Vous vous rappelez, sans doute, qu'au mois de mars dernier, j'envoyai un de mes amis vous consulter au sujet d'un engorgement qui m'était survenu, et dont je souf-

frais cruellement, après même plusieurs remèdes que m'avait
prescrits un médecin de mon voisinage. Vous ordonnâtes à
mon ami deux bouteilles de *toni-purgatif*, avec l'instruction
nécessaire pour s'en servir. A peine eus-je reçu ce médicament,
que j'en pris successivement plusieurs cuillerées, en commençant par de petites doses. Je ne tardai pas à évacuer beaucoup.
Comme mes souffrances diminuaient avec le mal, je continuai
le traitement que vous m'indiquiez. Enfin me voilà délivré
d'une grave maladie ; mais ce n'est pas le seul effet de vos
bons médicamens : des maux de tête et de cœur auxquels j'é-
tais sujet, ont disparu, et je me trouve aujourd'hui dans un
état de santé parfaite. Plusieurs de mes amis et voisins ont
adopté le même régime ; ils ont déjà presque épuisé toutes
les bouteilles dont l'officier de santé du pays avait fourni sa
pharmacie.

Joseph Mer*** Laicroffe.

§. IX. — Obstructions.

. Nous ne nous arrêterons pas à décrire ici les différentes classifications que nos modernes ont établies
sur les *obstructions du foie*. Qu'importe à notre sujet
que la maladie dont nous parlons provienne *d'un
gonflement causé par la stagnation du sang dans la
veine - porte, d'une infiltration de graisse qui donne
au foie une couleur jaunâtre, d'une induration du
foie,* etc.? Qu'importe encore d'en admettre six
espèces avec M. Alibert, ou sept variétés avec plusieurs autres auteurs? L'obstruction du foie n'en est
pas moins dans tous les cas un engorgement qui se
manifeste dans cette glande, et qui provient d'un

dérangement dans l'acte de la sécrétion qui lui est propre, ou de l'infiltration de toute autre humeur étrangère au genre de son élaboration.

Que l'on fasse après cela les classifications à la mode, basées sur les diversités des couleurs ou sur toute autre circonstance, qui, le plus souvent, ne se représente pas deux fois; il faudra nécessairement que nos adversaires conviennent avec nous du principe qu'*il faut attaquer le mal à l'intérieur, c'est-à-dire, par le canal alimentaire*. Ensuite nous les laisserons divaguer dans leurs doutes, errer dans le labyrinthe de leurs observations contradictoires; rejeter sur la nature le mauvais succès de leur traitement, ne tenir aucun compte de la nature quand la guérison a eu lieu, avouer enfin leur incertitude et la difficulté du sujet. Cette conduite est naturelle dans l'embarras de leur position difficile.

Pour nous, une puérile condescendance ne nous a jamais forcés de tergiverser avec la multitude, de dire *non* parce qu'on a dit *non*. Notre système est là : quel est le foyer, le laboratoire des humeurs? c'est évidemment le canal alimentaire. Réparez l'humeur viciée dans ce centre admirable de l'organisation, et vous sauverez toute la circonférence.

Si la glande du foie est dans un état morbide, aucun praticien au monde ne serait assez fou pour vous conseiller d'attaquer le mal immédiatement dans le foie même : la mort serait le prix d'une aussi coupable témérité. Purifiez donc le canal des alimens en entraînant au dehors tous les germes morbifiques;

ayez un purgatif *qui change le point d'irritation qui se manifeste à l'hypocondre droit,* et qui pourtant n'ajoute pas encore à l'état d'affaiblissement qui est le résultat de la maladie. Eh! quel purgatif a rempli jusqu'à ce jour une aussi indispensable indication mieux que le *toni-purgatif?* Commençons d'abord par indiquer les symptômes avant de parler du mode de traitement et du succès qu'il a toujours obtenu.

On observe assez fréquemment que le malade éprouve un malaise dans la région du foie; qu'il a toujours faim ; sentiment qui augmente avec la maladie, et qui est bientôt accompagné d'un état de rétraction, de faiblesse, d'une espèce d'anéantissement, si je puis m'exprimer ainsi. Les malades ont soif continuellement, et leurs boissons les plus agréables sont les boissons acidulées; tôt ou tard leur appétit s'émousse; ils ne recherchent plus les alimens butireux et gras, et leur langue se charge d'un enduit jaunâtre; ils sont constipés, ils respirent péniblement, ils toussent, et leur toux est sèche; enfin la diarrhée, le marasme et la mort terminent cette longue chaîne de douleurs.

Un homme, que nous avons connu, offrait, outre tous ces symptômes, une peau rude et sèche, d'où transsudait une sueur de couleur jaunâtre, et visqueuse. Son visage était bouffi le matin, ovale le soir, et les pieds s'enflaient à cette époque de la journée.

Un autre respirait si difficilement, qu'on était

obligé de le frictionner vigoureusement pour activer le jeu de l'organe pulmonaire.

Enfin il serait inutile de décrire tous les symptômes accessoires que nous avons vus accompagner la maladie du foie. Nous avons décrit les plus ordinaires, et le malade pourra facilement les reconnaître lui-même.

En conséquence, dès que les premiers symptômes se manifestent, il est urgent pour le malade de recourir à un régime végétal et austère, de ne point rester seul, de rechercher les délassemens et la dissipation d'esprit, de ne s'appesantir aucunement sur son état de maladie, et d'être bien [persuadé que l'opiniâtreté du mal doit céder aux efforts de la nature. Les salades de chicorée sauvage, le cresson et l'oseille domineront dans le nombre des alimens de la journée; il mangera peu, mais souvent.

Tous les deux jours il procédera, par les moyens indiqués déjà tant de fois, à la prise d'une dose de nos médicamens.

MONSIEUR,

Il n'y a que deux mois que j'entendis parler pour la première fois de votre ouvrage. Un habitant de notre ville, qui, pour les affaires de son commerce, fait tous les ans le voyage de Paris, me raconta avec quel succès il avait fait usage de vos médicamens dans une maladie du foie, dont il avait été attaqué. Comme il n'ignorait pas que je souffrais d'une obstruction dans cette partie, il avait pris sur lui de m'en apporter. Je le remerciai de son obligeance, et, sans perdre de temps, je me mis au régime prescrit pour ma guérison. Pendant six semaines, j'ai vidé deux bouteilles, et durant tout cet espace de temps, j'ai senti mon mal diminuer sensiblement ; j'en viderai encore une, et j'espère fermement que mon obstruction aura totalement disparu d'ici à trois semaines. Je ne sais comment cela se fait, après quantité de tisanes que j'avais prises en vain, mais cela est.

J'ai l'honneur de vous saluer, en vous autorisant à faire de cette lettre l'usage qui vous conviendra.

MARBOUX.

Ce 21 février 1823.

§. X. — Ictère ou Jaunisse.

Cette maladie est caractérisée par la coloration en jaune des yeux et de la peau, par la teinte rouge ou safranée des urines, et la décoloration des matières rendues par les selles. Cette affection était déjà connue dans la plus haute antiquité. Le grand Hippocrate en fait une mention fréquente ; elle a été décrite par tous les médecins grecs, latins, arabes, etc. Cependant, les modernes, tels que Van-Swieten, Hoffman, Stoll, sont les seuls qui nous en aient donné de bonnes descriptions. Le professeur Pinel, dans sa *Nosographie philosophique*, ne regarde, dans aucun cas, la jaunisse comme une affection essentielle ; il n'en parle que comme un symptôme, ou une complication de quelque autre maladie. M. Louyer-Villermay professe la même doctrine, et rapporte toutes les

espèces d'ictères à une affection du foie, soit idio-
pathique, soit sympathique.

Nulle part on ne trouve une description générale
de l'ictère plus exacte et plus complète que dans la
thèse du docteur Cornac, soutenue à la Faculté de
Paris en 1809. Parmi le petit nombre d'auteurs qui
ont fait une classe à part de certaines jaunisses, c'est
lui qui a traité son sujet avec le plus de clarté.

L'ictère qui a servi de crise à une maladie aiguë,
devient quelquefois chronique, et ne se dissipe qu'à
la longue et spontanément, après avoir résisté aux
plus puissans secours de l'art.

La jaunisse peut être occasionnée, directement ou
indirectement, par de nombreuses circonstances.
Les causes prédisposantes à cette affection, sont,
sous le rapport de l'âge, cette portion de la vie,
comprise entre le commencement de la virilité et la
fin de la première vieillesse, c'est-à-dire depuis vingt-
cinq ans jusqu'à soixante-dix. Elle est très-rare chez
les jeunes gens, et dans la vieillesse avancée. Sous le
rapport du sexe, la femme y est moins sujette que
l'homme, parce que son tempérament est plus sanguin ou plus lymphatique. Elle s'y trouve plus exposée à l'approche des règles, lors de leur retard, dans
son temps critique, et surtout pendant le dernier
mois de la grossesse, lorsqu'elle est pénible.

Le tempérament bilieux est celui qui prédispose
le plus à cette affection; une trop grande susceptibilité nerveuse est encore une de ses causes prédisposantes.

Les causes occasionnelles qui peuvent favoriser ou déterminer la jaunisse, sont certains états de l'atmosphère, tels qu'une chaleur excessive en été, une humidité froide en automne, le passage subit du froid au chaud et du chaud au froid.

Les excès de table, le trop long usage du mauvais chocolat, du salep, de tous les farineux, les alimens de difficile digestion, les substances alimentaires huileuses, douceâtres, les viandes qui se corrompent, l'abus des liqueurs spiritueuses, les vins trop acides, austères, la bière acescente, et les eaux crues, sont des causes qui peuvent produire souvent la jaunisse.

Cette affection est encore fréquemment causée par la suppression des écoulemens naturels ou accidentels, sanguins, muqueux, purulens, et par celle d'une diarrhée habituelle; par une vie trop active, par une trop grande inaction, par un sommeil habituellement prolongé, par des efforts pour soulever des fardeaux. Les veilles prolongées peuvent aussi produire de fâcheux résultats, et sont plus nuisibles dans nos salons où l'on étouffe par le mauvais air des lumières à quinquets.

Il existe un grand nombre de variétés de jaunisses, dont les médecins les plus distingués se sont efforcés d'assigner l'origine et les différences. Comme nous n'avons pas la prétention de faire ici un Traité à ce sujet, il nous suffira de dire, avec le savant Vaidy, que les causes morbifiques de la jaunisse considérée généralement, sont la pléthore bilieuse et sanguine du foie; des calculs engagés dans les canaux excré-

teurs de la bile ; des tumeurs de toute espèce formées aux dépens du *duodénum*, des conduits cys-
tique, hépatique et cholédoque, du corps de l'estomac, du pylore, du pancréas, du tissu cellulaire,
qui nuisent à ces différens organes ; l'inflammation
de ces mêmes organes ; les coups, les compressions
sur l'hypocondre droit ; les lésions du foie ou des
canaux biliaires, par des instrumens piquans ou tran-
chans ; l'inflammation aiguë et chronique, et toute
la série des maladies organiques du foie, telles que
les abcès, les ulcères, la gangrène, les engorgemens
de toute espèce, le squirrhe, l'hydropisie, et les
hydatides de cet organe.

D'autres causes morbides de la jaunisse sont des
chutes sur la tête, sur les fesses, sur les genoux, sur
la plante des pieds, quand les extrémités inférieures
sont dans un état d'extension ; la répercussion de la
rougeole, de la scarlatine, des dartres, de la gale,
et d'autres affections cutanées ; la métastase du rhumatisme et de la goutte ; la cessation du flux hémorroïdal ; des vapeurs méphitiques ; des substances
délétères introduites dans l'estomac, comme des préparations de plomb et autres poisons métalliques,
des champignons vénéneux, le venin de quelques
animaux.

La jaunisse est surtout provoquée par les affections pénibles de l'âme, comme la colère, la frayeur,
la tristesse, la jalousie, la haine, le chagrin, etc. ;
les longues méditations, les études forcées, surtout
après le repas.

Les douleurs physiques très-vives peuvent encore causer la jaunisse. Elle survient à la suite des coliques métallique, bilieuse, venteuse, néphrétique, nerveuse, hystérique ; par la présence des vers dans le canal intestinal ; par la passion iliaque, par l'étranglement des hernies, par la dyssenterie, par les affections scorbutiques, cancéreuses, siphilitiques, scrophuleuses ; par la fièvre gastrique continue et celle de mauvais caractère ; enfin par la convalescence et tout état de débilité, effet de maladies antérieures.

On a vu quelquefois cette affection survenir après l'emploi d'un vomitif, et après une saignée.

Quel est le meilleur traitement à employer? Les indications générales sont : 1° de calmer le spasme ou la douleur, et de trouver une détente convenable ; 2° d'évacuer au dehors les matières saburrales des premières voies ; 3° d'attaquer directement la cause de l'affection, et de placer le système hépatique et toute l'économie dans les conditions convenables pour prévenir le retour de l'affection. D'ailleurs, dans le traitement de l'ictère, comme dans celui de toute autre affection, il faut avoir égard à l'âge, au sexe, au tempérament, aux causes de la maladie, à sa nature, à la variété des symptômes et aux complications.

Les *grains de santé* ont été employés dans la vue de remédier à la constipation, qui a presque toujours lieu dans la maladie dont nous traitons ; mais il faut avoir soin de ne pas les administrer trop tôt, et quand il y a encore de l'irritation. Plusieurs médecins les ont jugés utiles sous le rapport de l'excitation qu'ils déterminent dans les intestins, excitation qui se prolonge jusqu'aux canaux biliaires. Sydenham faisait un grand usage des purgatifs; il les réitérait tous les quatre jours. L'action brusque et prolongée des drastiques a, dans plusieurs cas, été suivie du succès; il faut être réservé dans leur emploi, surtout lorsqu'on doit craindre un état nerveux ou inflammatoire. Quelques boissons délayantes et légèrement antispasmodiques, des bains, des lavemens, un exercice modéré et une douce gaîté, forment la base du traitement que le médecin prudent doit prescrire. Souvent quelques gouttes d'*essence éthérée* dans un verre d'eau sucrée ont été extrêmement utiles.

Madame Morelli, Italienne, attaquée d'une jaunisse causée par de profonds chagrins, avait employé inutilement, pendant plus de six mois, et les vomitifs, et les saignées, et le régime le plus austère. Séquestrée de la société, privée du spectacle brillant de la nature, que ses yeux ne lui représentaient que sous la couleur dominante du jaune, elle entendit parler de notre méthode, elle se hâta de venir nous consulter. Pénétrés d'une vive compassion pour son état, nous lui exposâmes tous les effets de nos médicamens avec la manière d'en faire usage. Deux mois après elle vint nous remercier avec des transports de joie difficiles à décrire. Son teint avait recouvré tout son éclat, plus de jaune sur le blanc de ses yeux, plus de voile qui leur dérobât les beautés naturelles. Enfin, il s'était opéré en elle, au physique et au moral, un changement tel que nous eûmes d'abord de la peine à la reconnaître.

§. XI. — Des Glaires.

Rien n'est plus connu que le nom de *glaires*, que les anciens nommaient *flegme* ou *pituite*. Ce sont des humeurs collantes et visqueuses, le plus ordinairement blanchâtres, grisâtres, ou d'une couleur jaune, striée de noir, que l'on expectore quelquefois en très-grande abondance. Les deux âges extrêmes de la vie, celui où l'organisme est dans toute sa fermentation, et celui où le système est dans toute sa latitude, l'enfance et la vieillesse sont les deux âges les plus exposés aux influences de ces mucosités. Dans les uns, l'estomac et les poumons, doués de trop de tonicité, enfantent du superflu; et, dans les autres, ces organes, dépouillés de leur tonicité, ne remplissent leurs fonctions qu'imparfaitement; de là, dans l'un et l'autre cas, l'origine des *glaires*, qui ne sont, comme on le voit, que des humeurs mal élaborées.

Les glaires varient selon l'organe qu'elles affectent, celles qui tapissent la membrane muqueuse de l'estomac, sont bien plus aqueuses que celles qui s'attachent aux membranes internes des poumons, et qui s'accumulent dans les bronches et la trachée-artère.

La présence de ces humeurs morbides se manifeste par des expectorations plus ou moins fatigantes, par l'aridité de la peau, par une tension dans la région précordiale, par une suffocation qui accompagne l'acte de la respiration, par la difficulté de digérer, par des nausées plus ou moins actives, par des aigreurs ; et, chez les femmes, par les pertes blanches.

En général, soit que ces glaires se forment sous l'influence d'une cause extérieure, soit qu'elles doivent leur origine à une cause interne, c'est toujours contre les fonctions des membranes de l'estomac qu'elles exercent leur propriété atonique. Les alimens, transmis au canal alimentaire, délayés et noyés dans des sucs trop aqueux et incapables de les décomposer, ne se changent qu'imparfaitement en chyle, et ce chyle, mal élaboré, se portant par la circulation dans toutes les parties de l'organisation, donne lieu à une foule de maladies diverses, selon qu'il séjourne plus ou moins long-temps sur une surface quelconque.

Les principes les plus sûrs de l'hygiène prescrivent, pour le premier cas, contre la formation des glaires, d'éviter les températures froides et humides, de se garantir de l'influence des pluies trop prolongées, des exhalaisons marécageuses, des habitations obscures et peu aérées ; de s'interdire l'usage fréquent des substances mucilagineuses, grasses et farineuses, des semences et des fruits avant leur entière maturité, des viandes blanches et gélatineuses, et de ne faire aucun excès dans l'alimentation; de fuir l'oisiveté et la mollesse, de se livrer avec méthode à l'exercice des promenades et des frictions[1].

---

1 Ce dernier axiome hygiénique est d'une si haute importance, que

Ainsi les personnes, celles surtout d'un tempérament lymphatique, qui sont sujettes aux glaires, doivent habiter, autant que possible, les pays chauds et secs, les lieux élevés, les édifices, les appartemens exposés au midi, et faire usage de vêtemens de laine. Il faut qu'elles dorment modérément, et dans un lit ni trop mou ni trop chaud. Leurs alimens doivent être principalement tirés du règne animal; les viandes noires et celles des animaux adultes et fortement exercés, leur conviennent le mieux; les boissons toniques, prises modérément, telles qu'un vin généreux bien coloré, la forte bière, le café, leur sont très-utiles. La gaîté et d'agréables distractions ne leur sont pas moins avantageuses. Voilà les conseils que donne l'hygiène contre la formation des glaires.

Dans le second cas, quand ces humeurs morbides se sont formées en vertu d'une des causes qui influent, soit immédiatement sur l'organe de la digestion, soit médiatement par les vaisseaux absorbans de l'appareil cutané, les principes de la médecine pratique doivent nous porter à attaquer l'atonie glaireuse dans son foyer commun, c'est-à-dire, dans le canal alimentaire, en agissant sur la contractilité musculaire, par le moyen des évacuans.

Plutarque, après avoir décrit l'état valétudinaire de la jeunesse de Cicéron, nous explique comment ce grand homme, malgré la faiblesse de sa constitution, put suffire à tant de travaux et à tant d'éloquence, par l'usage réglé de ses promenades, et des frictions qu'il se faisait administrer.

Au reste, nous ne nous sommes attachés à conserver l'expression vulgaire de *glaires*, que pour mieux nous faire entendre, et afin d'établir une distinction entre les humeurs morbides qui se déversent dans le torrent de la circulation, et celles qui, s'arrêtant aux parois des organes, s'y épaississent et troublent le jeu de leurs fonctions. Mais, sous quelque état qu'on les considère, sur quelque surface qu'on les surprenne, il n'en est pas moins vrai qu'elles ont toutes une source commune; qu'avec un degré de plus d'élaboration, elles auraient rempli toutes les conditions des humeurs vivifiantes; que c'est toujours l'atonie qui les a produites : et qu'à leur tour toutes les humeurs ajoutent encore par leur existence à l'atonie dont elles émanent. Que faut-il donc employer pour en détruire l'influence? Chasser par le canal alimentaire celles qui y sont déjà rassemblées, et détruire l'atonie qui les a formées; agir en même temps sur la contractilité musculaire du canal des alimens, pour en débarrasser la surface, et sur la contractilité fibrillaire des voies digestives, pour leur imprimer une nouvelle tonicité; enfin évacuer et fortifier. C'est là le but que remplit, dans toutes ses conditions, la méthode que nous avons employée.

C'est surtout lorsque les glaires, en s'accumulant dans une partie quelconque de l'intestin, déterminent un embarras intestinal que nos médicamens sont d'une efficacité remarquable. Il n'est pas douteux que dans cette circonstance les purgatifs rési-

neux ne soient préférables à ceux qui ne sont qu'a-
cides et muqueux, la manne surtout ne convient
nullement dans cette circonstance. Du reste, il est
plusieurs cas dans lesquels l'usage des substances toniques, amères et aromatiques, est indiqué pour
diminuer et pour prévenir l'accumulation des glaires
dans l'appareil digestif.

Pour faciliter l'expulsion des glaires qui incommodent par leur présence sur la surface des bronches
et de la trachée-artère, nous pourrions citer ici
plusieurs exemples de personnes auxquelles nous
avons fait respirer la vapeur de l'*essence éthérée et
balsamique* ; elles avaient soin d'en ajouter quelques
gouttes dans un verre d'eau fraîche, et de prendre
quelques cuillerées de cette eau ainsi mixtionnée
avec une infusion de camomille romaine. La plupart
des praticiens qui l'ont ainsi employée, lui ont reconnu une action particulière sur le poumon.

Un employé de la Trésorerie, âgé à peu près de cinquante ans, ayant entendu parler des heureux succès de
notre méthode, pour l'expulsion des glaires, vint nous
exposer qu'il était engorgé par cette humeur. Nous lui
prescrivîmes, pendant quelques jours, l'usage des *grains
de santé du docteur Franck*. Ce médicament n'ayant opéré
que sur les premières voies, et facilité seulement la digestion, nous avons eu recours à *des doses fractionnées du
toni-purgatif*. Le succès le plus complet a couronné nos
espérances ; cet employé est débarrassé de ses glaires ; il
mange avec appétit, dort bien, et proclame partout l'efficacité de ce médicament, constatée sur une infinité de

personnes qu'il est inutile de mentionner dans cet ouvrage.

Un horloger de Paris, qui, par sa profession, est obligé de ne pas faire beaucoup d'exercice, était incommodé, depuis son enfance, de glaires abondantes, de couleur tantôt blanchâtre, tantôt verdâtre ; il en expectorait très-souvent ; il était sujet à de fréquens étourdissemens accompagnés de vertiges. Il vint me consulter il y a quelques mois ; après lui avoir demandé la base du traitement qu'il avait employé, il me répondit qu'il avait épuisé tout l'arsenal des fondans, des apéritifs ; que ni les pastilles d'ipécacuanha, ni la magnésie, etc., etc., n'avaient rien opéré. Je pensai qu'il était urgent d'administrer nos médicamens. Je l'ai revu depuis qu'il a employé notre méthode, qui a produit les meilleurs effets.

Un homme de lettres, aussi distingué par l'étendue de ses connaissances que par son grand caractère, était sujet depuis long-temps à expectorer une humeur glaireuse fort incommode ; il rendait avec ses urines une grande quantité de sédiment glaireux. Cette indication, réunie à plusieurs autres qui me furent exposées dans sa consultation orale, me détermina à lui conseiller un emploi raisonné du *toni-purgatif*. En effet, il en a pris presque tous les jours une cuillerée à bouche pendant l'hiver dernier. Son humeur glaireuse a disparu comme par enchantement. Cependant je lui conseillai dernièrement d'en user une ou deux fois vers le mois d'avril prochain, afin de prévenir le retour des accès dont il s'était plaint.

Il a également fait usage d'une cuillerée à café des graines jaunes avant son déjeuner, et une cuillerée avant son dîner.

§. XII. — Superpurgation.

On nomme ainsi l'action purgative trop forte d'un médicament, accompagnée des symptômes d'une irritation très-marquée, et parfois de l'inflammation des parois intestinales. C'est ordinairement par l'emploi des substances purgatives trop fortes, que le phénomène de la superpurgation arrive. Si ces substances sont peu divisées quand on s'en sert, elles peuvent n'agir que sur un seul point ou sur quelques parties peu étendues de l'intestin, et causer la superpurgation. Le plus ordinairement elle est le résultat d'une dose portée trop haut : et dans quelques cas, on peut dire qu'elle est l'effet d'une disposition particulière du corps, qui fait que le médicament, quoique donné à dose convenable, produit des effets exagérés, qu'il était impossible de prévoir. Tantôt cela tient à une mauvaise préparation de l'individu, et à ce qu'il s'est purgé sans prendre des délayans préalables; tantôt c'est la suite d'une susceptibilité particulière du canal intestinal, d'une sécheresse irritable de ce conduit. Ainsi, il est toujours nécessaire, avant d'administrer un purgatif à un individu qu'on connaît peu, de lui demander s'il est facile ou difficile à purger. C'est ce que nous ne manquons jamais de demander aux personnes qui s'adressent à nous.

Ce n'est ni le nombre des évacuations, ni la quantité des matières rendues qui constituent, à proprement parler, la superpurgation; elle se caractérise plus particulièrement par les accidens qui l'accompagnent. Il y a des dispositions particulières où un purgatif, même doux, procure aux sujets vingt et trente selles sans douleur, sans aucun accident qui certainement n'en dépend pas, tandis que des évacuations moins nombreuses, mais qui ont lieu avec anxiété, ténesme, météorisme, etc., doivent nécessairement être regardées comme dues à une super-purgation.

Des coliques plus ou moins vives, la tension du ventre, la douleur qu'éprouvent ses parois lorsqu'on les presse, des déjections fréquentes, plus ou moins nombreuses, souvent claires, ténues, sanguinolentes, sont les signes indicateurs de ce dérangement de la santé. Le malade éprouve alors une anxiété extrême, de l'angoisse, des crampes dans les extrémités, une soif plus ou moins vive, souvent un mouvement fébrile; il y a de l'insomnie, et lorsque les accidens sont portés à l'extrême, il y a production d'une véritable entérite. Si l'action irritante du purgatif a moins d'intensité, les phénomènes morbides se calment peu à peu; il reste, au bout de trois jours, du dégoût, de la fatigue, des douleurs vagues qui, peu à peu disparaissent. Les digestions seules restent long-temps pénibles, et exigent, pendant un laps de temps, de la surveillance dans le choix des alimens.

Les personnes du peuple, croyant que toute la médecine consiste dans l'usage des purgatifs, en prennent à tout propos, et souvent hors de saison.

Ces individus prennent des drastiques, sans consulter aucun médecin, et sont fréquemment atteints de superpurgations. Ces accidens seraient plus fréquens d'après cette conduite, si les entrailles de ces imprudens n'étaient pas endurcies par une nourriture grossière et l'habitude des travaux pénibles. Toutefois, des abus de ce genre ne sont pas rares, et il ne se passe pas de jour où l'on n'ait à regretter, surtout dans les campagnes, quelques victimes de l'usage inconsidéré des purgatifs. C'est pour éclairer cette classe ignorante, que, dans les indications que nous avons données pour l'administration des *grains de santé du docteur Franck* et du *toni-purgatif*, nous avons prescrit des doses et des intervalles différens, selon la différence des sexes, des âges et des tempéramens. Nous devons pourtant avouer que, dans certains cas assez rares, la superpurgation, en établissant une irritation nouvelle, un autre centre de fluxion, modifie l'état morbide, et que dans quelques circonstances, on a vu un échange heureux résulter de cette maladie artificiellement produite, et de véritables résurrections étonner l'art médical.

La superpurgation doit être traitée à peu près comme les inflammations du bas-ventre, suivant l'intensité des accidens. Lorsque les phénomènes morbides n'acquièrent pas une grande intensité, on se borne à un traitement fort simple. Des délayans, des émolliens, une diète rigoureuse, le repos absolu, sont les moyens qui suffisent dans le plus grand nombre de cas pour faire taire les accidens causés par une purgation intempestive, ou par la trop grande activité des purgatifs. L'eau de veau, celle de gomme arabique, le petit-lait, et même le lait, sont les moyens qu'on emploie toujours avec succès contre la superpurgation. On ajoute quelquefois quelques anodins, comme le sirop diacode, pour calmer un reste de douleur, ou des inquiétudes vagues, dont le siége primitif est dans l'irritation qu'a éprouvée l'intestin. Un régime convenable, continué pendant quelque temps, achève de dissiper les accidens.

Nous le répétons, jamais nous n'avons oublié de conseiller aux personnes qui sont venues nous consulter, de ne faire usage du *toni-purgatif* que d'une manière appropriée à leur tempérament, à leur genre de maladie, à leur âge; aussi n'avons-nous jamais reçu de reproches à ce sujet : au contraire, ces mêmes personnes n'ont eu qu'à se louer de nos conseils et de ce médicament.

On trouvera à la fin de ce volume une manière détaillée de faire usage de ce purgatif. C'est souvent du mode d'administration d'un médicament que dépendent son succès et son efficacité. Nos lecteurs ne doivent négliger aucune des circonstances qui y sont relatives; c'est le moyen d'éviter des inconvéniens qui pourraient être quelquefois le résultat de cette négligence.

CHAPITRE IV.

Constipation. — Clystères ou lavemens. — Coliques. — Mélancolie.
— Hypocondrie. — Hydropisie.

---

§. Ier. — Constipation.

La constipation est l'état d'une personne qui ne peut aller librement à la selle. Elle consiste, dans le séjour prolongé des excrémens dans les gros intestins, et surtout dans les cellules du canal intestinal où ils acquièrent une dureté plus ou moins considérable et une forme arrondie. Ils parcourent ensuite ce trajet avec lenteur et en se durcissant toujours jusqu'à l'anus, d'où ils ne sont expulsés qu'avec de certains efforts, ou par les moyens de l'art. Lorsqu'il arrive que les déjections alvines deviennent trop rares et douloureuses, il en peut résulter des accidens particuliers. Chez les personnes d'un tempérament chaud et sec, et qui, dans l'état naturel, ont la fibre roide, une constipation presque habituelle n'a souvent point d'inconvéniens.

S'il existe une rétention complète des déjections, on doit en rechercher la cause avec beaucoup de

soin, et y remédier promptement. Dans toute constipation opiniâtre, on doit s'assurer si elle ne provient point de quelque obstacle mécanique, qui s'oppose à la sortie des matières stercorales, soit à l'origine du rectum, soit dans l'intestin même.

Lorsque la constipation est occasionnée par la
sécrétion d'une trop petite quantité de bile, de suc
pancréatique, et des mucosités qui doivent parcourir
le canal et le lubréfier, par l'absorption trop énergique des canaux lymphatiques, par la négligence
d'un stimulant habituel; ou si elle est entretenue
par une augmentation de transpiration et de sueur,
par l'usage d'alimens secs et visqueux, par une trop
petite quantité de boisson, par l'abus de médicamens
âcres, irritans, astringens, narcotiques, par une vie
sédentaire, enfin lorsque les déjections sont arrêtées
par le développement de quelque maladie, son traitement est relatif à ces différentes causes.

Si elle tourmente des personnes qui n'y sont point
accoutumées, on y remédie par différens moyens;
si elle est simple, c'est-à-dire indépendante de toute
maladie, et qu'elle paraisse tenir à un excès de tension, de chaleur dans les gros intestins, on peut
l'attaquer aussi par des moyens simples; tels sont
des alimens mous, hnmides, lubréfians, le pain de
seigle, les pruneaux, les épinards et autres légumes;
des boissons mucilagineuses prises en quantité;
l'exercice pour les personnes sédentaires; les frictions
et les fomentations émollientes pratiquées sur l'abdomen; des lavemens composés avec des substances

oléagineuses et mucilagineuses, dans lesquels on ajoute trente grains de santé pulvérisés, ou la lotion purgative dont nous allons parler au paragraphe *Lavemens*. Des maux de tête, de l'agitation, de l'insomnie, sont les premiers troubles que cause une constipation accidentelle. Nous avons obvié à tous les inconvéniens en recommandant aux personnes qui nous ont consultés oralement ou par écrit, une lotion purgative à la dose de deux cuillerées mixtionnées avec deux cuillerées d'huile quelconque.

Lorsque la bile ne coule pas, *et que Gaster fait mal ses fonctions*, dit Riolan dans ses livres, et le professeur Pinel dans ses leçons, tout va mal. Voltaire s'est égayé sur le chapitre de la chaise percée, d'une manière qui apprête également à rire et à réfléchir, et il engage ceux qui vont le matin assiéger la porte des grands ou des hommes en place, pour obtenir des grâces, de s'informer adroitement s'ils ont le ventre libre.

Un dignitaire, chargé de fonctions brillantes, ne pouvait vaquer aux devoirs de sa place, qu'après avoir pris au moins deux remèdes (c'est ainsi qu'à la cour de Louis XIV on convint de nommer les lavemens); tant qu'il *n'était pas allé du ventre*, il était pesant de la tête et du corps; ses idées étaient confuses, sa mémoire embarrassée, il ne pouvait s'appliquer; à peine parlait-il, tout lui déplaisait, tout l'ennuyait, il voyait tout en noir.

Les hommes ordinairement constipés sont le plus souvent tristes, irascibles, et mécontens des autres comme d'eux-mêmes. Scarron qui, quoique très-infirme, était gai et facétieux ; Voltaire que l'on trouvait, au milieu de ses souffrances de tous les jours, plaisant, fécond et sublime, eussent été bien différens d'eux-mêmes, une fois en proie à la constipation.

Pourquoi les *grains de santé* n'étaient-ils pas connus à l'époque de Scarron et de Voltaire ? Les gens de l'art doivent chercher à apprécier le degré d'utilité de notre pratique qui présente tant d'avantages, et dont l'emploi ne peut jamais être dangereux, maintenant que la médecine appelle à son secours non seulement toutes les sciences qui peuvent éclairer sa marche, devenue plus assurée, mais encore qu'elle cherche à tirer parti de toutes les productions de l'industrie et de l'imagination humaine, pour combattre les maladies par des armes plus nombreuses et plus variées.

La constipation peut influer plus qu'on ne pense sur le sort des familles et même des empires. Cromwel était toujours constipé ; le cardinal de Richelieu, qui n'allait à la selle que par lavemens, était morose et souvent impitoyable. Combien d'intrigans d'Etat n'ont pas toujours été exempts de constipation ! Que d'événemens ne sont-ils pas expliqués physiologiquement par le tempérament bilieux-hépatique de Napoléon.

Nous irons plus loin, et nous ne craindrons pas de dire ici que souvent la pensée du crime prend son origine dans un dérangement quelconque de l'économie, et que si de grands scélérats eussent ressenti les effets sédatifs d'un *évacuant*, ils eussent vraisemblablement épargné leurs victimes. Ces mouvemens d'une vengeance féroce, cette fièvre brûlante du crime, pourraient-ils exister avec l'équilibre des forces vitales, lorsque le système abdominal se balance avec le système nerveux, en un mot, que les fonctions s'opèrent sans désordre ? Non, sans doute ; la santé est un des principes de la sagesse : malheureusement ces deux choses, qu'on pourrait appeler les deux sœurs, ne sont pas toujours inséparables ; et souvent il arrive qu'on néglige cette santé qui, non moins en morale qu'en physiologie, est un véritable bien.

Ravaillac aurait-il assassiné Henri IV, Damiens aurait-il attenté aux jours de Louis XV, Louvel aurait-il osé poignarder S. A. R. le duc de Berry ? Non ! je n'ose le croire, si une purgation évacuante de leurs humeurs atrabilaires eût précédé leur préméditation meurtrière [1].

---

[1] L'expérience est toute en faveur de notre pensée. L'ellébore chez les anciens, et les fortes purgations parmi nous, n'ont-elles pas bien souvent rendu au cerveau des maniaques et des mélancoliques l'ordre des idées et la netteté du jugement ? Or, quelle était la cause qui troublait leur intelligence, qui enfantait dans leur esprit ces idées bizarres, et dans leur cœur ces projets sinistres et ces noirs pensers, enfin qui leur inspirait une haine profonde pour la société, ces terreurs de la mort et ces désirs affreux du suicide ? Cette cause n'existait pas dans leur cerveau ; car après leur mort on n'a trouvé aucun dérangement dans leur encéphale ; on a trouvé au contraire dans leur corps des calculs biliaires, des squirrhes, un abcès au foie et à la rate, des varices au mésentère, une accumulation d'un sang épais dans la veine-porte, etc. ; c'est-à-dire que la cause était dans tous les organes que l'on peut soulager par les purgations.

Madame B***, demeurant à Passy, se trouvait depuis long-temps affectée de constipations périodiques ; elles étaient accompagnées de douleurs vives dans les entrailles, d'un besoin fréquent et pénible d'aller à la selle, qui, cependant, n'amenait aucun résultat. Ces constipations duraient ordinairement huit jours, quelquefois dix, quand les médicamens indiqués en pareil cas n'avaient pu opérer. Il arriva enfin que les constipations devinrent plus fréquentes, qu'un léger intervalle sépara les périodes, et que rien n'égala ni les tourmens de cette mère de famille, ni le dépérissement de sa santé.

Il est une fatalité qui veut que les malades n'arrivent à nous que lorsque tous les autres moyens ont été épuisés. Après l'emploi de notre méthode, les selles survinrent avec assez d'abondance, et un régime substantiel acheva de rétablir la santé de Madame B***.

Nous ne citerons pas ici une infinité d'exemples d'une constipation opiniâtre que les *grains de santé du docteur Franck* ont suffi pour guérir. C'est dans ces cas leur plus beau triomphe.

§. II. — Clystères ou lavemens.

Ces mots désignent tous les médicamens qu'on introduit, en forme de liquide, par l'anus, dans les gros intestins. Ils se prennent ordinairement tièdes ; quelquefois le praticien les ordonne froids, surtout lorsqu'il veut tirer parti de leur impression première sur la surface intestinale. Il s'arrête moins à leur nature chimique qu'à leur température.

On doit, en administrant un clystère, avoir égard à son volume; on retient difficilement celui qui est trop abondant, par la trop grande distension qu'il cause aux intestins, et parce qu'il détermine des contractions qui obligent à le rendre; une dose modérée séjourne plus long-temps sur la membrane muqueuse qui la reçoit, et par ses principes médicinaux elle peut mettre en jeu une activité qui pénètre dans le système vivant. Dans les affections où les intestins se trouvent dans un état d'irritation, un clystère trop chargé d'ingrédiens déterminerait des tiraillemens dangereux. On ne doit pas oublier qu'un lavement simple doit précéder un lavement médicinal. Par ce moyen, on débarrasse les gros intestins, et tout dispose à l'action du médicament.

Les lavemens exercent leur activité sur l'intérieur du rectum, du côlon et du cœcum, et l'étendent depuis l'anus jusqu'à la valvule iléo-cœcale.

Il est un résultat qu'on obtient en général avec toutes les espèces de lavemens : c'est l'évacuation des matières fécales contenues dans les gros intestins. L'eau simple suffit pour opérer ce résultat, et c'est ordinairement ce liquide que l'on emploie quand on ne veut que vider la dernière portion du canal alimentaire. Le clystère pharmaceutique ou médicinal est une opération subséquente qui demande une grande attention. Les molécules actives des substances qui y sont contenues, provoquent dans l'économie animale une série d'effets d'où dérivent tous les avantages que l'on obtient de ce clystère.

Il est facile, au moyen des lavemens médicinaux,
de provoquer, dans le système vivant, des modifications très-diversifiées. Ils peuvent accélérer le mouvement des organes, en fortifier le tissu, en augmenter la vigueur, et y produire d'autres effets avantageux, selon les substances toniques ou excitantes
qu'ils contiennent, et selon leur vertu émolliente ou
purgative.

On distingue, d'après ce qui vient d'être dit, les
clystères purgatifs, les clystères émétiques, les toniques, les excitans, les diffusibles, les narcotiques,
les laxatifs et les émolliens. Les premiers ont une
action locale très-énergique; ils produisent, dans les
gros intestins, une vive irritation sur la membrane
muqueuse dont leur intérieur est tapissé. Ils sont
surtout favorables aux femmes qui, après avoir cessé
de nourrir, veulent tarir la sécrétion du lait. Ces
lavemens seraient nuisibles, s'il existait une irritation intestinale; ils pourraient même provoquer une
inflammation du bas-ventre. Les effets des lavemens
émétiques ont la plus grande analogie avec ceux des
lavemens purgatifs. Les lavemens *toniques*, préparés
avec des substances végétales qui renferment des
principes amers, font sur les gros intestins une impression aussi durable que profonde qui se propage
sur tout le canal alimentaire, et semble corroborer
le système digestif. Cette action des agens médicinaux se transmet aux parties situées dans le voisinage des gros intestins, et rétablit l'énergie qu'ils
ont perdue. Les clystères *excitans*, composés de subs-

tances végétales qui renferment des principes âcres,
aromatiques, volatils, qu'on ne doit pas laisser éva-
porer, agissent d'abord sur la surface intestinale,
développent la vitalité de l'appareil digestif, et, pénétrant dans la masse sanguine, ils augmentent les
mouvemens de tous les organes. Leur action se rend
utile dans les affections chroniques avec faiblesse
générale, pâleur de la peau, mollesse des chairs,
langueur des actes de la vie ; dans les coliques occasionnées par des flatuosités qui, formées par l'atonie
du système digestif, séjournent dans une portion du
canal alimentaire. Les lavemens *diffusibles*, con-
tenant du vin, de l'alcool, etc., produisent d'abord
une sorte d'excitation dans le canal intestinal ; l'activité de leurs principes se répand, avec une extrème
promptitude, dans tout le système vivant, et augmente le jeu des facultés cérébrales. Mais, lorsqu'ils
sont trop chargés de ces principes, il se forme dans
le cerveau une sorte de congestion sanguine qui altère les fonctions de cet organe, et produit tous les
symptômes de l'ivresse. Dans les coliques venteuses,
un lavement diffusible soulage souvent le malade
d'une manière soudaine, en imprimant au canal digestif une secousse qui rétablit son action péristal-
·tique. Ils combattent aussi avec succès les accidens
variés que font naître les affections chroniques. Nous
avons prescrit, dans un cas analogue, des lavemens
camphrés qui ont produit un effet merveilleux.

Les lavemens *émolliens* se composent de substances
mucilagineuses, farineuses, oléagineuses, etc. Les

racines et les feuilles de guimauve, de mauve, les feuilles de bouillon-blanc, de mercuriale, de vio= lette, la graine de lin, l'amidon, les pieds et la chair de veau, la corne de cerf rapée, en font les ingré- diens ordinaires. Ces clystères ne suscitent pas, dans l'exercice des fonctions de la vie, des variations sou- daines qu'on puisse signaler, mais ils déterminent, dans tous les organes, un relâchement réel, qui tend à ralentir leur activité, et qui, dans les maladies causées par un excès de forces vitales, par une trop grande agitation du sang, amène un calme assez marqué. Ce sont des secours très-utiles dans toutes les maladies chroniques qui sont associées à une constitution sèche, irritable ; ils conviennent aux individus sujets aux affections spasmodiques; c'est à eux qu'il faut recourir pour combattre la constipa- tion active, c'est-à-dire celle qui tient à un excès de chaleur dans les gros intestins.

Nous ferons observer à nos lecteurs que nous adoptons les lavemens dits *émolliens*. Ils sont émi- nemment efficaces le jour même de la purgation, et immédiatement après, soit pour adoucir et humecter la matière brûlante qui reste encore à évacuer, soit pour aider la purgation dans ses effets, par les voies inférieures. Leur puissance laxative modère l'inten- sité des accidens morbifiques et concourt à amener une terminaison heureuse. Sydenham et tous les praticiens en prescrivent l'usage dans des circons- tances semblables.

Dans le cas d'une constipation continue, c'est une

erreur de croire que le lavement amène l'évacuation désirée; car ce moyen, comme nous l'avons dit, n'attaquant pas la cause de la maladie, devient inutile, et même dangereux s'il est trop renouvelé: ainsi, il importe de l'abandonner dans ce cas, et de revenir de nouveau à la purgation.

Combien de fois n'avons-nous pas observé que les lavemens, selon notre prescription, c'est-à-dire une décoction de graine de lin, ou bien une eau de son, avec addition de quatre cuillerées de la lotion purgative dont il a été question à l'article *Constipation*, étaient devenus presque un moyen curatif dans une infinité de maladies ? Ce mode d'employer ainsi le lavement sera un puissant auxiliaire pour les personnes que le *toni-purgatif* n'aurait pas suffisamment évacuées. Si, au contraire, les évacuations avaient été abondantes, alors, pour humecter et adoucir les matières acrimonieuses et pour soulager les entrailles, un ou plusieurs lavemens consécutifs, avec de l'eau de son simple ou des racines de guimauve, seront employés avec succès.

Nous prions le lecteur de ne pas confondre la *lotion purgative*, destinée seulement à être administrée en lavemens, à la dose de trois ou quatre cuillerées, avec le *toni-purgatif*, qui est seulement destiné à être avalé. Cette lotion purgative, inventée depuis peu, doit être mixtionnée avec deux cuillerées d'huile, et ajoutée ainsi à l'eau destinée pour le lavement ; et nous répétons qu'elle n'a rien de commun avec le *toni-purgatif*.

§. III. — Coliques.

Le mot *colique*, dans le sens indiqué par l'étymologie, ne devrait signifier que toute maladie particulière à l'intestin *côlon;* mais on donne à ce mot un sens plus étendu, et l'on est convenu d'appeler *colique* toute douleur d'une partie quelconque du tube intestinal.

L'art a donné à cette affection différens noms ; elle a été nommée *venteuse*, *stercorale*, *bilieuse*, *nerveuse*, *métastatique*. Cette variété de noms tient à ce que la colique attaque différemment les entrailles ; mais les douleurs et les effets sont à-peu près les mêmes. La colique venteuse a pour cause immédiate une débilité particulière de l'estomac et des intestins : elle provient ordinairement soit de la constitution de l'individu, soit des indigestions, soit des maladies antérieures. L'usage excessif des fruits crus, des vins doux, de la bière, et surtout des légumes et des farineux, les eaux minérales gazeuzes imprégnées d'hydrogène sulfuré, d'acide carbonique, la produisent encore. Ces substances, portées dans l'estomac lorsque cet organe a perdu de son ressort, peuvent donner lieu à un énorme développement de gaz. Cette colique dure plus ou moins long-temps ; mais, en général, elle existe sans fièvre, et se termine sans accidens graves.

La colique *stercorale* [provient d'un résidu de

matières alimentaires qui, par leur qualité ou quantité, occasionnent des douleurs dans la cavité abdominale. Elle est toujours précédée de constipation ; le ventre est dur et presque insensible au toucher ; il offre des tumeurs inégales, bosselées et mobiles. Les personnes qui mènent une vie trop sédentaire, et celles qui font usage d'alimens matériels et grossiers, sont en général sujettes à cette espèce de colique.

La colique *bilieuse* prend sa source dans l'usage immodéré des viandes, surtout de celles de bœuf, de bêtes sauvages et de porc. Les boissons spiritueuses, la chaleur excessive du soleil, des fours, des cuisines, ou des mouvemens du corps trop violens, des accès de colère, etc., peuvent encore y donner lieu. Elle se déclare en été ou au commencement de l'automne. Elle attaque plus particulièrement les sujets adultes, de tempérament bilieux, chauds et irascibles. Elle s'annonce par la rareté et la couleur rousse des urines, par des rots infects, l'amertume de la bouche, la saleté de la langue, des nausées, et même des vomissemens bilieux, une soif brûlante, une grande chaleur, surtout dans la région du duodénum. Quelquefois il y a constipation ; quelquefois des matières bilieuses, très-fétides, sont rendues en grande quantité. Les malades sentent leurs intestins comme tordus, comme serrés par des cordes ; tantôt les douleurs se concentrent sur un seul point, tantôt elles se relâchent et laissent au malade quelques intervalles de repos, mais c'est pour revenir bientôt. Elle varie selon l'état, l'âge et la constitution du sujet. Elle est plus dangereuse pour les vieillards et pour les sujets épuisés, que pour les adultes vigoureux et bien portans. Elle est plus grave quand il y a constipation. Si elle est mal traitée, la fièvre putride peut survenir.

La colique *nerveuse* a pour symptôme essentiel des mouvemens spasmodiques. Elle affecte principalement les femmes nerveuses, hystériques ; de pénibles affections morales, comme la crainte, la colère, le chagrin, la moindre irritation qui se porte sur le tube digestif, peuvent la déterminer. Elle est ordinairement accompagnée de développemens de gaz dans l'estomac et dans les intestins.

La colique *métastatique* est produite par la suppression de la transpiration, par le transport sur les intestins d'une affection goutteuse ou rhumatismale, par la répercussion de la plupart des affections cutanées, ou enfin par des crises qui, avortées dans d'autres parties, se font ensuite par le tube intestinal.

Quelques auteurs citent encore d'autres coliques, auxquelles ils donnent des noms particuliers ; mais comme elles ont toutes les mêmes causes, les mêmes effets, et par conséquent les mêmes curations que celles de l'une de ces cinq classes, nous ne croyons pas devoir fatiguer le lecteur par une nomenclature oiseuse. Il nous suffit de le mettre à portée de distinguer les signes qui les caractérisent, et d'y appliquer les remèdes qui leur conviennent.

La purgation doit être un moyen efficace qui peut

détruire l'accumulation des matières fécales qui sur-
chargent les intestins, les rendre mobiles, et enfin
leur ouvrir les voies de l'évacuation : aussi est-il important de l'appliquer à presque tous les genres de
coliques, parce qu'elles ont à peu près toutes la
même origine. On y préludera par des lavemens
émolliens, d'huile d'amandes douces, d'eau miellée,
ou avec des feuilles de mauve ; on se gardera bien
d'y employer la camomille, l'absinthe ou le fenouil,
substances carminatives qui échaufferaient les intestins. Les lavemens émolliens, tels que nous venons
de les prescrire, ouvriront les extrémités du tube intestinal, favoriseront la sortie des gaz développés,
et prépareront à la lotion purgative d'heureux effets.
Comme les coliques attaquent ordinairement les personnes sédentaires, on doit recommander aux malades, dans leur convalescence, un exercice modéré,
surtout celui du cheval qui est si propre à faire reprendre aux intestins leur première tonicité.

Il n'est peut-être pas de traits d'un caractère plus effrayant, que celui d'un homme de trente ans, qui se trouvait habituellement tourmenté de coliques et de tranchées.
Cet homme sentait de loin l'arrivée de ses douleurs ; une
espèce de désespoir ou de mélancolie noire le portait,
comme par instinct, à éloigner tous les instrumens tran-
chans qui se trouvaient sous sa main, crainte d'être tenté
dans la violence de ses tourmens de se donner la mort.
Dans quelque lieu que cette affection le surprît, il se rou-
lait par terre, agité de mouvemens convulsifs ; il se dé-
chirait les mains et le visage ; il poussait des cris aigus ;

on l'aurait pris pour un épileptique, s'il n'avait pas joui, même au milieu de ses souffrances, de sa raison et de l'usage de ses sens. Les intervalles de repos devenaient pour lui un nouveau supplice; il se croyait toujours menacé d'un autre accès prochain, et la crainte de ses maux était encore plus insupportable à son esprit que leur réalité. Cet homme avait l'œil troublé, triste, la face blême et tiraillée, les lèvres livides; sa démarche était chancelante, comme celle d'un homme livré à des vertiges ou à des étourdissemens; son sommeil était fort agité, et son pouls offrait une irrégularité de pulsations que nous avons rarement observée. Les partisans des sangsues les avaient employées de toutes les manières; le mal ne faisait qu'empirer. Cet homme nous fut adressé par une dame que nos médicamens avaient sauvée. Le traitement que nous lui avons indiqué l'a parfaitement guéri; il a repris sa gaîté naturelle, et il ne ressent pas la moindre atteinte de ses terribles coliques.

§. IV. — Mélancolie.

Nous n'exposerons pas ici les opinions flottantes et incertaines d'un grand nombre de médecins sur la nature et les caractères de la mélancolie; nous croyons la bien définir en disant que c'est un délire partiel, chronique, sans fièvre, déterminé ou entretenu par une passion triste, débilitante ou oppressive. Il ne faut pas confondre cette maladie avec l'hypocondrie, soit parce qu'elle est plus souvent héréditaire, soit parce que les causes qui la produisent sont plus ordinairement morales, soit enfin parce que dans la mélancolie les idées sont fixes, et ne se reposent que sur l'objet d'une passion triste, et que dans l'hypocondrie, au contraire, le délire se porte sur tous les objets relatifs à la santé.

Les mélancoliques sont, en général, maigres et grêles, ils ont le teint pâle, jaunâtre, et quelquefois noirâtre; souvent le nez d'un rouge foncé. Leur physionomie est immobile, mais les muscles de la face, par un état de tension convulsif, expriment l'effroi et la crainte. Leurs yeux sont fixes, baissés vers la terre, ou tendus au loin; leur regard est inquiet, soupçonneux. Ils ont souvent le pouls lent, faible, concentré, quelquefois très-dur. Leur peau est d'une chaleur sèche et quelquefois brûlante; leur transpiration est interrompue, mais les extrémités des membres sont froides et quelquefois baignées de sueur. Ils dorment peu, ou leur sommeil est très-léger; encore est-il souvent interrompu, agité par des rêves plus ou moins sinistres, qui les réveillent en sursaut et leur offrent les objets par lesquels leur délire est produit ou entretenu. Leurs sécrétions présentent aussi des désordres remarquables; leur urine est abondante, claire, aqueuse, quelquefois rare, épaisse et bourbeuse.

Deux degrés bien distincts se font remarquer dans la mélancolie. Dans le premier, les malades conservent encore leur raison; mais tout fait sur eux une impression très-vive, tout est exagéré dans leurs sentimens, leurs pensées et leurs actions. Dans le second état, la sensibilité, concentrée sur un seul objet, semble avoir abandonné tous les organes. Il n'y a pas seulement exagération, mais le mélancolique est, de plus, hors des limites de la raison; il se crée mille chimères plus ou moins ridicules, il associe les idées et les choses les plus disparates.

Les saisons et les climats ont une influence particulière sur la production de la mélancolie. L'automne est la saison où cette maladie paraît le plus souvent, surtout après un été chaud et sec. Le voisinage des marais, l'air brumeux et humide, en relâchant les solides, y prédisposent; il en est de même des pays chauds et où il pleut rarement, lorsque certains vents soufflent. On connaît les effets mélancoliques du *sirocco* sur les Italiens.

La mélancolie éclate principalement dans la jeunesse et l'âge viril. De nombreuses observations prouvent qu'elle est fréquente de vingt-cinq à trente-cinq ans, et que, passé cet âge, elle va souvent en décroissant jusqu'à celui de cinquante-cinq ans. L'amour, les idées religieuses, l'onanisme, les excès d'étude, dans la jeunesse; les soins de famille, le désir de s'enrichir, l'ambition, l'amour de la gloire, dans l'âge viril, font beaucoup de mélancoliques.

Les passions amoureuses qui, chez les femmes, sont quelquefois si actives, la religion qu'elles portent à l'excès lorsque l'amour ne les occupe pas exclusivement, la jalousie, la crainte, agissent plus énergiquement sur elles que sur les hommes : aussi la mélancolie religieuse est-elle plus fréquente chez elles, surtout dans les classes inférieures de la société ; les jeunes filles, les veuves, et quelquefois les femmes mariées, au temps critique, sont en proie à la mélancolie érotique.

Le tempérament bilioso-nerveux prédispose à la mélancolie. Les individus qui en sont doués, sont rêveurs, taciturnes, défians, ombrageux, recherchent la solitude, et sont très-propres aux sciences et aux arts.

Les constitutions ou tempéramens acquis, dans lesquels prédomine le système hépatique et hémorroïdal, sont aussi prédisposés à la mélancolie.

Les causes physiques de la mélancolie agissent presque toutes en affaiblissant la constitution de l'individu, ou en imprimant aux fluides un caractère funeste. Le jeûne prolongé, la faim, l'abus de l'opium, des boissons chaudes échauffantes, et des liqueurs alcooliques, causent souvent la mélancolie, conduisent au suicide les personnes qui en sont atteintes.

Le traitement de la mélancolie ne doit point être borné à quelques médicamens. Avant d'en faire l'application, il faut s'être bien informé des causes éloignées et prochaines de la maladie, à cause de la multitude des formes sous lesquelles elle se présente.

Le mélancolique, dominé par ses habitudes, éloignant tout ce qui peut contrarier ses inclinations, arrangeant au gré de ses visions tous les objets qui l'entourent, ne peut ramener le calme dans son esprit qu'en s'éloignant de son séjour habituel, en voyageant dans des contrées qui jouissent d'une température douce, ou dont les sites présentent à son imagination de rians tableaux ou des scènes majestueuses. Il faut qu'il se familiarise peu à peu avec un monde nouveau, où la douceur, les attentions, les égards, les témoignages continuels de bienveillance réveillent des sentimens qui semblaient lui être devenus étrangers.

Les moyens de traitement peuvent se ramener à trois chefs principaux : hygiénique, moral, pharmaceutique.

Un climat sec et tempéré, un beau ciel, un site agréable et varié, conviennent parfaitement aux mélancoliques; leurs vêtemens doivent être souvent renouvelés, particulièrement les chaussures, car ils sont surtout exposés au froid des pieds. Les bains [1] tièdes leur sont d'une grande utilité pour le rétablissement de la transpiration. Il faut leur interdire les alimens salés, épicés, et de difficile digestion, et leur prescrire des viandes rôties, une diète végétale, qui consiste non en végétaux farineux, mais en herbes potagères et en fruits, surtout les fruits bien mûrs, les oranges, la limonade légère, etc. L'exercice, de quelque manière qu'il soit pris, est, sans contredit, une des grandes ressources pour la guérison de la mélancolie. Le professeur Pinel, dans son *Traité de l'aliénation mentale*, émet le vœu que tout hospice d'aliénés soit situé à la proximité d'une ferme où

[1] Nous avons indiqué à plusieurs mélancoliques des bains d'une nature particulière, en faisant ajouter à l'eau de la baignoire tantôt des substances oléagineuses calmantes, tantôt des substances toniques, suivant les indications qui se présentaient.

l'on puisse les faire travailler. Aux exercices du corps, il faut joindre ceux de l'esprit; mais il faut avoir soin de diriger l'application des mélancoliques vers des lectures ou des études qui leur plaisent, ou vers les sciences naturelles.

Nous avons connu un jeune homme qui, après avoir fait d'excellentes études, était devenu en proie à une mélancolie religieuse; il fuyait la société, et ne se plaisait que dans la solitude. Comme ses moyens de subsistance étaient très-bornés, il se vit obligé d'aller donner en ville des leçons de langues française et latine, et de géographie. Cet exercice lui fut si avantageux, et surtout l'étude de la géographie, que trois mois après il n'était plus reconnaissable, quoiqu'il n'eût point abandonné les principaux devoirs de la religion.

La morale fournit, dans son genre, un traitement avantageux contre la mélancolie, mais chaque mélancolique doit être conduit d'après une connaissance parfaite de la culture et de l'étendue de son esprit, de celle de son caractère et de ses habitudes, sans négliger celle de la passion dominante, qui, maîtrisant sa pensée, entretient son délire.

Le traitement physique, lorsqu'il est secondé par l'hygiène, contribue à guérir un grand nombre de mélancoliques. Les anciens n'employaient pas d'autres remèdes que les évacuans, surtout les purgatifs. M. Pinel s'en tient aux légers laxatifs, aux purgatifs doux. Les évacuans conviennent principalement dans la mélancolie caractérisée par la nonchalance, l'aversion

pour le mouvement, et par la lenteur des fonctions.
Certains mélancoliques repoussent toute espèce de
médicament ; il importe au suprême degré de leur
provoquer des irritations ou des évacuations abdominales, pour prévenir ou faire cesser la constipation. On emploie alors les *grains de santé du docteur
Franck* et le *toni-purgatif*, dont le goût agréable ne
fait point naître au malade l'idée d'un médicament.
Les nombreux mélancoliques qui ont été guéris par
nos moyens, nous ont souvent témoigné leur reconnaissance ; car c'est nous qui leur avons rendu l'amour
de la vie, le contentement et le bonheur.

Quelques uns, qui prennent de temps en temps,
dans un verre d'eau, quelques gouttes de *l'essence*,
l'appellent le *baume de la gaîté*.

Un individu, habitant Versailles, vint nous consulter
sur une affection mélancolique qui le tourmentait à un tel
point, qu'il parla dans mon cabinet de l'envie qu'il avait
de se détruire ; cependant je vis bien que sa raison n'était
pas assez égarée pour se porter à cet acte de désespoir.
Nous étions en hiver : c'était l'époque de l'exaspération
de sa mélancolie. La constipation était opiniâtre, indication suffisante pour l'administration des *grains de santé*.
Je lui prescrivis, avec une autorité qui lui en imposa, des
frictions réitérées souvent sur la colonne vertébrale avec
l'*essence éthérée*, mixtionnée avec de l'huile d'amandes
amères. Je lui ordonnai des bains tièdes dans lesquels il
ferait ajouter un demi-flacon d'*essence éthérée*, une livre
de savon, et huit livres de sel gris et autres médicamens. Je
l'engageai à faire souvent le voyage de Versailles à Paris,

Il vint l'autre jour m'annoncer qu'il n'était plus le même, et que mon traitement l'avait complètement guéri.

§. V. — Hypocondrie.

Il n'est pas de maladie plus généralement répandue, plus variée dans ses symptômes, plus délétère dans ses effets, plus constante dans sa durée, que cette affection nerveuse, connue sous le nom d'*hypocondrie*, et qui semble spécialement attaquer les organes digestifs. Nul âge et nulle classe de la société n'en sont tout-à-fait exempts ; l'artisan devenu sédentaire, l'homme de lettres, le soldat endormi dans le sein de la paix, le conquérant dans l'inaction ; l'homme sensible éloigné de son amie et de son pays, le jeune homme qui se défend contre les premières attaques de l'amour, nul ne lui échappe, et cette sombre maladie étend ses ravages sur toutes les têtes, sur l'homme obscur comme sur les grands de la terre.

Elle a pourtant des constitutions, des saisons et des sexes privilégiés : les hommes y sont plus sujets que les femmes, le tempérament nerveux et bilieux plus que le lymphatique ; la continuité des pluies, l'excès du froid et de la chaleur la favorisent plus que les beaux jours du printemps et de l'automne.

Les habitudes, les mœurs, la mode surtout, cette usurpatrice bizarre des droits de la nature, enfin une foule de circonstances peuvent en augmenter l'intensité. Une ligature trop forte ; les corsets mensongers qui dessinent des formes aux dépens de la santé; l'inertie du riche; l'inaction habituelle qui succède à des exercices plus ou moins laborieux; la friandise poussée à l'excès; l'habitude des liqueurs spiritueuses et des assaisonnemens trop relevés ; tous les abus enfin, de quelque genre qu'ils puissent être, en deviennent les causes plus ou moins immédiates.

On peut poser en principe que tout ce qui tend à ralentir l'activité de l'estomac et du tube alimentaire devient une cause de l'hypocondrie : les travaux de l'esprit, une affection mentale profonde, les occupations machinales et sédentaires qui ne comportent aucune espèce de distraction et de combinaisons de la pensée, etc.

L'hypocondrie peut aussi être une conséquence chronique d'une maladie aiguë, d'une inflammation vive, d'une fièvre gastrique, d'une siphilis négligée, d'une lésion dans l'organe cérébral. La gravité de l'Anglais, la paresse de l'Espagnol, la jalousie de l'Italien, y disposent plus fortement que la gaîté française, que la vigueur suisse, et que la douce uniformité de conduite des habitans des Etats-Unis.

Les hypocondres se plaignent, en général, d'un sentiment de gêne et de plénitude vers l'estomac; ils digèrent péniblement; leur bouche est pâteuse le matin ; ils éprouvent des hoquets, un besoin importun de saliver; ils ont des inclinations plus ou moins bizarres. Les vents, les borborygmes, les gargouillemens, les incommodent beaucoup. On remarque chez eux une constipation opiniâtre, qui fait place quelquefois à la diarrhée et à la colique, des

quintes de toux sèche , des palpitations, une inquiétude qui se répand dans tous les traits de leur physionomie. Tout est vague, tout est incertain dans
leurs goûts , leurs idées, et même dans le sentiment
de leurs douleurs, dont il leur serait impossible, le
plus souvent, d'indiquer le siége. Une seule pensée
les occupe : la maladie à laquelle leur imagination
ardente prête une foule de formes les plus variées,
et dont elle grossit presque toujours l'intensité et les
symptômes. Ils sont minutieux sur les détails les plus
abjects qui ont un rapport quelconque à leur santé.
Un hypocondre, que cite le docteur *Louyer-Villermay*,
avait consacré un appartement tout entier à recevoir
les vases où il déposait son urine ; il les passait très-
souvent en revue, et semblait juger , à la couleur et
à l'odorat , de leurs qualités morbides. Les hypocondres parlent, avec une complaisance fastidieuse,
de toutes les circonstances de leurs maux ou prétendus maux. En résumé, il serait impossible de décrire toutes les formes que revêt cette bizarre maladie, qui n'est pas seulement le fruit de l'imagination,
mais qui provient probablement d'une lésion ou d'un
vice quelconque des hypocondres [1].

Qu'on n'attende pas de nous une description détaillée de tous les remèdes que les livres de matière
médicale ont successivement annoncés comme des

---

[1] On appelle de ce nom les deux parties latérales de la région épigastrique, parce qu'elles sont formées en partie par le contour cartilagineux des côtes (en grec, *chondros*). L'hypocondre droit renferme le
grand lobe du foie, etc. ; l'hypocondre gauche renferme la rate , etc.

spécifiques souverains, et qui ont été abandonnés, au moins comme inutiles. Quoique cette maladie soit si variée dans ses formes, elle est presque toujours une dans sa cause ; il suffit de l'étudier, et, une fois connue, on parvient à la combattre et à l'extirper.

Le jeune Antiochus, fils de Séleucus, roi de Syrie, se mourait ; l'art avait inutilement épuisé ses ressources. Erasistrate, appelé près du lit du malade, ne tarda pas à découvrir la cause de ce marasme hypocondriaque. La présence de Stratonice, belle-mère de ce jeune prince, et l'émotion qu'elle lui fit éprouver, révélèrent au génie observateur d'Erasistrate tout le secret de la crise ; et l'hymen, sollicité par la voix de ce nouvel Esculape, arracha le jeune malade au tombeau. De même, ô vous tous qui donnez des soins à l'hypocondre, observez ses regards, ses gestes, ses désirs, ses goûts, et que cette observation serve de base à votre traitement ! Son hypocondrie tire-t-elle sa source d'une grande perte ? tâchez de la lui faire oublier ; d'un dépit amoureux ? procurez une salutaire diversion ; d'une vie trop sédentaire ? rendez au malade l'exercice agréable, variez ses plaisirs, provoquez en lui la passion d'un amusement actif ; vient-elle de la rage solitaire de la masturbation ? n'abandonnez point l'insensé qui s'épuise ; la solitude est pour lui un fléau : donnez un objet à cette passion trompée, et que les bienfaits de l'amour réparent tous les ravages de son délire.

Consolez, égayez, exercez : l'homme n'est point né pour l'inertie et la tristesse.

Voilà pour le moral : attaquez ensuite la maladie dans son foyer. L'hypocondrie, on ne saurait le nier, est en général principalement due à l'interruption de la sécrétion bilieuse, et à une affection du foie et de la rate ; ces deux glandes ne sauraient être endommagées sans que les fonctions digestives en souffrent, et finissent par devenir paralysées. Faites couler la bile ; entraînez l'humeur viciée dans le canal des alimens ; purgez, et vous aurez chassé l'hypocondrie.

Presque tous les jours nous voyons arriver, dans notre cabinet de consultations, des malades dont l'hypocondrie est presque l'unique affection qu'ils nous exposent. Ils se plaignent que leurs parens, leurs amis les accusent d'être *des malades imaginaires*. L'imagination peut, en effet, chez plusieurs individus, exagérer les affections morbifiques ; mais, presque toujours, une disposition organique n'est que trop souvent une cause occasionnelle de toutes ces plaintes. Lorsque cette disposition organique est dans son invasion primitive, et que la diversion peut être opérée, nos conseils hygiéniques ont souvent suspendu les progrès successifs de ces affections. Nous avons fait changer de régime à plusieurs de ces malades ; à quelques uns nous avons interdit l'usage de toute tisane, de tout médicament dont ils avaient fait un abus pernicieux.

Nous avons connu un ancien notaire dont l'hypocondrie avait pris sa source dans l'absence de l'exercice et dans une constitution primordiale. Nous lui avons conseillé d'abandonner son étude, et nous lui avons prescrit l'usage d'un grand verre d'eau fraîche, le matin, en se levant ; immédiatement après une tasse de café pur, presque sans sucre ; et tout de suite un autre grand verre d'eau fraîche. Il a fait de l'exercice, il a pris quelques doses légères du *toni-purgátif*, et s'est mis à l'usage des frictions avec l'*essence éthérée balsamique*, que nous lui avons conseillées concurrement avec d'autres moyens. Il vient souvent nous féliciter du succès de ce traitement. Son hypocondrie a disparu, et il indique le régime auquel nous l'avions mis à tous ceux qui lui font compliment sur sa bonne santé.

§. VI. — Hydropisie.

Ce mot désigne l'accumulation d'un liquide séreux dans une ou plusieurs cavités du corps, qui sont le siége d'une exhalation, soit naturelle, soit accidentelle.

L'hydropisie est une des grandes maladies de l'homme ; elle règne dans tous les climats. Au milieu de cette variété de symptômes qui lui sont relatifs, on en trouve un qui est toujours constant, et qui est en quelque façon le type précurseur de cette affection : c'est l'enflure de quelque partie voisine de la cavité affectée, comme les cuisses et les bourses ; l'hydropisie la plus commune est celle qui réside dans le ventre.

Les deux caractères les plus habituels de l'hydropisie sont une soif vive, et la rareté des urines qui s'épaississent et se colorent fortement.

On peut ramener les causes générales de l'hydropisie à un seul chef, qui est le *reliquat* d'une maladie
guérie en apparence, mais dont la cause humorale
n'a point été expulsée. La *sérosité* ramassée diminue
la force de la vie organique par laquelle s'opère l'exhalation et l'absorption. Les voies se rétrécissent, s'obstruent; alors il survient un épanchement. On a coutume de donner à l'hydropisie la même origine qu'aux
maladies dont elle n'est que la suite, faute d'une guérison complète, comme une transpiration arrêtée,
une fièvre putride, scarlatine, catarrhale, la rougeole, la cessation de quelques évacuations dont on
n'a pas su rouvrir le cours.

L'hydropisie abdominale est la maladie la plus
communément mal traitée, parce que le gonflement
du ventre est un accident si apparent, si manifeste,
que l'on ne cesse de diriger contre lui tous les efforts;
et le vulgaire adopte avidement les moyens qui semblent tendre à ce but. Aussi use-t-on avec profusion
de tisanes apéritives, sudorifiques, pour exciter les
malades à uriner copieusement. Ces moyens, sans
être dangereux, sont futiles. Lorsque ce gonflement
est parvenu à un point excessif, la douloureuse ponction est mise en usage. Cette opération n'est elle-
même qu'un faible palliatif que l'on est obligé de
réitérer.

La purgation, au contraire, dans l'hydropisie des
cavités abdominales, trouve un vaste champ pour
exercer sa bienfaisante influence. Cette maladie est
en quelque façon le triomphe de notre méthode.

Qu'on n'aille pas croire que l'engouement pour notre système nous fascine les yeux, au point de nous faire regarder ce moyen curatif comme universel! Si nous le proclamons comme le plus efficace dans l'hydropisie, c'est qu'ici, comme partout, nous appuyons notre opinion sur les autorités les plus respectables, sur les opinions particulières du père de la médecine, d'Hippocrate, qui traitait l'hydropisie par des purgations violentes [1]. L'Hippocrate de la médecine moderne, Sydenham, a suivi la même méthode, et prescrit de continuer les purgatifs sans relâche jusqu'à l'expulsion complète de la sérosité.

Hoffmann et une foule d'autres praticiens célèbres ont adopté le même système; ceux qui s'y sont montrés opposans n'ont voulu que faire Ecole, et sacrifier une conviction intime à un puéril amour propre.

Le *purgatif*, employé à la naissance, même à la seconde période de la maladie, amènera des résultats dont nous pouvons d'avance assurer l'efficacité; plus tard, si l'action, en devenant plus lente, ne détermine pas une guérison prompte et complète, il en arrêtera du moins les progrès, et en neutralisera les accidens.

Expliquer comment il arrive qu'un amas de sérosités se fixe et séjourne dans telle ou telle partie du corps, ce n'est point ce que nous prétendons faire, et ce phénomène est encore un mystère que n'a pu

____

[1] *De morbis internis et externis*, tom. XXV.

percer la science du médecin: Mais ce que nous devons sans .cesse rappeler, c'est que, par un résultat spécial, le *toni-purgatif*, en attirant les humeurs vers les voies digestives, et en leur procurant un écoulement facile, doit être d'une indispensable nécessité dans le cas d'hydropisie. Capable de procurer des selles aqueuses, abondantes, non seulement il donne du ton à l'appareil digestif, mais il communique une nouvelle énergie à tout le système absorbant, il augmente le cours des urines, et ce phénomène contribue admirablement à diminuer l'intumescence des parties affectées. Le malade se sent moins oppressé, sa respiration est moins suffoquée, l'exercice de ses mouvemens locomoteurs se rétablit, et toutes ses fonctions reprennent une nouvelle énergie.

Il serait inutile de dire qu'il ne faut abandonner l'emploi de ce médicament qu'à la disparition totale des symptômes; tant qu'il reste une apparence de sérosité, il faut continuer les doses. L'hydropisie est un de ces maux qui couvent en secret, et qui reparaissent tout à coup, quelquefois même à l'instant qu'un mieux général s'était fait sentir. Aussi ne serait-il pas inutile de continuer les doses, même après que les motifs de crainte auraient disparu.

Nous avons eu un exemple de guérison assez rare.

Un propriétaire, âgé de soixante ans, était hydropique depuis longues années; la sérosité s'était portée dans les cavités abdominales; une suite de symptômes en rendait

le pronostic effrayant : conjonctive bleuâtre, figure bour-
souflée et pâle, lèvres quelquefois décolorées, quelquefois vermeilles, soif continuelle, urines chargées, troubles,
et en bien plus grande proportion que les boissons. Le
système moral n'était pas à l'abri de l'influence de cette
maladie. La pensée de la mort se présentait sans cesse à
l'esprit du souffrant sous les couleurs les plus noires ; sommeil troublé, réveil plus fatigant encore, palpitations fréquentes. La diathèse séreuse avait résisté à toutes les ressources de l'art. Cet individu habitait un rez-de-chaussée
dans sa maison, rue de l'Oursine ; et, comme ce rez-de-
chaussée était humide, nous nous empressâmes de lui
ordonner le changement d'habitation en première ordonnance, parce qu'il est dans nos principes d'attaquer les
causes avant d'attaquer les effets. Aucun succès marqué ;
même atonie, même intumescence. Alors nous n'hésitâmes
plus ; nous administrâmes, pendant deux mois, à dix jours
d'intervalle, de fortes doses de *toni-purgatif*, et le malade
qui, sur les derniers temps, ne bougeait pas de place, vient
nous remercier quelquefois en personne, et son état pros-
père à vue d'œil. Ce vieillard ne manque pas de continuer
son traitement avec les grains de santé.

Une dame de soixante ans souffrait depuis six ans d'une
hydropisie dans la cavité abdominale ; elle avait déjà subi
la douloureuse opération de la ponction, le tout sans succès ; le ventre était tellement gonflé, qu'elle était obligée
de le soutenir par le moyen d'un suspensoir.

Nous lui proposâmes l'emploi assez fréquent de notre
méthode : elle y consentit comme à un moyen désespéré.
Elle en parla à ses anciens médecins, qui, sans désap-
prouver ostensiblement notre méthode, auraient d'abord
préféré prescrire des moyens analogues. Cependant cette

dame, qui avait épuisé jusqu'alors toutes les ressources de
l'art, eut le courage de vouloir en essayer. Quel ne fut point
son enthousiasme pour notre traitement conservateur!
Trois mois après en avoir fait usage, plus de gonflement,
plus d'amas; les urines étaient naturelles et fréquentes.
Cet dame reprit tout son embonpoint, et sa guérison fut
complète.

Nous avons reçu une lettre bien capable de constater l'heureuse influence de notre méthode sur la
guérison de l'hydropisie.

MONSIEUR,

M'étant informé de votre adresse auprès du pharmacien qui
tient dans notre ville le dépôt de vos médicamens, je me hâte
de vous faire part des bons effets que j'en ai éprouvés dans une
hydropisie dont j'étais attaqué depuis plus de deux ans. Cette
maladie m'était survenue à la suite d'une fièvre quarte. Les
médecins que je consultai me prescrivirent plusieurs traitemens, qui n'eurent d'autre résultat que de me faire dépenser
beaucoup d'argent en toutes sortes de drogues. Cependant
l'enflure se manifestait aux pieds, aux jambes, aux cuisses,
aux mains, au visage, et même elle avait gagné le ventre, sur
lequel je restai couché pendant plus de six mois sans pouvoir
faire aucun mouvement. Me croirez-vous? je supportai la
ponction. Je me trouvais dans un état affreux, et les forces
m'abandonnaient. Que n'ai-je plus tôt connu votre médicament! Mais enfin, comme dit le proverbe, *vaut mieux tard
que jamais.* Un ami, affligé de ma situation, qui lui paraissait désespérée, me dit : « On parle d'un *toni-purgatif* comme
» d'un puissant spécifique contre plusieurs maladies chroni-

» ques. Que n'essayez-vous d'en faire usage? que risquez-
» vous? Sans doute il ne peut pas vous faire plus de mal que
» les autres médicamens que vous avez pris. Si je ne me
» trompe, il a la vertu de faire beaucoup évacuer, et en
» même temps de fortifier. » Je suivis ce conseil, et je n'hé-
sitai pas, dans mon naufrage, à me confier à la planche qui
m'était offerte. Depuis trois mois je prends, suivant l'indication, trois cuillerées du *purgatif*, et chaque semaine, je dirai
même chaque jour, je me sens beaucoup mieux; mon enflure
diminue à vue d'œil, les forces me reviennent, et j'espère
qu'une troisième bouteille, que j'aurai prise dans six semaines, me procurera une guérison complète. On m'a aussi
conseillé quelques frictions avec une *essence éthérée* dont vous
êtes l'inventeur : je désire également en faire usage.

J'ai l'honneur de vous saluer,

ANTOINE MAU**, *horloger.*

Genève, 15 octobre 1818.

S'il fallait consigner dans cet ouvrage toutes les lettres
que nous avons reçues relativement à toutes les maladies ;
si nous relations le nombre des observations journalières
que notre pratique nous a mis à portée de faire, et surtout
le résultat des consultations orales que nous donnons tous
les jours dans notre cabinet, nous aurions été obligés de
faire deux ou trois volumes; nous nous sommes donc
bornés à quelques unes.

CHAPITRE V.

Asthme. — Pituite. Aphthes. — Rhume. — Catarrhe pulmonaire. — Cautère. — Éblouissement. — Étourdissement. — Évanouissement. — Migraine. — Maux de tête. — Éternuement. — Apoplexie. — Hémiplégie, Paralysie.

⸺

§. Ier. — Asthme.

Cette maladie est une affection spasmodique et périodique des organes de la respiration, accompagnée d'une sorte d'anhélation habituelle plus ou moins prononcée, et d'accès de suffocation fréquens, plus ou moins intenses; lors de ces accès, la respiration devient stercoreuse et sifflante. Elle est produite par la sérosité que le sang a déposée sur les poumons, et qui, en rétrécissant la capacité des bronches, gêne le mécanisme de la respiration, et rend plus fréquente l'action nécessaire pour aspirer l'air de l'atmosphère.

Les causes prédisposantes de l'asthme sont l'hérédité, une conformation vicieuse de la poitrine, l'obésité, une vie sédentaire et oisive, la vieillesse, l'exposition habituelle à une atmosphère chargée de matières pulvérulentes ou de vapeurs métalliques.

Parmi les causes occasionnelles, on doit ranger l'impression brusque d'un air froid, un accès de colère, un violent exercice après un repas copieux, la suppression d'une évacuation quelconque habituelle, la reparition d'une maladie cutanée, aiguë ou chronique, une métastase goutteuse. L'asthme succède quelquefois à des fièvres intermittentes, à des péripneumonies, à des rhumes internes et opiniâtres.

Chez les sujets jeunes, l'asthme est peu fréquent et peu rebelle; chez les vieillards, c'est une maladie presque incurable, qui n'admet qu'un traitement palliatif; mais elle n'est pas mortelle. Ordinairement les asthmatiques périssent d'une maladie autre que celle qui les a tourmentés si long-temps.

Chez les uns, l'asthme apparaît périodiquement par des accès; et chez les autres, il est continu, et sa présence est constatée par une respiration gênée et sifflante : dans le premier cas, les accès sont violens, et s'annoncent, dans les premières heures de la nuit, par des bâillemens, des gonflemens de ventre; ils sont ensuite caractérisés par la défaillance, par une respiration tellement gênée que les épaules s'élèvent fortement à chaque inspiration; la face est décolorée; les extrémités deviennent froides; l'émission d'une urine abondante et peu colorée accompagne quelquefois un vomissement de bile porracée.

Les mêmes accidens continuent plusieurs nuits et

diminuent de leur intensité aux premières heures du jour. Pour pallier la violence de l'accès, pendant lequel il y a presque toujours constipation, on usera du *purgatif*, précédé de lavemens, de décoctions émollientes, donnés avec le moins possible de secousse et de mouvement.

L'usage fréquent des grains de santé, en tenant le ventre libre, préviendra les accès des asthmes périodiques, ou les atténuera, et diminuera l'intensité de cette affection chronique. Ses effets sont éminemment efficaces, si les malades veulent s'astreindre à un régime doux, et se priver de liqueurs, de bière et d'alimens échauffans.

Les asthmatiques doivent surtout avoir soin de s'abstenir de légumes farineux qui peuvent faire volume dans l'estomac, et de ne point porter de vêtemens serrés. L'air de la campagne, la promenade, leur sont très-convenables. Une affection vive de l'âme amène ordinairement un accès.

Un asthmatique a été soulagé par l'usage de l'*essence éthérée* en boisson, c'est-à-dire qu'il ajoutait à un verre d'eau sucrée deux ou trois gouttes de cette essence, et ce verre d'eau, qu'il prenait par gorgées, le préservait de ses accès de toux.

Nous avons connu un sexagénaire, asthmatique depuis long-temps, et peu fortuné. Bien des gens qui s'intéressaient à son sort, avaient tâché de lui procurer des places capables d'améliorer sa position. Mais cette infirmité importune et désagréable l'avait toujours forcé à les abandonner. Après avoir été délaissé successivement par une foule de praticiens de la capitale, le hasard le conduisit vers moi, et sa guérison ne me parut pas impossible. Après un jour de diète, humectée par des boissons rafraîchissantes, à six heures du matin, nous lui fîmes prendre nos médicamens : beaucoup d'évacuations. Ensuite bouillon aux herbes, et le lendemain une seconde dose des mêmes remèdes : évacuations plus nombreuses et dégagement de la respiration, à la grande satisfaction du malade. Nous n'en restâmes pas là : rien n'est plus tenace que l'asthme ; il reparaît sous des symptômes plus violens quand on le croit tout à-fait banni ; aussi notre premier soin fut de diminuer la sécurité de notre malade. Un peu rétif à notre voix, il se crut délivré pour toujours ; il négligea nos avis : l'asthme, huit jours après, ne manqua pas de revenir le suffoquer. Le malheureux accourut auprès de nous ; nous lui prescrivîmes de prendre une seconde fois, et dans les mêmes proportions, le même *purgatif*, et d'en faire usage pendant trois mois, à une dose par semaine. Il a suivi nos conseils. Son mal a disparu, et, au lieu d'une dose tous les huit jours, il n'en prend plus qu'une chaque mois.

Dans un transport de reconnaissance, cet homme nous dit un jour : « J'ai dépensé en traitemens inutiles la » moitié des revenus de mon année, et un remède de » cinq francs m'a guéri ! »

Notre cabinet de consultations a souvent été visité par des individus atteints de cette maladie ; nous avons désiré connaître le traitement qui avait précédé leur visite. Ils avaient tous fait usage de boissons douces légèrement aromatiques, du petit-lait, de l'eau de veau, de l'eau d'orge, des infusions théiformes de fleurs de violettes, de bouillon-blanc, de mélisse, de menthe, d'hysope, de lierre-terrestre, édulcorées avec l'oxymel scillitique ou le sirop d'ipécacuanha. Mais la cause présumée ou reconnue d'excès d'irritation ou de débilité ayant toujours subsisté malgré l'emploi de ces moyens, nous avons indiqué avec succès à quelques uns l'usage de frictions le long de la colonne vertébrale avec l'*essence éthérée*, concurremment avec des pédiluves très-chauds, aromatiques et salés. L'asthme ayant pour cause, chez d'autres, la suppression d'une évacuation ou d'une éruption exanthématique aiguë, de larges vésicatoires aux jambes, des sinapismes aux pieds leur ont réussi. Lorsque nous avons enfin eu la persuasion que c'était une rétrocession d'une maladie cutanée chronique, nous avons prescrit des frictions sur les bras avec l'essence éthérée; des boissons diaphorétiques et un traitement convenable aux diverses maladies répercutées. Ces moyens ont toujours obtenu un plein succès; quelques gouttes d'*essence éthérée*, mises sur un morceau de sucre ou dans une infusion sucrée, ont même quelquefois suffi pour soulager le mal pendant les accès.

Il n'y a pas long-temps qu'un individu, à peine entré dans notre cabinet, nous lui dîmes : *Vous êtes asthmatique.* Sa respiration annonçait une adhérence de la plèvre avec le poumon; il y avait impossibilité de matcher vite; il avait pu avec peine monter l'escalier. Il avait des retours périodiques plus ou moins fréquens d'accès de suffocation, surtout aux approches ou dans les premières heures de la nuit; sa morosité était profonde, il y avait des gonflemens de ventre et des symptômes de plénitude, ce qui nous détermina à lui indiquer l'usage de notre méthode. Il est venu nous dire, huit jours après, que sa respiration était moins laborieuse et plus développée, son expectoration plus aisée. Je pense bien que ce médicament ne sera que palliatif, parce que l'asthme invétéré, et surtout héréditaire, est une affection presque incurable. Toutefois nous lui avons prescrit un régime sévère, des frictions fréquentes sur la colonne vertébrale, sobriété dans le manger, et abstinence absolue de substances grasses, liqueurs, etc.

§. II. — Pituite.

C'est le nom qu'on donne à une affection produite par l'accumulation, dans les cavités des organes digestifs et respiratoires, d'une humeur fluide et incolore, plus ou moins visqueuse. L'excrétion de cette humeur, extrêmement incommode, surtout chez les personnes d'un âge avancé, est le plus souvent la suite et l'effet d'un catarrhe chronique des membranes muqueuses, des voies aériennes, et du pharynx. Dans la surabondance d'humeurs dont elle surcharge l'économie, on voit une affection particulière des organes gastriques, à laquelle on doit remédier par des moyens appropriés à sa nature; cependant les personnes d'un tempérament lymphatique ou muqueux, y sont souvent sujettes sans être ou sans avoir été attaquées d'un catarrhe.

Comme le nombre des personnes affectées de cette maladie est considérable, surtout dans la classe des vieillards, et que, pour cette raison, ils ne sont pas moins incommodes à eux-mêmes qu'à la société, c'est rendre un service important à l'humanité, que d'indiquer un médicament capable de faire disparaître l'affection pituiteuse. Nos moyens, en détruisant les derniers restes du catarrhe, en fortifiant l'appareil digestif, apaisent cette expectoration désagréable, et souvent dangereuse par les efforts qui l'accompagnent.

Quelques individus d'une constitution faible, ou avancés en âge, expectorent chaque matin sans aucun effort de vomissement et par une sorte de regurgitation, un liquide incolore plus ou moins visqueux et ténu. Cette évacuation qui n'est pas tout-à-fait incompatible avec l'état de santé et qui a cédé aux moyens que nous leur avons indiqués dans nos consultations orales ou par écrit : une teinture fondante, que nous leur avons transmise, à petite dose ajoutée à une infusion de camomille romaine, a produit des effets merveilleux.

Un ecclésiastique, très-sédentaire, âgé de cinquante ans, d'une forte corpulence, était si fatigué de pituites, que, nuit et jour, et dans toutes les fonctions de son ministère, cette humeur glaireuse ne lui laissait aucun repos, et l'avait même rendu insupportable à toutes les personnes qui l'approchaient. Ayant eu l'occasion de le voir, pour affaires de famille qui le concernaient, je fus excessivement peiné des efforts continuels qu'il faisait pour se débarrasser de la pituite qui le suffoquait incessamment. Je lui indiquai notre traitement, comme un moyen de se délivrer de son ennemi. Il en a fait usage, et trois mois étaient à peine écoulés que toute l'humeur pituiteuse avait presque disparu. Il continue ce traitement à des intervalles plus éloignés, et depuis deux ans, il ne craint plus les accès pituiteux.

Une dame de Lyon, âgée de trente-cinq ans, qui s'était rendue à Paris pour affaires, était incommodée depuis long-temps d'une pituite opiniâtre, dont l'usage d'un grand nombre de médicamens, une diète austère, un exercice fréquent, n'avaient pu la délivrer. Elle vint nous consulter l'année dernière. Convaincus, d'après les questions que nous lui fîmes, que ces glaires pouvaient provenir en partie d'une humeur laiteuse, nous lui ordonnâmes des doses légères, mais successives, de nos médicamens. Elle se conforma à nos instructions; et, au bout de deux mois, elle s'en trouva entièrement débarrassée.

Un employé de la Trésorerie, âgé à peu près de cinquante ans, ayant entendu parler de notre heureux traitement, pour l'expulsion des glaires pituiteuses, vint nous exposer qu'il était sujet à cette maladie; nous lui prescrivîmes d'abord l'usage des *grains de santé du docteur Franck;* mais ce médicament n'ayant opéré que sur les premières voies et facilité la digestion, nous avons eu recours à des doses fractionnées du *toni-purgatif;* le succès le plus complet a couronné nos espérances; cet employé est débarrassé de ses pituites : il mange avec appétit, dort bien, et proclame partout l'efficacité de ce médicament.

Un individu d'un tempérament lymphatique, lequel dispose davantage à la pituite, vint nous consulter. Il était tellement alarmé par l'abondance de cette sécrétion, que nous avons eu la plus grande peine à le rassurer, et à lui faire concevoir l'espoir d'un soulagement et d'une amélioration quelconque. Quoique son arrière-bouche, son pharynx, la trachée-artère en fussent habituellement surchargés, sa santé n'en ressentait aucune altération sensible, sa pituite n'ayant aucune qualité nuisible. Il éprouvait cependant un malaise, un sentiment de gêne et de pesanteur; et si nous n'avions pas acquis la persuasion qu'il avait un embarras gastrique et intestinal, nous nous serions abstenus de lui indiquer le *toni-purgatif*. Nous lui avons recommandé de ne faire usage de ce médicament qu'après avoir épuisé les moyens qui pouvaient débarrasser les membranes muqueuses, nous lui avons prescrit l'exclusion des substances mucilagineuses, des farineux, des huiles, des crudités, des corps gras, des fruits non mûrs, des viandes blanches et glutineuses, de celles des jeunes animaux; d'éviter l'humidité, surtout aux pieds; de fuir la vie sédentaire, l'oisiveté, la mollesse, de faire de l'exercice, etc.

§. III. — Aphthes.

Les aphthes sont de petits ulcères superficiels,
blanchâtres, qui paraissent sur les parties intérieures de la bouche et sur la langue : ces petits
ulcères entretiennent une chaleur brûlante. Lorsque
le nombre en augmente progressivement, et qu'ils
n'ont point cédé à des boissons adoucissantes et à
des gargarismes de même nature, ce sont alors les
symptômes d'une maladie très grave, qui est souvent
la suite des fièvres, survenues dans les pays humides,
à la fin de l'automne ou au commencement de l'hiver.

Les signes précurseurs de cette maladie sont la
difficulté de la-déglutition, une sécheresse excessive
de la langue et de l'intérieur de la bouche; les caractères essentiels sont l'apparition de pustules de la
grosseur d'un grain de millet d'une couleur blanchâtre ou cendrée. On peut attribuer la naissance de
ces pustules à la sérosité répandue dans la bouche,
humeur qui, par sa corrosion, produit l'ulcération
des gencives, la tuméfaction de la langue. La présence des aphthes étant la manifestation d'un vice
dont l'existence n'est point récente, il importe de
dépurer la masse des humeurs. Les acides doivent
être évités; et l'usage d'alimens adoucissans prescrit.

Souvent ces ulcères proviennent d'un abus des
forces que la nature nous a données pour le plaisir,
ou de la contagion que le Nouveau-Monde a léguée
à l'ancien. Dans l'un et l'autre cas, l'administration

de notre méthode ne saurait être différée sans s'exposer au reproche d'une négligence coupable. Toutes les fois que des ulcères se manifestent sur la surface, soit externe, soit interne, de nos différens systèmes, il faut se hâter d'évacuer, afin que les humeurs viciées, attirées dans le canal alimentaire, soient entraînées et rejetées au dehors par le mouvement péristaltique des intestins. Nous ne saurions remettre ce principe assez souvent sous les yeux de nos lecteurs.

Un jeune homme, nouvellement arrivé à Paris, et qui venait de payer son tribut aux écueils de la capitale, se présenta chez nous dans un état vraiment alarmant. Les parois intérieures des joues étaient tapissées d'aphthes livides et proéminens. Ce jeune homme ressentait des accès de mélancolie et de chagrin, qui auraient fini par le pousser à quelque acte de désespoir, si nous n'avions rassuré son esprit par des espérances, et si enfin l'efficacité de notre traitement ne les avait réalisées.

Aujourd'hui son teint est redevenu vermeil, son œil vif, ses lèvres colorées, et tout annonce que le germe de cette humeur a été entraîné par notre sirop dépuratoire et par des évacuations nombreuses.

M. G***, âgé de quarante ans, célibataire, demeurant au faubourg Saint-Jacques, à Paris, s'était livré, pendant sa jeunesse, aux plaisirs de l'amour, avec des personnes malsaines. Sans avoir contracté la siphilis, il avait néanmoins reçu dans ses humeurs certains principes délétères, d'où résultaient de temps en temps de petits ulcères sur les lèvres, les gencives, au palais, et sur l'intérieur des joues. Ayant entendu parler de nos succès curatifs, il vint nous consulter. « Ce sont des aphthes, lui dis-je ; notre méthode les fera disparaître avec les causes qui les ont fait naître. Deux mois après, il revint me voir, et me dit que sa bouche était aussi pure que celle de l'enfant qui vient de naître. Alors il était fort gai ; auparavant il se mourait de tristesse.

Chez les femmes, après leurs couches, les aphthes sont accompagnés de salivation, et tiennent toujours du caractère inflammatoire ; on favorisera dans ce cas l'éruption qui est ordinairement copieuse, par les fumigations émollientes.

En France, les aphthes sont plus communs chez les enfans ; ils prennent alors le nom de *muguet*, et sont accompagnés de chaleur et de diarrhée. Il faut les traiter à peu près comme ceux des adultes, en proportionnant la dose à l'âge et aux tempéramens.

Voici les procédés que nous avons conseillés dans les diverses occasions où nous avons été consultés sur cette affection ; notre pronostic a toujours été favorable lorsqu'il n'y avait pas de complication accessoire. Nous avons indiqué avec succès un gargarisme de jus de raves édulcoré avec du miel ou du sucre ; d'autres fois, et d'après d'autres symptômes, nous avons prescrit une bière légère sucrée, toujours en gargarisme, des lavemens émolliens, des tisanes adoucissantes, et nous n'avons permis le *purgatif* que vers le déclin de la maladie. Nous avons défendu les astringens, parce que nous avons acquis la preuve que ces moyens irritaient davantage le mal à l'intérieur ; nous avons souvent favorisé l'éruption par des fomentations, des bains, des fumigations émollientes. Pendant le cours de la maladie, la nourriture la plus convenable a été une décoction de croûte de pain édulcorée avec le miel aiguisé d'un peu d'eau de fleurs d'orange. Lorsque les aphthes étaient prêts à disparaître, on ajoutait aux divers gargarismes une cuillerée de *purgatif* et quelques gouttes d'*essence éthérée*. Ces moyens nous ont toujours réussi.

Nos consultations écrites ou orales nous ont mis à même de remarquer comme des symptômes assez communs l'ulcération des gencives, accompagnée d'un caractère de scorbut ; très-souvent ces aphthes n'étaient que symptomatiques et éphémères ; ils se développaient et parcouraient leurs périodes dans un temps plus ou moins long ; nous les avons vus accompagner souvent une variété de la gastro-entérite, même de la fièvre muqueuse, et lui succéder quelquefois.

Lorsque, après le traitement raisonné et méthodique que nous indiquions à nos malades, il n'y avait plus de difficulté d'avaler, que la bouche n'était plus sèche, qu'il n'y avait pas d'insomnie, que les gargarismes dont nous avons parlé avaient été employés sans succès, nous avons touché les aphthes avec un pinceau trempé dans un mélange d'eau de chaux et de miel rosat, aiguisée avec l'acide sulfurique ou muriatique.

§. IV. — Rhume.

On appelle vulgairement rhume une affection catarrhale, légère, sans fièvre, et qui permet, à celui qui en est atteint, de vaquer à ses affaires ou au moins de ne pas garder le lit. Lorsqu'elle frappe particulièrement les fosses nasales, on l'appelle *rhume de cerveau*, parce que l'on croit faussement que l'humeur catarrhale se forme dans le cerveau et découle par le nez. Si l'accident tombe sur la membrane des bronches, on lui donne le nom de *rhume de poitrine*. C'est la plus commune de toutes les maladies : dans l'hiver plus de la moitié des individus en est attaquée, surtout dans les villes. Aussi est-elle connue généralement, et souvent traitée sans l'intervention d'un médecin ; le traitement employé est, en quelque sorte, domestique.

Les rhumes sont produits le plus souvent par une température froide, ou du moins par le refroidissement de l'atmosphère : c'est la raison pour laquelle ils sont communs en hiver, au printemps et en automne. Ils ont pour cause un froid inaccoutumé, l'exposition à un courant d'air plus vif que le milieu où l'on est, enfin le passage trop brusque d'une température à une autre. Les individus le plus constamment exposés aux intempéries des saisons ne sont pas le plus fréquemment enrhumés. Le citadin, qui ne quitte pas le coin de son feu, est affecté de rhume, souvent même au coin de son foyer, tandis que l'ouvrier, qui travaille en plein air, brave les inclémences de l'atmosphère, sans en ressentir la plus légère atteinte. Plus les habillemens sont chauds, plus ils provoquent le rhume, surtout si l'on porte les mêmes dans la maison et au dehors. Les gens du peuple, en général, assez légèrement vêtus, sont beaucoup moins sujets au rhume que les individus riches ou aisés, qui ont le défaut de se trop couvrir. Ces vêtemens et la chaleur des appartemens causent plus ces affections, que le froid, proprement dit, et les habits légers.

Que l'on ne s'abuse pas sur l'administration de toutes les drogues que l'on emploie ordinairement en pareille circonstance. Au lieu de désemplir les poumons des glaires qui les oppressent, elles ne font souvent qu'en augmenter la quantité. Les sirops de *capillaire*, d'*erysimum*, de *réglisse*, tant vantés contre le rhume, ne font qu'empâter davantage; ils entretiennent la maladie, en paraissant la soulager un instant, parce qu'ils n'attaquent pas du tout le mal dans son véritable siége, et qu'ils ne font que calmer, lorsqu'il faut évacuer.

Cependant lorsque le rhume est inflammatoire, qu'il affecte des individus sanguins et robustes, qu'il menace de durer six semaines à deux mois, qu'il présente des époques bien tranchées de crudités et de coction dans les crachats, qu'il est accompagné de fièvre dans l'origine et souvent d'une grosse toux, il ne faut point administrer d'abord le *toni-purgatif*; il faut absolument attendre la terminaison de la toux, et faire précéder ce médicament par l'emploi commun et presque banal des adoucissans, des béchiques, dont l'usage est presque populaire; car, qui ne sait pas que les fleurs pectorales, la mauve, la violette, la guimauve, le coquelicot, les raisins secs en infusion, la gomme arabique, s'emploient efficacement contre le rhume?

Ce n'est que dans l'espèce de rhume que j'appelle *muqueux et humoral*, qui n'est pas inflammatoire comme le précédent, qui ne débute pas par de la fièvre, qui est accompagné d'une expectoration *grasse* dès l'origine sans aucune coction préalable, et qui paraît dépendre d'un embarras gastrique; c'est dans ce rhume, dis-je, qu'il convient d'employer le *purgatif*: il débarrasse le malade de la bile ou des viscosités surabondantes. Ce médicament triomphera surtout chez les personnes lymphatiques, sédentaires et d'un embonpoint évident, chez les enfans et les femmes. C'est dans ce rhume enfin que l'emploi d'une ou deux doses a suffi pour obtenir un succès complet.

Nos observations nous ont présenté une circonstance particulière dans le rhume des enfans. La matière de l'expectoration, qui n'est point expulsée au dehors, est avalée, et passe dans l'estomac. Il s'ensuit que cette matière s'accumule dans les voies digestives, et cause de l'embarras dans le système intestinal. Le *purgatif* dissipe ces mucosités. Nous avons eu la satisfaction de guérir ainsi du rhume un grand nombre d'enfans, en pension dans différentes maisons d'éducation dont les chefs sont venus nous consulter.

Le traitement préservatif du *rhume* consiste à s'accoutumer graduellement et à la longue aux différentes intempéries de l'air; à endurer les chaleurs de l'été, et surtout le froid de l'hiver, à sortir tous les jours vêtu plutôt légèrement que bien couvert; à boire froid en tout temps, à se laver toujours à l'eau froide : on réussira à s'endurcir contre les inclémences atmosphériques; si l'on s'y prend de bonne heure, et surtout dès l'enfance.

§. V. Catarrhe; catarrhe pulmonaire.

On donne ce nom à toute inflammation aiguë ou chronique des membranes muqueuses : elle occupe principalement les follicules glanduleuses dont est semée la membrane des bronches; elle a toujours pour résultat une sécrétion plus abondante du *mucus*, qui, dans l'état naturel, lubréfie continuellement ces membranes, Cette affection est fréquemment accompagnée d'un mouvement fébrile.

Les principales causes occasionnelles de ce catarrhe sont les vicissitudes des saisons, les brusques variations de l'atmosphère, particulièrement le passage subit du chaud au froid, de la sécheresse à l'humidité, comme il arrive en automne et au printemps; l'exposition subite à un air frais lorsqu'on est en sueur, ce qui occasionne la suppression de la transpiration; l'ingestion d'une boisson froide quand tout le corps est échauffé; l'exposition à l'influence d'une constitution catarrhale épidémique ; l'inspiration d'un air vicié ; la suppression d'une affection cutanée, d'un flux périodique. Quelquefois il faut l'attribuer à la rétrocession d'un flux habituel, d'un vieil ulcère, d'une dartre, d'un rhumatisme, de la goutte ; d'autres fois, il coexiste avec certaines maladies. Enfin, d'autres causes peuvent encore la produire : telle est la présence d'un corps étranger sur une surface muqueuse ; tels sont encore les piqûres, les contusions, les vers intestinaux, les purgatifs violens, l'inspiration de vapeurs irritantes, ammoniacales, la fumée des substances âcres, vénéneuses, etc.

Parmi les causes prédisposantes de cette affection, on compte ordinairement le tempérament lymphatique, l'enfance, la vieillesse, une constitution corporelle, molle, faible et délicate ; une conformation vicieuse de la poitrine, une grande susceptibilité nerveuse, l'état de convalescence, la facilité de transpirer abondamment, etc.

Le catarrhe pulmonaire est ordinairement précédé d'une lassitude générale, de céphalalgie, d'agitation, d'éternumens réitérés. A ces phénomènes succèdent une chaleur plus ou moins vive, et un mouvement fébrile qui se fait sentir spécialement le soir. Bientôt la voix change, devient rauque, enrouée, la respiration difficile ; une toux sèche, plus ou moins violente, fatigue le malade qui, en même temps, perd l'appétit et le sommeil, éprouve de la soif, du dégoût, de l'amertume dans la bouche, quelquefois des envies de vomir ; se plaint surtout d'anxiété et de plénitude dans la région précordiale, et présente au toucher une peau aride, parfois brûlante, et un pouls plus ou moins accéléré.

La durée commune du catharre pulmonaire est d'une à trois semaines. Parfois il se dissipe au bout de trois ou quatre jours; souvent il se prolonge au-delà de deux ou trois septénaires, suit une marche lente et prend un caractère chronique, principalement chez les vieillards et chez les individus dont les poumons ont été affaiblis par plusieurs affections du même genre. Alors il n'est pas rare de voir le mal dégénérer en une phthisie muqueuse. Parfois aussi son extrême violence le rend mortel en peu de jours, surtout lorsqu'il se fixe sur des organes épuisés et incapables d'une réaction énergique. Dans cette circonstance, on lui donne le nom de catarrhe suffocquant. Les personnes âgées y sont le plus exposées.

Il est souvent accompagné de quelque autre affection; par exemple, il peut se compliquer d'un embarras gastrique et intestinal, c'est-à-dire de la présence de matières saburrales dans les premières voies. Alors les symptômes se manifestent avec plus d'intensité, et s'associent à d'autres qui paraissent immédiatement. Le mal de tête est plus aigu, la bouche plus amère, la langue couverte d'un enduit muqueux jaunâtre; le malade se plaint davantage de dégoûts, de nausées, de douleurs à l'épigastre; souvent il éprouve des vomissemens spontanés ou provoqués par des quintes de toux.

Le traitement du catarrhe pulmonaire consiste à

diminuer l'irritation , à favoriser l'expectoration et les autres excrétions, et à opposer aux complications les moyens que leur caractère indique. En effet, les complications exigent un traitement relatif à leur nature, lorsque le mal prend un caractère asthénique, comme on le remarque assez fréquemment chez les vieillards; le mode curatif doit subir des modifications particulières et devenir très-actif; le camphre, le sulfate de quinine seront administrés en potions ; on fera frotter l'épine dorsale avec l'*essence éthérée ;* des vésicatoires, des ventouses seront appliqués sur cette région, ainsi qu'entre les épaules, sur les cuisses, ou sur les jambes, suivant les indications particulières; on titillera le gros intestin par des lavemens, dans lesquels on ajoutera une poignée de sel gris et trois ou quatre cuillerées de notre lotion purgative.

Du reste, le traitement doit être modifié suivant les circonstances relatives à l'âge, au tempérament, à la saison, à la constitution atmosphérique, à l'intensité de la maladie : ainsi, l'on ne fera pas au débile vieillard le même traitement qu'au jeune homme vigoureux; le premier a communément besoin d'excitans qui nuiraient au dernier. Le tempérament susceptible de la femme exige fréquemment l'administration des antispasmodiques , qui n'auraient qu'une faible action sur un homme dans la force de l'âge.

Lorsque le catarrhe pulmonaire tend à devenir chronique, le médecin doit redoubler de vigilance pour empêcher une dégénération qui finit, tantôt par un asthme humide, tantôt par une phthisie muqueuse, que le vulgaire caractérise alors de *rhume négligé*. Dans ce cas, le changement de manière de vivre, l'exercice à pied ou à cheval, une habitation saine, les voyages, l'air de la campagne peuvent être très-utiles. Mais c'est surtout dans cette dernière espèce de catarrhe que le *purgatif* est employé avec succès; car, en débarrassant l'estomac et les voies intestinales, les poumons se débarrassent plus aisément des mucosités dont ils sont imprégnés. Nous avons aussi souvent remarqué dans notre pratique journalière le succès de l'*essence éthérée*, employée par des personnes atteintes de catarrhes rebelles, qui avaient résisté à tous les sirops, aux tisanes adoucissantes et pectorales, à toutes les substances mucilagineuses; ces personnes ont eu recours à cette même essence, dont elles ont fait chauffer une quantité suffisante pour s'en frotter les pieds, et surtout les bras, en les enveloppant avec des morceaux de flanelle ou de laine avant de se mettre au lit. De cette manière, la transpiration se rétablit, et la suffocation devient moins fréquente; on parvient à chasser une affection qui revenait sans cesse, et l'on triomphe enfin de catarrhes interminables.

Des médecins très-recommandables ont eu l'ingénieuse idée de provoquer à la peau une éruption artificielle pour combattre des affections rebelles aux autres moyens : des succès ont rempli leur attente. On connaît les expériences tentées par Autenrieth, avec la pommade stibiée contre la coqueluche. Ce moyen, qui a été recommandé comme rubéfiant et épipastique, pourrait être employé avec succès contre le catarrhe pulmonaire ; le docteur Edward Jenner a employé en frictions cette même pommade dans différentes maladies ; il dit avoir guéri des adultes atteints de manie, de catarrhe chronique de la poitrine, d'hypocondrie, d'ophthalmie rebelle intermittente, d'hypertrophie du foie, d'hémiplégie, *et d'une maladie grave de l'estomac.*

Un homme âgé de cinquante-trois ans, ancien militaire, souffrait depuis long-temps d'un catarrhe, que lui avaient procuré et la vie de soldat et l'usage habituel des boissons alcooliques ; cette affection, devenue plus grave, avait fini par se porter sur le poumon. Ses crachats étaient devenus sanguinolens, et ensuite mêlés d'un pus épais et jaune foncé. Sa respiration était continuellement gênée, ses forces s'affaiblissaient de jour en jour, et il ne pouvait plus marcher qu'à l'aide d'une canne. Plusieurs médecins lui prescrivirent différens loochs et tisanes, qui calmèrent momentanément les accès du catarrhe, sans pouvoir le guérir. Malgré l'usage journalier de ces remèdes, il ne cessait ni de tousser ni de rendre de temps en temps des crachats purulens ; enfin son état paraissait désespéré. Une femme, qui prenait à ce brave homme le plus grand intérêt, informée du succès de notre traitement dans le catarrhe chronique, vint implorer notre assistance. Notre militaire, dégoûté des médecins et des remèdes, refusa d'abord le moyen de guérison qui lui était offert. Enfin il se décida à en faire usage ; sa voix devint plus claire, sa respiration plus facile ; il recouvra l'appétit et le sommeil ; la toux qui l'exténuait, fut moins fréquente; plus d'amertume dans la bouche, plus d'envie de vomir, plus d'anxiété, plus de plénitude dans la région précordiale. Enfin ce catarrhe, qui allait bientôt dégénérer en une phthisie muqueuse, avait disparu au bout de trois semaines de traitement.

§. VI. — Cautère.

On désigne, sous le nom de *cautères*, de petits ulcères dont on entretient à dessein la suppuration. On entend aussi par ce mot les caustiques dont on se sert pour les former. Voici les divers procédés adoptés par les praticiens pour l'établir. Les uns se servent du bistouri ou de la lancette; ils font une petite incision cruciale, introduisent dans la plaie un peu de charpie, et, trois ou quatre jours après, lorsque la suppuration commence à s'établir, ils remplacent la charpie par un pois d'iris, un globule de cire, de petites oranges desséchées, ou même par un pois ordinaire, qu'on a soin de renouveler au moins une fois par jour. D'autres praticiens emploient la potasse caustique ou pierre à cautère. On se sert aussi, mais plus rarement, de la pierre infernale ou nitrate d'argent, de muriate d'antimoine, et même d'une pierre rougie au feu.

On adopte le cautère comme un égout par lequel doit s'écouler l'humeur qui, dit-on, souille le sang; mais l'expérience a prouvé que ce n'était qu'une théorie ingénieuse dont la pratique ne produisait pas toujours des résultats aussi heureux qu'on se l'était promis. Puisque l'on admet l'àcreté dans la masse sanguine, en adoptant le cautère, ne serait-il pas plus simple de lui ouvrir une voie naturelle par notre méthode, au lieu de l'attirer, par artifice, sur un point quelconque? Peut-on assurer que l'humeur dépravée se montrera docile à cette manœuvre, qu'elle obéira à volonté? Le purgatif périodique ne remplira-t-il pas plus sûrement toutes ces vues, en l'atteignant jusque dans les siéges les plus secrets, en l'entraînant, et en épurant ainsi toute la masse?

Ce moyen doit être préféré avec d'autant plus de raison qu'il n'entraîne aucun des inconvéniens et des dégoûts qui accompagnent tous les exutoires de la peau. Nous n'en proscrivons pas cependant entièrement l'usage, et nous ne le condamnons pas sans appel.

La pratique de la médecine retire quelques avantages de l'emploi du cautère. Souvent il survient des altérations dans le cours du sang renfermé dans les petits vaisseaux; il se forme des concentrations de vitalité dans le vaste réseau que présente le système capillaire. Un point de cet appareil se tuméfie, se gorge de sang : c'est une fluxion qui, se mouvant dans tous les sens, menace toutes les parties du corps, et peut causer de graves accidens. Or, c'est dans la partie cautérisée que cette fluxion errante aboutit et va s'éteindre, puisqu'il existe dans cette partie un centre de vitalité, un afflux constant du sang répandu dans les vaisseaux capillaires. Sans cette espèce de réservoir, elle se serait portée sur la tête, sur la poitrine ; elle aurait donné lieu à une apoplexie, à une hémoptysie, etc. : aussi les personnes menacées de ces maladies font quelquefois bien de porter un cautère. L'existence de ces fluxions morbides dans le corps, au danger desquelles remédie le cautère, leur passage soudain d'un lieu à un autre, sont des phénomènes qui n'étonnent point celui qui, ne négligeant aucune partie de son art, a, par des travaux constans, approfondi la physiologie de l'appareil organique des vaisseaux capillaires.

On emploie aussi le cautère contre les affections catarrhales invétérées, contre l'asthme humide, contre les névralgies, la sciatique, et contre beaucoup d'autres maladies. On y a aussi recours pour soulager les poumons dans les catarrhes chroniques, dans la phthisie imminente. On se sert encore de ce moyen thérapeutique pour suppléer à certaines éruptions cutanées, à certains suintemens de la peau, qu'on ne pourrait supprimer sans une altération dans la santé.

A part les cas que nous venons de décrire, on doit avoir recours au *toni-purgatif*, surtout lorsqu'on veut se débarrasser des incommodités inhérentes à un pansement journalier.

Nous avons souvent remarqué que le cautère occasionnait de grands inconvéniens, et qu'il était urgent de le supprimer. Mais, dans aucun cas, on ne doit s'y résoudre qu'après des indications bien précises, surtout chez les personnes avancées en âge ; il serait quelquefois dangereux de leur enlever cette res-

source , dont les médecins abusent moins aujour-
d'hui qu'autrefois.

On croit généralement qu'on ne peut, sans danger,
supprimer les vésicatoires , et surtout les cautères
établis depuis long-temps ; préjugé qu'il importe de
détruire , puisque c'est souvent le seul motif pour
lequel des individus, qui pourraient en retirer des
effets salutaires , se refusent à ce moyen. Il n'y a pas
d'inconvénient pour cette suppression en choisissant
l'époque des chaleurs, en substituant un gilet de
flanelle, afin que la transpiration augmentée supplée
à l'excrétion que fournissait la plaie supprimée, en se
purgeant quelquefois pour détourner l'irritation du
lieu accoutumé.

§. VII. — Éblouissement, évanouissement, étourdissement.

Ces trois termes, qui paraissent presque synonymes dans la langue française, présentent en
médecine des nuances qu'il est nécessaire d'établir, en donnant une description des phénomènes
qui accompagnent chacune de ces affections. 1° L'é-
blouissement est l'effet d'un affaissement momentané
et passager de l'organe cérébral. Lorsqu'il est fréquent, on croit vulgairement que c'est le sang qui
se refoule vers le cerveau. Lorsque les éblouissemens
sont fréquens, on peut les considérer comme un symptôme éloigné de l'apoplexie. 2° L'évanouissement est
la suspension momentanée de toutes les fonctions
de l'homme, accompagnée de pâleur et de sueur

froide. Il est assez fréquent chez les sujets nerveux : c'est une des maladies physiques de la tête; la cause de cette affection n'est pas dangereuse, si elle n'est pas fréquemment répétée. Les évanouissemens annoncent presque toujours une congestion sanguine dans la tête, et sont très-souvent les symptômes avant-coureurs d'une apoplexie. Si la congestion est accompagnée d'une pléthore, soit générale, soit incomplète, elle demande des moyens de révulsion, appliqués aux membres inférieurs. 3° L'étourdissement, *capitis gravedo*, *vertigo*, est un état dans lequel tout à coup on sent une pesanteur considérable, surtout dans les parties antérieures de la tête; la vue se trouble, se couvre d'un nuage; les objets environnans paraissent doubles, ils semblent ensuite tourner autour de nous; il se fait un tintement, un bruit étonnant dans les oreilles; la démarche chancelle, les jambes fléchissent, on tombe même, si l'on ne trouve aussitôt un appui. Les jeunes gens, surtout les personnes du sexe qui ne sont pas encore bien réglées, les hypocondriaques dont le ventre est serré, qui éprouvent des palpitations, qui ont des flatuosités, les femmes grosses ou hystériques, les personnes qui mènent une vie oisive, qui s'adonnent à la bonne chère, sont très-sujettes aux étourdissemens. Dans tous les âges, et quel que soit le tempérament, l'étourdissement a lieu par une multitude de causes. On sait que c'est un des premiers symptômes de l'ivresse. L'abus des liqueurs fortes, les excès avec les femmes, la fumée du tabac, la vapeur du

charbon, les odeurs fortes, le produisent souvent;
il accompagne les accès hystériques et épileptiques.
Enfin la plénitude de l'estomac, la saburre des premières voies, la présence des vers, la suppression des
évacuations, toutes ces causes peuvent produire l'é-
tourdissement, en occasionnant un engorgement momentané dans les vaisseaux du cerveau. Chez les
jeunes sujets, cet accident est léger et ne présente
aucun danger. Chez les personnes âgées, surtout s'il
revient fréquemment, il mérite plus d'attention; lorsqu'il est accompagné du vomissement et de l'abatte-
ment des forces, il fait craindre l'apoplexie et la
paralysie : dans les autres circonstances, il faut avoir
égard pour le pronostic et pour la guérison aux causes
diverses qui peuvent le produire.

Nous allons présenter quelques exemples de personnes qui, pour combattre les incommodités dont
nous parlons, ont avec succès employé les moyens
que nous leur avons indiqués.

Plusieurs hommes de loi, de cabinet, des gens de
lettres, etc., nous ont consultés sur les affections morbifiques dont nous venons d'entretenir nos lecteurs. Les
étourdissemens, surtout à l'approche du printemps, étaient
si fréquens chez plusieurs avocats, qu'ils éprouvaient l'impuissance de plaider à cette époque de l'année, crainte
d'être renversés à l'audience. Chez les uns, les étourdissemens avaient l'apparence de résider dans le système nerveux, chez les autres, dans le système sanguin. Une vive
irritation résidait-elle dans l'organe intellectuel, et occa-

sionnait-elle une congestion cérébrale? Toutefois nous avons indiqué deux modes de traitement; nous avons d'abord cédé à l'impulsion donnée et demandée par plusieurs de ces malades, en laissant appliquer des sangsues à l'anus; mais ce moyen ayant produit uue perturbation sur l'ensemble de l'économie animale, et les étourdissemens étant revenus avec plus ou moins d'intensité, nous avons eu recours à des moyens de dérivation qui ont été plus efficaces. Nous avons prescrit une infusion de camomille romaine. A chacune des tasses de cette infusion nous faisions ajouter une cuillerée à café d'une teinture fondante que nous faisons préparer chez notre pharmacien, et dont on ajoutait la même dose dans toutes les boissons, même dans les repas. Cette méthode a duré huit jours, après lesquels les malades ont pris quelques *grains de santé du docteur Franck* pendant trois jours, et immédiatement après, quelques doses de *toni-purgatif*.

Nous pouvons certifier qu'aucun éblouissement, évanouissement, étourdissement, n'a résisté à ces moyens curatifs. Nous sommes bien persuadés que chez quelques uns de ces malades, l'apoplexie foudroyante dont ils étaient menacés, a été éloignée pour un grand laps de temps; et, afin d'éviter à jamais les atteintes d'un mal aussi fréquent de nos jours, nous leur avons ordonné de faire usage matin et soir d'un bain de pieds extrêmement chaud, dans lequel on ajoutait deux poignées de sel gris, et une demi-bouteille d'*essence éthérée balsamique*. Il leur a été recommandé de ne laisser séjourner les pieds dans ce bain que l'espace de cinq à six minutes. A l'approche de chaque printemps, quelques uns de ces malades ont renouvelé ce mode de traitement, et les étourdissemens ont disparu pour toujours.

§. VIII. — **Céphalalgie, migraine, maux de tête.**

Ces mots, qui sont presque synonymes, expriment une incommodité, dont le principal caractère est une douleur gravative, lancinante et brûlante, qui quelquefois s'étend d'une tempe à l'autre, mais qui souvent n'occupe qu'un seul côté du front. Constamment, dans les deux cas, elle ne se fait sentir au début de l'accès que vers la région des sinus frontaux. Nous ne nous occuperons pas ici des différentes variations d'opinions qui existent dans les auteurs sur ce sujet, dont le plus grand nombre a pris l'effet pour la cause.

Quelle place pourrait-on assigner à la migraine ou aux maux de tête, dans un cadre nosographique? Les classerait-on dans les névroses, dans les névralgies, dans les maladies douloureuses, sans fièvre ni inflammation? Il n'entre pas dans notre sujet de nous occuper de ces inutilités. Il suffit de dire que les débuts des maux de tête sont presque toujours brusques, et qu'ils s'annoncent par un ensemble de malaise indéfinissable, par du froid aux pieds, par une douleur légère et comme contusive. On a de la tendance à porter sa main sur le front; les paupières se ferment involontairement; de fortes pulsations se font sentir dans les artères temporales; ce qui entoure celui qui souffre lui devient insupportable; le moindre bruit, le plus petit éclat de lumière, la plus faible odeur, le plus léger mouvement, tout concourt à augmenter son anxiété; des bâillemens, des nausées suivies quelquefois de vomissemens, le plus souvent sans aucun soulagement : voilà les symptômes que nous avons souvent observés dans les accès. Mais quelles en sont les causes? Citerons-nous ici l'opinion d'Hoffmann, qui prétend que c'est un défaut de circulation du sang? de Pison, qui l'attribuait à un amas de sérosités (*à colluvie serosá*)? de Tissot, qui en apercevait les causes dans les lésions de l'estomac? Nous nous bornerons à dire que la plus grande incertitude règne sur les causes déterminantes de cette maladie; pourquoi entamerions-nous une discussion qui ne serait d'aucune utilité pour la guérison de nos lecteurs?

Dans le nombré des céphalalgies, nous distinguons la pituiteuse ou catarrhale, la séreuse et la pléthorique. Il est constant qu'une disposition bilieuse de l'estomac ou des intestins joue ici le principal rôle ; on ne doit en attribuer la cause qu'aux saburres des premières voies. Quel sera donc le meilleur traitement à employer? Quelques médecins ont appliqué les remèdes sur le lieu le plus voisin, ou sur le lieu même de la douleur. Il est certain que nous avons obtenu du soulagement en prescrivant des frictions avec l'*essence éthérée* sur les tempes et le cou des personnes qui étaient sujettes aux maux de tête ; quelques doses de cette essence, inspirées par les narines, ont produit presque une guérison, surtout lorsqu'on a ajouté dans des lavemens fréquens plusieurs cuillerées de la lotion purgative dont il a été

question à l'article *Lavemens*. Parlerons-nous, d'après des observations pratiques qui nous sont personnelles, de l'emploi abusif et presque toujours inutile de l'ustion et des cautérisations, des vésicatoires, de sétons, de l'artère temporale ouverte, de l'artéréotomie pratiquée près les oreilles, faite avec un fer rouge, de la plébotomie, des ventouses, des bains, etc.? Le savant docteur Double, dans ses recherches historiques sur l'artéréotomie (*Journ. général de Médecine*, tom XVIII), dit : « Remarquons
» aussi qué toutes les fois que l'artéréotomie a réussi,
» les maladies reconnaissaient pour cause un état
» inflammatoire, soit local, soit général, car les
» maladies peuvent tenir à des causes autres que la
» pléthore sanguine. » Tissot, Cœlius-Aurélianus, Alexandre de Tralles, Bianchi, Van-Swieten ont toujours trouvé les causes de la migraine et des maux de tête fréquens dans les diverses lésions et dispositions de l'estomac ; ils n'ont donc pas manqué de diriger leurs médicamens sur ce viscère. Nous pouvons certifier que l'impératrice Joséphine, incommodée par des migraines fréquentes, était parvenue à s'en guérir par l'usage des *grains de santé du docteur Franck;* nous avons, depuis cet exemple, prescrit ce médicament avec succès dans les cas analogues. Nous avons vu réussir, dans des congestions cérébrales, que les malades appelaient violens maux de tête, un bain de pieds très-chaud avec deux poignées de sel gris, un verre de vinaigre, et le quart d'un flacon *d'essence éthérée balsamique.* Quelques personnes

nous ont certifié avoir prévenu par ce moyen des apoplexies foudroyantes, dont elles avaient ressenti quelque atteinte.

Après avoir parlé des prescriptions que nous indiquons, puisées soit dans l'usage du *purgatif*, soit dans celui de *l'essence éthérée*, il est inutile d'énumérer cette série nombreuse de formules, qui fait trop apercevoir la variation des opinions sur le siége et les causes de l'affection qui nous occupe, et qui affermit si bien cette parole d'Arétée, *medicatio instabilis*. Cependant l'on apprendra avec plaisir que le célèbre Linnée se guérit d'une migraine qui avait résisté à tous les remèdes, en buvant tous les matins, à jeun, une livre d'eau fraîche, et en faisant de l'exercice avant le dîner. Cette cure simple ne devrait-elle pas fixer l'attention des médecins? mais il n'y a pas d'ordonnance à faire, il n'y a pas grand mérite à se borner à dire à un malade : *Buvez de l'eau, et faites de l'exercice.* C'est néanmoins un maréchal-ferrant qui pressa Linnée de boire de l'eau en abondance; il le fit, et guérit.

Nous ne finirions pas si nous voulions mettre sous les yeux de nos lecteurs toutes les lettres que nous avons reçues des personnes qui nous doivent la guérison de leurs maux. Nous nous contenterons d'en citer une écrite par une dame, que nos consultations ont, pour ainsi dire, arrachée à des tourmens qui sont peut-être exagérés par son imagination.

MONSIEUR,

Mille et mille actions de grâces vous soient rendues! Enfin je suis revenue à la vie et au bonheur, et ce sont vos conseils qui ont opéré ce miracle. Vous savez que depuis plus de dix ans j'étais tourmentée d'une migraine qui, chaque jour, à chaque instant, me faisait désirer la mort. A l'âge de trente-deux ans, plus de jouissance pour moi; nulle saison, nul spectacle, nulle fête ne pouvaient faire diversion à mon supplice : partout je portais avec moi la souffrance et l'ennui. Oh! si j'avais une ennemie, je ne lui souhaiterais qu'une migraine continue, aussi vive que celle qui m'a privée du bonheur pendant les plus belles années de ma vie. Lorsque je vous consultai, vous ne pûtes vous empêcher de m'exprimer toute la peine que vous causait ma triste situation. La part que vous paraissiez y prendre, me fit naître l'espérance que j'en sortirais par l'effet de vos médicamens. J'en ai fait l'usage que votre sagesse m'a prescrit. Je suis guérie, et depuis plus de huit jours, ma tête libre me fait chérir cette existence que je détestais. Mon mari et mes deux filles sont au comble de la joie, de voir, l'un, sa femme, et les autres, leur mère, tranquille, gaie et toujours disposée à partager leurs occupations. Que ne puis-je avoir cent voix pour annoncer partout les bienfaits de votre traitement! Et quel redoutable fléau il est pour les migraines les plus invétérées !

Recevez mes salutations,

JOSÉPHINE DARETTE, femme MURATORI.

Nantes, ce 15 janvier 1822.

Un individu est venu nous consulter, il n'y a pas long-
temps, sur une douleur de tête; les renseignemens que
nous lui avons demandés nous ont appris que cette céphalalgie était héréditaire, qu'elle s'était développée après
la puberté, que des affections morales, tristes, la masturbation, les études prolongées en avaient aggravé la
cause; cet individu était fort triste, sa vue et son ouïe
étaient souvent troublées; il y avait sensibilité au cuir
chevelu; le sommeil n'en était pas troublé; la durée de
l'attaque variait et revenait périodiquement. Je lui prescrivis un repos absolu, des pédiluves irritans, des frictions sur la colonne vertébrale avec l'*essence éthérée*, le
toni-purgatif; mais comme cette douleur avait le type
intermittent, le sulfate de quinine fut employé avec succès
dans une boisson calmante et antispasmodique; il se trouve
beaucoup mieux.

§. IX. Éternument.

[POUDRE CAPITALE DE SAINT-ANGE.]

L'éternument est un effort de la nature pour débarrasser la membrane pituitaire de ce qui la tourmente. Il a par lui-même une grande importance,
en ce qu'il excite l'action du cœur, et donne plus
d'activité à la circulation. Il secoue l'estomac, le
foie, la masse intestinale, et réveille l'énergie de
tous les organes. Il ébranle le cerveau, en augmente
la vitalité actuelle, et quelquefois même il excite les
facultés intellectuelles. Souvent il fait cesser des pesanteurs de tête, qui tiennent à une espèce d'inertie

de l'appareil cérébral. Il s'est quelquefois montré un secours efficace contre certaines affections morbides de la gorge et de la poitrine.

La *poudre capitale de Saint-Ange* est connue comme un médicament très-utile pour exciter l'éternument. Appliquée sur la membrane pituitaire, elle y provoque une vive irritation; le sang se porte alors avec force sur les vaisseaux capillaires répandus sur cette partie; il s'y établit une sorte de fluxion active; l'exhalation et la sécrétion muqueuse, qui se font habituellement sur cette surface, sont singulièrement augmentées; des éternumens répétés plus ou moins fréquemment viennent ajouter à ces effets. Cette poudre a beaucoup de succès dans quelques céphalées; souvent elle éclaircit les idées, rend la vue plus forte, l'ouïe plus fine, etc. On la vante aussi dans les fluxions catarrhales des yeux, des oreilles, et dans les maux de dents.

Au reste, nous ne dissimulerons pas que l'emploi de ce moyen demande beaucoup de réserve et de prudence, à cause des ébranlemens qu'il suscite dans la machine vivante. Il en est de ce médicament comme de tous les autres qui, administrés avec peu de réflexion, et à contre-temps, sont quelquefois plus nuisibles qu'avantageux.

De savans praticiens vantent cette poudre dans les douleurs gravatives de la tête, dans la migraine, dans les affections vaporeuses ou soporatives, dans la faiblesse de la mémoire, dans les vertiges qui dépendent d'une langueur de l'action cérébrale, lorsqu'il y a pâleur de la face, disposition à l'engourdissement. Il est d'une grande efficacité quand la membrane pituitaire est dans un état de relâchement, et qu'elle fournit une exubérance de mucosités.

C'est principalement dans les pays humides et froids, dans les endroits marécageux, dans les habitations situées sur un sol humide, qu'il est utile de faire usage, de temps en temps, de ce sternutatoire.

Les membres de notre bureau de consultations médicales se sont concertés avec un habile pharmacien, pour perfectionner cette poudre à la manière anglaise ; combien de fois n'avons-nous pas conseillé avec le plus grand succès, aux individus qui prennent du tabac, d'ajouter quelques prises de cette poudre, ainsi perfectionnée, dans leur tabatière ? Cette méthode surpasse l'usage du meilleur tabac d'Espagne. Nous indiquerons aux personnes qui nous le demanderont, où l'on peut se procurer cette poudre ainsi perfectionnée.

§. X. — Apoplexie.

Ce mot dérive d'un verbe grec qui signifie *frapper avec violence*. La maladie se caractérise par la diminution ou la perte de la sensibilité, par la cessation plus ou moins complète des mouvemens volontaires, et par un état soporeux.

On divise l'apoplexie en *séreuse* et *sanguine*. Lorsque l'une ou l'autre est d'un effet extrêmement subit,

on l'appelle *foudroyante*; nous ne parlerons pas de
celle-ci, parce qu'elle laisse peu d'espoir à tous les
efforts de l'art. L'apoplexie *séreuse* est reconnue pour
être humorale; la seconde est causée par le sang.
L'une et l'autre reconnaissent pour causes prédisposantes un tempérament sanguin et pléthorique,
une tête volumineuse, un cou peu allongé.

Ses causes occasionnelles sont l'intempérance, la
suppression d'un écoulement de sang quelconque,
le passage subit du chaud au froid, le chagrin, une
colère violente et concentrée, les plaies qui intéressent le cerveau, et tout ce qui peut comprimer
cet organe. Elle s'annonce souvent par des tintemens d'oreille, des vertiges, la coloration de la
face, la salivation, la respiration précipitée.

La plupart des apoplexies ont lieu après des écarts
dans le régime alimentaire. Elles sont dues à la difficulté que le sang éprouve pour retourner au cœur.
Nous voyons le sang s'amasser dans les petits vaisseaux de la surface du corps, lorsque les forces sont
épuisées ou diminuées.

L'apoplexie attaque beaucoup plus souvent les
habitans des villes que ceux des campagnes, et les
hommes plutôt que les femmes; elle est plus fréquente vers les solstices et les équinoxes.

Dès qu'une personne sera tombée en apoplexie,
on s'occupera à l'instant même à desserrer ses vêtemens; on la placera sur un fauteuil plutôt que sur
un lit, ayant soin de faire incliner en arrière sa
tête, que l'on tiendra nue, surtout on lui évitera

toute espèce de secousse, et l'on ne fera pas de feu dans sa chambre.

L'apoplexie, soit humorale, soit sanguine (celle-ci est beaucoup plus fréquente), doit être traitée avec les mêmes moyens. Il importe d'opérer une dérivation par les voies inférieures. Dans plusieurs cas, la saignée est pernicieuse; dans celui-ci, elle est bien plus souvent mortelle.

On soutiendra l'action des moyens prescrits, par tous les stimulans externes, par l'inspiration de l'ammoniac, par les frictions avec l'*essence éthérée* le long de la colonne vertébrale, par les pédiluves irritans, tels qu'ils sont indiqués dans notre dissertation relative à l'*essence éthérée*. Le traitement peut se compléter par l'usage des eaux minérales salines.

Des convulsions, un ou plusieurs accès de fièvre, ont terminé quelquefois heureusement l'apoplexie; la paralysie la précède souvent; elle peut survenir dans son cours, sans être d'aucun avantage pour le malade; elle est aussi quelquefois la terminaison de cette maladie. En général, l'apoplexie est rarement suivie du retour à une santé parfaite. Une lésion plus ou moins marquée des fonctions des sens et des facultés intellectuelles, surtout du jugement et de la mémoire; la paralysie, les flatuosités, l'écoulement involontaire des larmes pour les causes les plus légères, l'assoupissement, les vertiges, l'embarras de la langue; l'hémiplégie, surtout celle du côté droit, sont les affections les plus ordinaires qui lui succèdent. Accablé de ces infirmités, le malade traîne une existence malheureuse que terminent ordinairement une ou plusieurs attaques.

Nous ne saurions trop conseiller l'usage du *toni-purgatif* aux personnes menacées d'apoplexie dont la tête est enfoncée dans les épaules, qui sont d'une structure large et chez lesquelles de fréquentes suffocations surviennent. En attirant les humeurs vers le canal des alimens, il débarrassera l'organe cérébral, et préviendra les effets d'une attaque.

Une foule de personnes, qui se trouvent menacées de ces accidens, font un usage presque journalier de ce médicament, et nous ont appris qu'elles craignent moins l'apoplexie. Elles respirent librement; elles n'éprouvent plus la lassidude qui suivait ordinairement la plus courte promenade, et leur visage n'est plus enluminé comme auparavant.

M. Lefèvre, propriétaire à Versailles, avait eu une attaque d'apoplexie, qui lui avait laissé de fâcheux souvenirs. La pesanteur habituelle de la tête, les étourdissemens fréquens et les vertiges, tout lui annonçait qu'une seconde attaque n'était pas fort éloignée. Il vint nous consulter assez à temps pour détourner l'orage. Nous lui prescrivîmes une infusion de plusieurs tasses de camomille romaine, en ajoutant à chacune d'elles une cuillerée à café de la teinture fondante dont nous avons déjà parlé, et une diète rigoureuse; il fit usage des *grains de santé du docteur Franck* pendant trois jours encore; ensuite nous lui administrâmes une assez forte dose de *toni-purgatif.* Les évacuations arrivaient lentement; cinq quarts d'heure après, une autre dose plus forte, et immédiatement après, les

selles se succédèrent avec abondance : le malade rendit
des glaires jaunâtres, striées de noir, et se sentit soulagé.
Cependant la tête n'était pas encore tout-à-fait libre et
la même pesanteur continuait à s'y faire sentir. Le régime
végétal fut prescrit rigoureusement, et, trois jours après,
troisième dose de *toni-purgatif*. On ne saurait se faire
une idée de l'abondance et de l'âcreté des matières que
M. Lefèvre rendit cette fois. Aussi tous les symptômes
disparurent immédiatement, et le visage se dépouilla de
ce pourpre qui le couvrait habituellement.

M. Lefèvre, fidèle à nos instructions, s'astreint à continuer son régime végétal, quatre jours de la semaine ; à
ne faire aucun excès, surtout dans les boissons alcooliques,
et à prendre, tous les deux mois, une ou deux doses de
ce médicament. Voilà déjà six ans que, grâce à ce régime,
il jouit de la santé la plus florissante [1].

Le même phénomène a eu lieu, mais avec plus de rapidité, à l'égard d'un homme de lettres, âgé de cinquante
ans, qui avait déjà subi une attaque d'apoplexie séreuse.
Les effets se montrèrent dans toute leur étendue, et depuis ce temps rien n'a interrompu le calme que notre traitement lui a procuré, surtout par les frictions selon notre
méthode.

Un ancien avoué de soixante-huit ans, qui venait d'a-
voir une attaque d'apoplexie accompagnée de symptômes
légers, n'ayant pas éprouvé les accidens graves qui en
sont la suite, eut assez de force pour se transporter dans
notre bureau de consultations : c'était un homme assez

---

[1] Ce malade a soin de boire deux verres d'eau froide sucrée en se levant, auxquels il ajoute deux ou trois gouttes de l'*essence éthérée balsamique*.

robuste, et jouissant de toutes les commodités de la vie.
Nous avons dû nous appliquer à rechercher la cause de
cet accident; il était occasionné par une vie sédentaire,
un travail de cabinet trop assidu, les excès de la table,
et la suppression d'hémorroïdes. Nous lui avons indiqué
avec succès le même traitement ; nous n'avons pas négligé
les stimulans internes et externes ; nous lui avons prescrit
l'infusion d'arnica montana, l'inspiration fréquente de
l'ammoniac, une tasse de café pur le matin, précédé et
suivi d'un verre d'eau sucrée dans lequel on devait mettre
quelques gouttes d'*essence éthérée ;* des frictions fréquentes
avec cette essence sur la colonne vertébrale ; des lavemens
dans lesquels on ajoutait six cuillerées de la lotion purgative, et des pédiluves irritans. Nous lui avons recommandé, dans le cas où, malgré ces moyens, le retour de
symptômes graves aurait lieu, et produirait une seconde
attaque, de mettre un vésicatoire à la nuque, et des
applications de glace sur la tête. Mais afin d'éloigner la
rechute, qui nécessairement serait survenue, nous lui
avons prescrit une diète modérée, l'usage des végétaux
herbacés, les pédiluves fréquens et des eaux minérales
salines.

Dans le grand nombre de lettres que nous avons
reçues au sujet de l'imminence d'une apoplexie foudroyante, nous ne mettrons sous les yeux de nos
lecteurs que la suivante, parce qu'elle renferme
quelques détails qui confirment pleinement l'efficacité de ce remède contre un si dangereux fléau de
l'humanité.

MONSIEUR,

C'est avec une indicible joie que je prends la plume pour vous écrire. Le 20 septembre dernier, mon mari, âgé de cinquante-huit ans, et d'un tempérament qui, jusqu'alors, l'avait dispensé d'avoir recours aux médecins, éprouva une violente attaque de cette apoplexie, qu'on nomme séreuse. Il perdit l'usage de la parole et la connaissance. Vingt-quatre heures après, il recouvra l'une et l'autre, mais pour perdre, par la paralysie, l'usage de tous ses membres. Je fis appeler quelques médecins de notre endroit. Après s'être consultés, ils prescrivirent au pauvre malade plusieurs médicamens qui le laissèrent dans son état ; triste avertissement pour moi de la perte cruelle. dont j'étais menacée !

J'écrivis aussitôt à Paris à un de nos correspondans pour le prier de me faire passer au plus tôt vos médicamens, avec les indications nécessaires pour en faire usage. C'était, pour ainsi dire, la seule planche qui nous restait après le naufrage. Qu'avais-je à risquer en y plaçant mon mari ?

Enfin que vous dirai-je de plus ? il est sauvé. Je dois vous dire que je n'ai point épargné les frictions avec l'*essence éthérée*.

MONIN, femme JOLY.

Tours, 30 novembre 1822.

On nous a consultés dernièrement sur une apoplexie qui n'était ni une hémorragie du cerveau, ni du poumon, ni du tissu cellulaire ; nous l'avons définie, d'après les symptômes, *apoplexie nerveuse*. Il y avait abolition presque complète du sentiment et du mouvement ; l'exercice de la respiration et de la circulation était parfaitement libre. C'était une femme qui en était affectée ; des affections vives de l'âme avaient précédé l'attaque ; l'invasion avait été brusque ; il y avait des mouvemens convulsifs, et une grande mobilité dans les autres symptômes. Nous avons employé le même mode de la lotion purgative en lavemens , et nous avons fait ajouter une dose proportionnée de camphre à *l'essence éthérée :* la malade se trouve infiniment mieux.

§. XI. — Hémiplégie ; paralysie.

L'hémiplégie est une espèce de paralysie qui frappe la moitié latérale du corps. Elle est ou complète ou incomplète. Quelquefois cette dernière se borne au bras ou à la jambe, et devient une affection locale. Les causes de l'hémiplégie sont fort nombreuses : une commotion cérébrale, un coup violent qui pénètre dans le cerveau à travers l'orbite, une percussion violente dans la moelle épinière, une pléthore dans les vaisseaux du cerveau, les passions vives, comme la frayeur, la colère, peuvent la produire. Nous né devons nous occuper que de l'hémiplégie humorale, qui est produite par le déplacement et l'extension d'un principe goutteux, rhumatismal, psorique, vénérien, et par la surabondance biliaire. Cette dernière, quoique souvent rebelle au traitement, paraît rentrer dans le domaine que nous avons adopté dans notre ouvrage ; il est même inutile d'entretenir nos lecteurs des phénomènes qui appartiennent plus particulièrement à l'hémiplégie, puisqu'ils ont une grande connexité avec la paralysie dont nous allons parler.

On désigne sous ce nom l'abolition ou l'affaiblissement notable de la sensibilité et du mouvement volontaire dans une partie quelconque du corps. La paralysie consiste essentiellement dans le défaut ou dans l'absence de l'influence cérébrale sur les organes des sens ou du mouvement volontaire. C'est dans les altérations du cerveau qu'il faut chercher les causes naturelles qui la produisent. Or, ces altérations sont elles-mêmes le produit de la dépravation chronique des humeurs qui amènent la paralysie presque toujours à la suite de l'apoplexie. La paralysie est ou *complète* ou *incomplète*, selon qu'elle se manifeste par l'abolition ou par le simple affaiblissement de la sensibilité et de la contractilité animale.

La paralysie peut être produite par un grand nombre de causes variées, physiques, organiques et morales; soit que ces causes agissent directement sur le système nerveux, en comprimant, divisant ou excitant d'une manière quelconque le cerveau, et la moelle épinière à laquelle les nerfs cérébraux sont liés par une étroite sympathie, et dont ils partagent l'affection; soit que leur mode d'action reste inconnu, comme il n'arrive que trop souvent.

L'état pléthorique porté à un haut degré, l'omission d'une purgation habituelle, la suppression de la sueur, d'un ancien ulcère, d'un exutoire quelconque, doivent être regardés comme des sources fréquentes de cette affection, un des plus tristes apanages de l'homme, car lui seul dans la nature y est sujet; mais il faut observer que presque toujours elle est l'effet du luxe et de la mollesse, et qu'elle attaque rarement l'artisan robuste et laborieux qui travaille en plein air.

La paralysie paraît être plus commune chez les hommes que chez les femmes : on ne doit l'attribuer qu'aux excès et aux accidens divers auxquels ils sont beaucoup plus exposés qu'elles dans la société. Cette maladie est moins rare dans l'enfance que dans la jeunesse, et beaucoup plus fréquente chez les vieillards. Le côté gauche en est plus fréquemment atteint que le côté droit, et l'on attribue ce phénomène à la force plus grande qu'acquièrent les parties droites du corps, par un exercice plus habituel dans l'état social. Enfin la paralysie s'observe aussi plus souvent aux membres abdominaux qu'aux membres thorachiques.

La paralysie ne s'arrête pas toujours à l'anéantissement de la partie latérale, elle exerce sur toute l'économie animale une bien plus grande influence : la perte de la parole, de l'ouïe, du goût, de l'odorat, sont encore les terribles conséquences de cette affection. Enfin elle réduit l'homme aux phénomènes bornés d'une obscure végétation; elle le condamne à une vie courte et précaire.

Nous n'offrirons pas un moyen curatif certain; il est au-dessus de l'art de l'indiquer : mais nous pourrons dire aux sujets pléthoriques, à ceux chez qui l'excès des veilles a causé des symptômes de désorganisation totale, que l'usage périodique du *toni-purgatif*, accompagné de bains dans lesquels on ajoute

du sel gris, un régime doux et la cessation d'habitudes fâcheuses, non seulement raffermiront l'édifice
ébranlé, mais encore le préserveront d'une chute
entière.

Lorsque la paralysie n'a pas été arrêtée dans sa
marche occulte, lorsqu'on est tombé sous sa terrible
dépendance, l'usage du *toni-purgatif*, sans donner
l'espoir d'une entière guérison, peut atténuer le mal;
en brusquant l'évacuation des humeurs dépravées, il
entretiendra la liberté du ventre, chose qui est re-
commandée même par les praticiens les plus opposés
à la purgation. Des bains dans lesquels on fait fondre
dix livres de sel gris, du mouvement, la tranquillité
d'esprit, seconderont ce médicament dans ses heureux effets. Il n'est pas très-rare que ce régime,
suivi avec exactitude et sagesse, n'amène insensiblement une guérison entière; nous pouvons en citer
quelques exemples.

Quoique nous ayons avoué, dans le cours de cet
article, que rarement on pouvait se promettre d'extirper entièrement les conséquences de l'attaque de
paralysie, nous pourrons cependant rapporter une
foule de traits où notre traitement a fourni la preuve
la plus complète de son heureuse influence.

Nous nous bornerons à donner ici la missive suivante :

Lettre de M. *Veitre*, rentier, rue de la Houssaye.

Paris, le 20 juin 1817,

MONSIEUR,

Je pense que je ne saurais mieux vous prouver ma reconnaissance qu'en vous faisant passer l'attestation la plus authentique d'une guérison que je ne dois qu'à la puissance de vos médicamens. Puissent les ennemis de votre doctrine et de votre désintéressement être réduits au silence en me lisant, et ne plus s'opposer, par les doutes qu'ils émettent, au bien que vous faites chaque jour !

Le 15 février 1816, je revenais de faire ma promenade ordinaire au Luxembourg. Il était huit heures du soir ; il faisait frais ; l'air était chargé d'humidité.

En mettant la clef dans la serrure, je me sentis frappé comme d'un coup de foudre, et je tombai sans connaissance. Il me serait impossible de parler de ce qui m'arriva après, et des soins que l'on me donna, ma mémoire ne commença à dater que du 20 février, c'est-à-dire cinq jours après mon attaque.

Mais les personnes qui m'ont assisté m'ont assuré que pendant ces cinq jours je ne jouissais que de la faculté de respirer, que je remuais fort peu, que mes paupières ne se soulevèrent qu'une fois, et que si l'on m'eût piqué avec des épingles, je n'aurais pas senti la piqûre.

Lorsque j'eus repris mes sens, je ne tardai pas à m'apercevoir que je ne les avais pas tous, et que j'étais privé de l'ouïe, de l'odorat, que le goût était un peu émoussé, que mes membres ne se prêtaient pas tous au mouvement, enfin que je n'étais plus qu'un être mutilé et inutile.

Tous les secours de l'art ne manquèrent pas de m'être prodigués, et les pharmaciens n'ont pas à se plaindre de mon accident. Je voudrais bien aussi n'avoir pas à me plaindre de leurs drogues.

Enfin, le mois de mars de l'année suivante, 1817, j'eus le bonheur de vous recevoir, et cette époque sera toujours pour moi une époque de fête et de reconnaissance.

Voilà ce dont vingt personnes ont été témoins, et ce que j'atteste à qui voudra l'entendre.

Signé VEITRE. [1]

L'insertion de plusieurs lettres contenues dans ce volume n'est point de notre part une approbation absolue des assertions qu'elles contiennent; ce sont la plupart des personnes qui, étrangères à l'art de guérir, confondent l'espèce, le genre et l'intensité des maladies. Nous invitons nos lecteurs à ne pas prendre une détermination quelconque dans les cas analogues, afin d'éviter les inconvéniens qui pourraient en résulter. L'abus est si souvent à côté de l'usage, que nous ne saurions trop recommander de nous consulter oralement ou par écrit. Nous discernerons les indications précises en dirigeant la marche d'un traitement raisonné et méthodique.

---

[1] Cette lettre, écrite par un homme étranger à l'art de guérir, ne doit pas être un exemple déterminant dans des cas analogues. Sa paralysie était incomplète.

Nous terminerons ce paragraphe par une guérison d'autant plus surprenante que nous en avions nous-mêmes désespéré.

Un militaire, dont les facultés intellectuelles et affectives avaient été altérées par une atteinte de paralysie, vint l'année dernière nous consulter. Il nous dit que sa mémoire s'était singulièrement affaiblie, et que son imagination s'était évanouie; son caractère était devenu timide et méticuleux, lui qui, dans les champs d'honneur, n'avait jamais manqué de courage; il était devenu très-irritable et très-irascible; son regard était fixe, et sa physionomie avait un caractère inhérent à cette maladie. C'était donc un accident bien triste et bien déplorable contre lequel il venait invoquer le secours de notre traitement. Ce qui l'affligeait le plus, ajouta-t-il, c'était d'être condamné à la triste dépendance de ses domestiques, lui dont la brillante destinée passée, était aujourd'hui soumise aux phénomènes bornés d'une obscure végétation. Nous n'hésitâmes pas à lui dire que la médecine était encore peu éclairée sur la nature des lésions organiques qui produisent ou accompagnent la paralysie, et que sa maladie était une affection très-grave. Après avoir éclairé notre pronostic sur la nature des causes qui y avaient donné lieu, selon l'espèce, l'étendue et l'ancienneté de sa maladie, et selon le degré d'importance des organes qui en étaient affectés, nous avons pensé qu'il y avait peu de chances pour sa guérison. Un médecin lui avait déjà conseillé l'électricité : elle avait été vainement employée. Nous lui avons conseillé les bains chauds sulfureux et les douches, en attendant qu'il pût aller prendre les bains de

mer ; les frictions très-fréquentes sur la colonne vertébrale avec l'*essence éthérée* l'ont beaucoup soulagé ; et,
quoiqu'il fût fort et pléthorique, nous n'avons administré
le *toni-purgatif* qu'avec réserve. Ces moyens ont obtenu
le plus heureux succès.

Il nous a mandé dernièrement qu'il fait un fréquent
usage de lavemens à l'eau tiède, à laquelle il ajoute trois
cuillerées d'huile d'olives et quatre cuillerées de la lotion
purgative dont nous avons déjà parlé, laquelle lui procure des évacuations qui le soulagent beaucoup. Il était
également sujet à une constipation habituelle qu'il a combattue avec le plus grand succès par l'usage des grains de
santé.

CHAPITRE VI.

Rhumatisme. — Goutte. — Clous ou furoncles. — Dartres. — .Ophthalmie ou mal d'yeux. — De la fièvre. — Fébrifuges.

§. Ier. — Du Rhumatisme.

C'est une affection que les praticiens modernes considèrent comme une phlegmasie qui a son siége ordinaire dans les tissus musculaire et fibreux de l'économie animale. Ses principaux caractères sont : 1° des douleurs plus ou moins vives, continues ou intermittentes, fixes ou vagues, accompagnées ou non de chaleur, de gonflement, de rougeur, de mouvemens fébriles; 2° une terminaison qui a lieu ordinairement par résolution, quelquefois par délitescence, rarement par suppuration, plus rarement encore par gangrène; 3° enfin une grande mobilité et une tendance à la récidive.

Presque tous les nosologistes s'accordent à rapprocher le rhumatisme de la goutte, et à en faire deux genres voisins, dont l'un tantôt précède l'autre, et en est tantôt précédé. Quelques uns séparent, dans leurs classifications, le rhumatisme chronique du rhumatisme aigu, et placent ces deux modes dans des classes assez éloignées.

On distingue les circonstances qui favorisent le développement du rhumatisme, et celles qui le déterminent.

Les premières causes prédisposantes se tirent : 1° de l'âge ; 2° du sexe ; 3° du tempérament ; 4° de la constitution ; 5° de l'idiosyncrasie ; 6° de la disposition héréditaire ; 7° des habitudes ; 8° des professions ; 9° des climats.

1°. *L'âge.* Le rhumatisme, surtout l'aigu, appartient en général à l'âge viril ; et c'est depuis la vingtième année jusqu'à la cinquantième, qu'il se manifeste plus fréquemment et avec plus de violence. Chez des sujets robustes, il n'est pas rare de voir paraître cette maladie jusqu'à soixante ans, et même au-delà. Cependant, selon divers auteurs, si beaucoup de viellards se plaignent de douleurs rhumatismales, c'est qu'ils ont déjà éprouvé plusieurs atteintes de rhumatisme, et que la maladie a passé chez eux à l'état chronique. Quelques faits infirment néanmoins cette observation générale : une femme de soixante-dix-neuf ans fut atteinte, pour la première fois, à cet âge, d'un rhumatisme, pendant le cours d'une péripneumonie bilieuse ; elle en éprouva ensuite de temps à autre des atteintes assez vives. Ponsart et Pinel rattachent principalement cette maladie aux adultes et aux vieillards. Bichat dit, dans son *Anatomie générale*, que le rhumatisme est rarement l'apanage des enfans du premier âge, et que sur cent rhumatisans, il en est quatre-vingt-dix au-dessus de l'âge de quinze à seize ans.

2°. *Le sexe*. Les femmes sont moins sujettes que l'homme au rhumatisme ; elles s'en trouvent néanmoins fréquemment atteintes par le dérangement ou par la suppression du flux menstruel. On observe, en général, qu'elles en sont surtout affectées entre les quarantième et cinquantième années, époque de leur âge critique. Durant les couches et pendant l'allaitement, comme elles sont alors plus sensibles que dans tout autre temps aux influences qui peuvent occasionner ou développer le rhumatisme, il y a lieu de penser que diverses maladies qui leur arrivent après l'accouchement, et à la suite du sevrage, et auxquelles elles donnent en général le nom de *lait répandu*, ne sont que des affections rhumatismales. Bosquillon, dans ses notes sur Cullen, admet l'existence d'une diathèse inflammatoire chez les nouvelles accouchées, et même chez les femmes qui nourrissent ; c'est à cette diathèse, plutôt qu'à des dépôts laiteux, qu'il attribue sa dixième espèce de rhumatisme symptomatique, où se trouve la sciatique rhumatismale.

3°. *Le tempérament*. D'après les observations de Barthez et d'autres savans médecins, les individus d'un tempérament sanguin sont ceux chez lesquels le rhumatisme se manifeste le plus fréquemment. Les tempéramens bilieux y sont assez sujets aussi. On a remarqué que lorsque les personnes d'un tempérament lymphatico-sanguin étaient atteintes de rhumatisme, le mal avait presque toujours son siége aux articulations.

4°. *Constitution.* En général, les personnes les plus sujettes au rhumatisme, et spécialement au rhumatisme aigu, sont d'une constitution forte et robuste. Cependant on voit aussi cette maladie attaquer des personnes faibles; mais c'est qu'elles sont irritables et nerveuses. Quoi qu'il en soit, on peut assurer que ceux qu'elle atteint pour la première fois, ont en général une bonne constitution.

5°. *Idiosyncrasie.* Chaque individu ayant sa manière de se bien porter et celle d'être malade, il en résulte que tel sujet, toutes choses égales d'ailleurs, est plus exposé à telle maladie qu'à telle autre. Ainsi, tel individu, frappé d'un froid humide, contractera toujours un rhumatisme, tandis qu'un autre, dans la même circonstance, sera attaqué d'un catarrhe pulmonaire, et qu'un troisième, soumis à la même action, n'en éprouvera aucune incommodité. Il existe donc chez les différens individus, pour qu'ils soient atteints du rhumatisme comme de toute autre maladie, une aptitude particulière dont la nature nous est inconnue, et qui ne nous est révélée que par les phénomènes morbifiques qui en sont le résultat. C'est à l'intensité plus ou moins grande, et à la durée de cette disposition, qu'il faut attribuer la fréquence du rhumatisme chez certains sujets, et sa récidive chez ceux qu'il a déjà attaqués.

6°. *Disposition héréditaire.* Il est généralement reconnu que le rhumatisme n'est point une maladie héréditaire, surtout si on le compare à la goutte. Cependant, on ne peut guère s'empêcher de convenir, d'après plusieurs analogies, qu'un individu, né de parens habituellement affectés de rhumatisme, sera plus exposé à cette maladie que dans le cas contraire. Barthez remarqua, dans une de ses consultations, que le sujet pour lequel il fut consulté, et qui était atteint d'une paralysie incomplète avec rhumatisme, était né de parens rhumatisans. Staal admet la disposition héréditaire rhumatismale.

7°. *Les habitudes.* Une personne qui, par exemple, a l'habitude de se couvrir ou de se vêtir avec beaucoup de soin, sera atteinte du rhumatisme plus facilement qu'une autre, si, étant moins couverte que de coutume, elle s'expose à une température froide et humide.

8°. *Les professions.* Les militaires, les marins, les conducteurs de trains de bois, ceux qui déchirent les bateaux, ceux qui travaillent aux rivières, les pêcheurs, ceux surtout qui passent les nuits, les blanchisseurs, etc., sont sujets aux affections rhumatismales. Il en est de même des boulangers, par la transition de l'air embrasé du four à l'air humide et froid du dehors.

9°. *Les climats.* Les pays où le rhumatisme se manifeste le plus fréquemment, sont ceux où l'air est souvent froid et humide, où la température est sujette à de nombreuses vicissitudes, les contrées maritimes, par exemple. C'est à l'époque des grandes variations atmosphériques, au printemps et à l'automne, qu'il se présente dans la capitale ; et, comme je l'ai déjà dit dans mon ouvrage intitulé *Topographie médicale de Paris*, « les affections rhumatismales et les » phthisies sont les maladies qui y sont les plus nom- » breuses ; ce qu'on doit attribuer à la constitution » atmosphérique de cette ville, qui semble imprimer » à toutes les maladies un caractère identique et par- » ticulier. » Le docteur Villeneuve, dans son *scientifique* article sur les rhumatismes, page 466 du XLVIIIe volume du *Dictionnaire des Sciences médicales*, a bien voulu citer mes phrases.

S'il était possible d'établir, pour le corps humain, une statistique certaine comme pour le corps politique, il résulterait des recherches faites à ce sujet, que le total des maladies observées à Paris étant annuellement d'environ 26,992, et le nombre des affections rhumatismales de 1177, la maladie dont nous parlons serait à l'ensemble des autres, dans le rapport à peu près de 1 à 22.

·En général, le rhumatisme est produit par une transition trop brusque d'un lieu où l'air est chaud et sec, dans un autre où il est froid et humide. Une température modérée, qui varie brusquement, en est plus souvent la cause qu'un froid très-vif et long-temps soutenu. Les vents de sud et d'ouest le produisent fréquemment. Un *vent coulis* détermine, dans beaucoup de circonstances, des douleurs rhumatismales. Le refroidissement des pieds est aussi une des causes fréquentes de cette maladie.

Les saisons pendant lesquelles le rhumatisme se

manifeste le plus fréquemment, sont le printemps et l'automne. On voit aussi cette maladie survenir au commencement de l'hiver, lorsque le temps est nébuleux, et à l'époque des dégels ; enfin, l'été lui donne quelquefois naissance, mais c'est toujours à la suite de transitions du chaud au froid. Barthez avait connu une fille qui éprouvait de violentes attaques de rhumatisme à tous les solstices d'été et d'hiver, et qui n'en souffrait jamais en d'autres temps.

Tous les auteurs modernes, à l'exception d'un petit nombre, reconnaissent que le rhumatisme, au moins celui qui est aigu, est de nature inflammatoire, et comme tel, ils l'ont placé au nombre des phlegmasies ; mais Barthez assure que le caractère inflammatoire n'a pas été bien distingué des autres espèces d'inflammations. Bichat confirme en partie cette assertion.

Quant au rhumatisme chronique, que plusieurs nosologistes séparent de l'aigu, comme étant d'une nature différente, on ne trouve de conjectures sur son caractère que dans Barthez. Ce savant médecin le considère comme une inflammation lente, qui lui paraît aussi accompagnée d'un effort de situation fixe des fibres affectées.

D'après les remarques de Baillou, le rhumatisme ne peut être considéré, dans quelques cas, comme *critique*, c'est-à-dire comme la solution ou la crise de plusieurs autres affections dont il est le résultat. Ainsi, il n'est pas rare qu'il soit la suite ou la terminaison d'une fièvre bilieuse, d'un catarrhe, de la dyssenterie, etc. Ponsart le regarde, en général, comme une dépuration, comme le résultat d'un levain que la nature n'a pu faire passer par la peau, et qui s'est arrêté aux endroits les plus faibles.

Comme c'est du *rhumatisme chronique* que nous devons principalement nous occuper, nous dirons qu'il peut être la suite d'un rhumatisme aigu, ou survenir spontanément. Les circonstances qui le déterminent dans le premier cas, sont surtout un traitement débilitant porté à l'excès, principalement sous le rapport des émissions sanguines. Cullen a remarqué que si les saignées ne parviennent point à guérir complètement, elles produisent le rhumatisme chronique. Brown, qui a fait la même remarque, ajoute que cette terminaison de l'affection aiguë arrive beaucoup moins lorsqu'on l'abandonne à la nature, en lui laissant suivre sa marche.

Le siége du rhumatisme chronique est le même que celui du rhumatisme aigu : ce sont toujours les systèmes fibreux et musculaire qu'il affecte principalement, ensemble ou séparément.

Les douleurs sont plus sourdes que dans le rhumatisme aigu ; elles augmentent par une pression exercée sur les parties qui en sont le siége, ainsi que par les mouvemens auxquels on oblige ces différentes parties. Ces douleurs prennent ordinairement de l'accroissement par les variations du temps ; le froid les augmente, et, pour l'ordinaire, la chaleur les affaiblit. La nuit, elles sont en général plus vives ; ce qu'il faut attribuer à la chaleur du lit par laquelle le levain a plus d'activité, et aux sécrétions, qui sont plus rares que pendant le jour. Dans quelques cas, la douleur peut être portée jusqu'au caractère aigu, soit par l'énergie de son principe, soit par de nouvelles alternatives de chaud et de froid humide.

Le rhumatisme chronique est ordinairement une maladie plus incommode que dangereuse. Cependant, soit par la disposition de l'individu, soit par quelque vice dans le traitement, l'atrophie, l'ankilose, la luxation des membranes peuvent en être le résultat immédiat. Chez les sujets faibles, il peut encore, par sa durée et son intensité, entraîner de tels dérangemens dans les fonctions digestives et nutritives, que le marasme et la mort en soient le résultat.

Le rhumatisme étant une affection qui se présente sous deux états fort opposés, l'aigu et le chronique, il en résulte des indications très-différentes. Les seules qui soient communes à tous les états, à toutes les variétés du rhumatisme, sont, indépendamment de l'âge, du sexe et du tempérament, etc. : 1° de rechercher la voie de solution que prend la nature, avant de la seconder dans ses efforts ; 2° de rétablir l'évacuation dont la suppression peut avoir occasionné l'affection existante. Il faut pourtant remarquer que le retour d'une évacuation, d'une excrétion, dont la suppression a pu causer la maladie, n'est pas toujours suivi du retour de la santé ; ainsi les sueurs abondantes, dont la suppression est souvent accusée d'être la cause du mal, sont loin, quand elles reparaissent, de faire cesser l'affection rhumatismale.

Le traitement du *rhumatisme aigu* [1] est relatif à ces trois périodes : aux premiers instans de son invasion, à son intensité et à sa terminaison. Dans la première, on se borne aux boissons antiphlogistiques, aux lavemens et à l'administration des *grains de santé du docteur Franck*, comme très-propres à ouvrir la voie aux humeurs dont l'accumulation dans le canal intestinal peut causer une constipation opiniâtre, très-défavorable au rhumatisme. Dans la seconde, pendant l'inflammation, encore des boissons délayantes, des lavemens, un purgatif léger, ou les *grains de santé*. Des bains d'eau légèrement tiède sont fort convenables, ainsi que des cataplasmes émolliens, et surtout des frictions sur la partie affectée, faites avec l'*essence éthérée balsamique* mêlée avec l'huile d'amandes amères. Quand l'état inflammatoire général est dissipé, que les phénomènes locaux sont calmés, on a souvent à combattre un embarras gastro-intestinal, qu'il faut attaquer avec le *purgatif*. Toujours, et toujours les frictions avec l'*essence éthérée*. Au reste, un habile praticien doit toujours avoir égard, dans l'emploi de nos médicamens, à l'âge, au sexe, au tempérament de

---

[1] Le docteur Marquet confesse qu'il prescrivait les sangsues dans le rhumatisme aigu, mais que, s'étant aperçu qu'elles le prolongeaient des mois et même des années, il les abandonna pour s'en tenir aux purgatifs et aux sudorifiques, et qu'alors la maladie ne durait que sept ou huit jours. Les sangsues s'opposaient à la coction de l'humeur.

l'individu, aux causes et au siége de l'affection rhumatismale, à ses métastases, à ses complications, etc.

Nous rejetons les sangsues dans cette maladie
comme un moyen toujours inutile et souvent dangereux. Dans le rhumatisme aigu, contentons-nous
d'aider la nature par des évacuations sagement provoquées. Dans le rhumatisme chronique, soyons plus
hardis dans l'emploi des purgatifs ; ils produisent un
dérivatif extrêmement utile. Scudamore les regarde
particulièrement comme propres à détourner la
fluxion qui pourrait avoir lieu sur les membranes
synoviales.

Quoique l'efficacité de l'*essence éthérée balsamique*
soit généralement connue, surtout pour la guérison
des douleurs rhumatismales, voici un nouveau fait
bien propre à la constater :

Le directeur des postes de Saujou, département de la
Charente-Inférieure, vient de nous mander, par sa lettre
du 11 juillet 1823, qu'il « a lui-même éprouvé un résultat
» très-satisfaisant de l'essence éthérée, ayant appliqué une
» compresse de cette essence chaude sur une douleur
» rhumatismale qui lui était survenue à l'épaule droite, et
» qui a cessé à la troisième compresse. »

Signé DERNAZ.

M. Saunier était sujet depuis long-temps à des douleurs
rhumatismales, qui l'empêchaient de se mouvoir dans son
lit, tant il souffrait dans les reins, les cuisses et autres

parties du corps; il n'a pas hésité à humecter une portion
de flanelle d'Angleterre, qu'il a arrosée une fois dans le
jour avec l'*essence éthérée balsamique*. Il a appliqué cette
flanelle sur ses reins, et l'a nouée avec un cordon sur
le devant de son bas-ventre. Depuis plusieurs jours il se
lève avec facilité de son lit, marche très-bien, et s'applaudit d'avoir eu recours à ce moyen efficace pour guérir
ses douleurs.

Voici les propres expressions d'une lettre que nous
venons de recevoir de M. Lalanne, directeur de la
poste de Dax :

Je parle par expérience de votre admirable *essence éthérée*;
j'en ai fait usage à l'occasion d'une humeur rhumatismale qui
s'était fixée au gras du bras gauche, et dont je souffrais beaucoup, puisque je ne pouvais porter la main sur la tête. A la
suite de quelques bains, je fis usage des frictions avec cette
essence; je m'en suis trouvé à merveille.

Signé LALANNE.

Voici ce que nous a écrit de Bordeaux, le 24
mai 1823, M. Dubourg, rue du Chapeau-Rouge :

M. Taveault, contrôleur des contributions, homme d'un
embonpoint remarquable, avait un rhumatisme sur les reins,
qui l'empêchait de vaquer aux fonctions de sa place; de plus,
il était exposé à une affection bilieuse, qui le fatiguait depuis
long-temps.

M. Guéneau, avoué, éprouvait des douleurs de tête; la
mélancolie s'était emparée de son caractère. L'un et l'autre,

après avoir pris plusieurs remèdes sans efficacité, ont eu recours à votre traitement : ils ont été parfaitement guéris.

M. Coppin avait une affection dans l'estomac, que les médecins ne pouvaient définir ; la troisième dose du même remède l'a parfaitement délivré des vents et flatuosités qui l'incommodaient beaucoup.

Plusieurs chirurgiens de la campagne ont fait leur provision de ces deux médicamens, qui remplissent presque toutes les indications qui se présentent dans leur pratique journalière. C'est la base de leur officine.

Signé DUBOURG.

Un militaire, qui avait servi dans les gardes d'honneur, avait contracté des douleurs rhumatismales qui, de temps à autre, le tourmentaient au point de lui faire envier le sort de ceux qui avaient péri sur le champ de bataille de Leipsick. C'était surtout pendant les variations de l'atmosphère qu'elles se faisaient sentir avec le plus de violence. En vain il s'était mis à l'usage des bains, des sudorifiques, des tisanes ; en vain il avait fait plusieurs voyages aux endroits fameux par leurs eaux minérales : tous ces moyens n'étaient que des palliatifs qui lui procuraient un soulagement momentané, et l'affection douloureuse ne tardait pas à revenir.

Un négociant d'à peu près soixante ans, après avoir lu dans notre précédente édition notre paragraphe sur le rhumatisme, vint dans notre bureau de consultations pour conférer sur sa maladie, et nous pria de lui indiquer un traitement. Ses douleurs étaient sourdes comme elles le sont ordinairement dans les rhumatismes chroniques, et prenaient de l'accroissement dans le changement de température; la nuit elles étaient plus vives, ce qui dépend de la chaleur du lit, et parce que les malades, n'ayant aucun objet pour les distraire, fixent toute leur attention sur les douleurs qu'ils ressentent. Il y avait chez ce négociant une diminution des facultés digestives, et par suite la maigreur et le dépérissement; les urines étaient troubles et nébuleuses. Ce malade, étant dans un état continuel de souffrances, était triste, morose, mélancolique; j'ai attribué sa maladie à une transition trop brusque d'un lieu où l'air était chaud et sec, dans un endroit où il était froid et humide, à la suppression d'une éruption habituelle, et à l'usage du sexe étant debout. L'état de son pouls, qui n'était pas fébrile, nous fit écarter l'idée que son rhumatisme n'avait pas le caractère aigu, puisqu'il n'y avait pas de rougeur sur les articulations douloureuses, qui étaient froides et roides. On ne pouvait facilement y exciter la sueur. Les bains chauds, les sudorifiques et des applications locales avaient été sans succès; on avait employé les émolliens et les opiacés sans que le malade en eût éprouvé le moindre soulagement. L'intensité de cette maladie, ses complications, la concomitance d'affections nous auraient déterminés à renoncer au moyen du *toni-purgatif*, si un embarras gastrique et intestinal, tout à la fois bilieux et muqueux, ne l'avait éminemment indiqué, puisque d'ailleurs il n'y avait aucune lésion organique des viscères abdominaux. Ce rhumasisme se présentant sous deux états fort opposés, je voyais des indications très-différentes. Je lui prescrivis donc, matin et soir, un lavement dans lequel il devait ajouter six cuillerées de la lotion purgative dont il a déjà été question. La déplétion eut lieu, la dérivation soulagea beaucoup le malade; des frictions excitantes sur le lieu douloureux produisirent le meilleur effet ; elles furent poussées à un point extrême pour produire un effet vésicant ; des vésicatoires volans aidèrent l'action des autres médicamens. Les moyens internes furent les diaphorétiques , les fondans, et même les mercuriaux. Le régime fut excitant et fortifiant.

C'est à l'application successive de nos différens remèdes qu'il dut un retour à la santé, qu'il devait d'autant moins espérer, qu'il y avait complication dans sa maladie, et que , les facultés digestives étant interrompues , il en résultait un état de maigreur qui le menaçait d'un dépérissement prochain. Ce vieillard reconnaissant se félicite tous les jours de l'efficacité de ces moyens curatifs.

§. II. — De la Goutte.

La goutte est une phegmasie des membranes synoviales articulaires.

On croit que la *goutte* tire son nom de l'afflux d'un liquide que le vulgaire s'imagine être distillé goutte à goutte sur le siége de la maladie.

C'est celui de nos maux qui s'est toujours montré le plus rebelle aux efforts de l'art. Il a été l'objet d'une foule de commentaires et d'observations chez les anciens et chez les modernes.

La goutte a été appelée fort ingénieusement *Protée*, car elle apparaît sous mille formes différentes. Nous allons résumer tout ce qui appartient à cette affection, rassembler les caractères distinctifs établis dans les ouvrages des auteurs français et étrangers, tels que Sydenham, Musgrave, Stoll, Macbride, Bosquillon, Barthez, Alphonse Leroy, Pinel, Landré-Beauvais, etc.

Circonstances prédisposantes. Age mûr et vieillesse; sexe masculin; tempérament nerveux, irritable; état d'opulence; disposition innée, ordinairement héréditaire.

Causes déterminantes. Vie sédentaire; transpiration diminuée lentement; nourriture succulente et trop recherchée; abus des liqueurs spiritueuses et du café; énervation par les plaisirs ou les peines de l'âme: le froid ne fait que révéler la maladie qui était latente.

Siége. Les capsules synoviales, ou au moins les autres parties blanches des articulations, sans extension sensible aux organes musculaires; les petites articulations; profond, concentré en un point resserré; n'attaque jamais brusquement toutes les articulations, mais à la longue et successivement; parotides rarement affectées. La première attaque se borne ordinairement à un des gros orteils.

Invasion. Précédée d'une perversion, d'un trouble des fonctions digestives; appétit diminué ou augmenté; dérangement du sommeil; diminution de l'énergie.

Symptômes. Douleurs, principalement aux articulations du gros orteil, dont le retour est régulier ou irrégulier, et dont la non apparition aux époques fixes, ou la disparition prématurée, est suivie de lésions variées d'organes internes, et surtout de l'estomac; douleur comparable à celle d'un aiguillon, accompagnée d'élancemens, de tiraillemens; tuméfaction succédant à la douleur; rougeur foncée et d'apparence érysipélateuse. La cessation de la douleur annonce une grande amélioration; mobilité extrême dans le siége de l'affection.

Durée. Premier accès ordinairement assez court; il ne dure quelquefois que vingt-quatre heures.

Terminaison de l'accès. D'une manière ordinairement graduée jusqu'à parfaite résolution.

Métastases. Fréquentes et promptes; la goutte abandonne souvent son siége ordinaire pour se porter sur les viscères, et surtout sur ceux de la digestion.

Récidives. Un second accès revient presque toujours quelques années après le premier; les accès reviennent spontanément, et augmentent en général de fréquence, de durée et d'intensité; les accès sont souvent périodiques. La goutte n'est jamais épidémique.

Espèces. Goutte ordinaire; goutte asthénique, beaucoup plus rare.

Pronostic. Guérison radicale, rare et difficile; maladie souvent funeste par sa métastase sur les organes intérieurs.

Autopsie. Gonflement des extrémités articulaires; concrétions dans les articulations.

Traitement. Pendant l'accès de goutte, on n'emploie que des palliatifs; dans l'intervalle des accès, on combat le principe de la maladie; saignées générales dangereuses pendant l'accès proprement dit.

Prophylactique. Abstinence de la bonne chère.

portée à l'exces ; privation des liqueurs spiritueuses.

Sans être tout-à-fait étranger aux âges antérieurs , la goutte peut être considérée comme le triste apanage de la vieillesse. Souvent, ainsi que les hémorroïdes, elle semble exercer une influence salutaire sur les fonctions les plus essentielles à la vie , et de son apparition commence pour plusieurs vieillards, sujets auparavant à de graves indispositions, une nouvelle ère de santé.

De la goutte ordinaire. — La première attaque se fait sentir à la fin de l'hiver ; elle est précédée, pendant quelques semaines, d'une sensation désagréable, difficile à définir, et dans la région de l'estomac, de quelques mouvemens spasmodiques. La sueur des pieds est suspendue, les urines sont abondantes et assez semblables à la limonade. Quelques jours avant l'attaque, les vents et les flatuosités sont incommodes et fréquentes ; la veille même , l'appétit est plus vif que de coutume ; la région de l'estomac est débarrassée ; le sujet se trouve dans un état de santé tout-à-fait satisfaisant ; il se couche, s'endort paisiblement, mais au milieu de la nuit il est réveillé par une douleur subite , presque toujours située au gros doigt du pied ; il survient ensuite une fièvre légère. La douleur devient par degrés plus vive, et arrive enfin au plus haut période vers le déclin de la journée qui suit cette nuit ; elle est si intense que les parties attaquées ne peuvent supporter aucun poids, aucun frottement, pas même celui du drap. Enfin, au bout de vingt-quatre heures, l'accès finit, et il se forme alors une petite tumeur avec rougeur sur la partie affectée. Après ce premier accès, jusqu'à la terminaison de l'attaque, qui dure ordinairement quinze jours, chaque soir il y a augmentation de douleur et de fièvre; la goutte va aux deux pieds, monte aux genoux, aux coudes et aux mains. La douleur qui accompagne l'attaque n'a point un caractère unique : elle s'exerce sous diverses formes; tantôt ce sont des tiraillemens épouvantables, tantôt des espèces de brûlures concentrées sur un seul point; souvent il semble aussi que les os sont broyés et pilés. Plus la douleur est vive, plus l'accès est court.

Cette première attaque de goutte terminée, le malade rentre dans un état de santé parfaite. Ces attaques sont périodiques : elles reviennent à des époques constantes, mais il n'est pas impossible d'en prévenir le retour par des précautions bien prises.

Il sera d'autant plus important de prévenir ce retour que, plus les attaques sont répétées, plus elles s'etendent sur les diverses articulations, non seulement des pieds, mais encore de la jambe, du genou, des bras, etc.

Il y a quelques années que nous avions sous les yeux deux personnes qui nous offrirent à la fois le pronostic le mieux prononcé d'une attaque de goutte. On remarquait chez elles un coude-pied charnu et enflé, de gros os, un air pâle, des frissons vagues; et, par un hasard heureux pour notre observation, ces deux individus, sans être parens, se trouvaient fils de goutteux. L'un était âgé de trente-cinq ans, et l'autre de quarante. Nous leur prédîmes également la possibilité, la probabilité même d'une attaque prochaine, et nous nous empressâmes de leur proposer un traitement préservatif. Beaucoup d'exercice, peu d'excès, peu de dérangement dans l'heure des repas, eau rougie, et point de vins spiritueux, tous les quinze jours diète et des purgatifs à une assez forte dose, sans interrompre pourtant le cours de leurs occupations ordinaires.

L'individu âgé de quarante ans s'est soumis à ce régime; il est arrivé à l'âge de cinquante-cinq ans sans le moindre symptôme précurseur de goutte. Il continue ce traitement préservatif. L'autre individu de trente-cinq ans se moqua de notre pronostic; mais à l'âge de quarante ans, au milieu de la nuit, un jour de février, il nous fit appeler à son secours. Ce malheureux ressentait les douleurs d'un violent accès dans tout son paroxysme; son œil était égaré; on s'apercevait bien que la fièvre agissait sur ses facultés mentales; le mal s'était porté aux articulations du genou, mais les douleurs se faisaient ressentir de temps en temps dans différentes autres articulations.

Notre premier soin fut de rassurer l'esprit du malade, de lui donner quelque lueur d'espérance, et de lui promettre de le préserver d'une seconde attaque, dès que le paroxysme de la première aurait disparu. Huit jours après, la fièvre l'avait quitté; des douleurs vagues se manifestaient assez rarement. Nous ne manquâmes pas de saisir cette occasion pour lui administrer le médicament purgatif que nous détaillerons ci-après, pleins de confiance dans l'action cathartique et le baume accessoire de ce remède. Il ne nous appartient pas peut-être de décrire nous-mêmes l'heureux résultat de ce traitement : le malade sait bien nous en dispenser ; il est le premier à prôner sa guérison. Dix ans se sont écoulés, et, grâce à ce régime, cet individu n'a pas encore ressenti d'accès.

On voit par là que ce traitement peut agir non seulement comme préservatif avant aucun accès, mais encore qu'après un ou deux accès et davantage, il peut éloigner les causes de la goutte. Il nous serait donc impossible de recommander avec trop de zèle aux goutteux le régime ci-dessus indiqué. Qu'ils se persuadent que la goutte, quelque forme qu'elle prenne, ne diffère que par le siége qu'elle attaque, ou par les modifications qu'elle puise dans l'âge, la vie passée, le tempérament, etc.

Comme nos principes thérapeutiques ne sont fondés que sur l'observation, nous nous garderons bien d'en conseiller l'emploi à l'instant de l'accès même ou pendant sa durée. Il serait sans doute dangereux d'attirer alors dans les voies alimentaires l'humeur des fluxions goutteuses qui se forment dans les articulations. Il faut attendre que l'accès soit passé ; alors l'administration du *toni-purgatif* à différentes reprises, et en laissant écouler quelques jours d'intervalle entre chaque dose, pourra prévenir les suites fâcheuses de ces affections en en éloignant les accès.

De la goutte asthénique. La goutte chronique diffère de l'aiguë en ce qu'elle est irrégulière dans

son cours, dans ses attaques; elle est moins douloureuse, mais elle est plus compliquée, plus longue;
elle dure des mois, souvent un an, excepté dans les
grandes chaleurs de l'été. Le malade est sujet à d'autres
symptômes; il éprouve des souffrances internes variées; il est en proie à des affections tristes. La tumeur qui naît à la suite des accès est moins appa-
rente, mais elle est stationnaire, ou bien elle diminue lentement; le lieu où elle était reste douloureux.
Souvent la matière morbifique se jette sur le col, et
empêche alors tous les mouvemens; elle s'étend le long
du bras, sur les doigts des mains, les tord et les
défigure. Les écoulemens des humeurs plus abondans
fournissent des matières épaisses qui, d'abord fluides,
durcissent et offrent l'aspect du plâtre ou de la craie.

Laissons à l'empirisme le soin de diviser et de sub-
diviser les maladies comme les traitemens. Il doit en
imposer aux yeux par un appareil scientifique et par
des nomenclatures. Pour nous, qui connaissons la
marche simple de la nature, nous désirons, autant
qu'il est possible, imiter sa simplicité. Cependant,
comme il n'y a pas de remède unique anti-goutteux,
nous n'avons pas la prétention d'indiquer celui que
nous administrons comme un spécifique curatif de
cette maladie. On ne saurait, je le répète, agir avec
trop de discernement pour employer les moyens auxquels on a prétendu attribuer cette propriété. Un
traitement quelconque doit être calculé sur les causes,
l'espèce de la goutte, l'âge, le sexe, et le tempérament.

Parmi le grand nombre d'individus atteints de la

goutte qui sont venus nous consulter, les uns avaient employé un traitement empirique, les autres un traitement méthodique. Presque tous nous ont dit qu'avant d'être attaqués de la goutte, ils avaient été sujets à des affections érysipélateuses, ou dartreuses, à des affections mobiles en général, et où le caractère de phlegmasie était plus ou moins marqué. Il est certain du moins que, pour la goutte, soit à l'extérieur, soit à l'intérieur du corps surtout, nous n'avons vu dans les affections et les douleurs qu'elle produit, qu'un être abstrait, et nous l'avons considérée comme une phlegmasie aiguë ou chronique, intense ou légère, toujours mobile plus ou moins, et cependant susceptible de fixité.

Nous ne pouvons énumérer ici tous les prétendus spécifiques tour à tour préconisés contre la goutte; aucun ne mérite une attention particulière : ce qu'il y a de plus important à examiner, si les circonstances permettent de les employer sans danger.

Les auteurs citent de nombreux exemples de goutteux guéris par des frictions faites avec des flanelles sèches chauffées ou parfumées d'aromates. Desault affirme qu'un vieillard centenaire s'était affranchi par ce moyen, pendant les trente dernières années de sa vie, d'attaques de goutte auxquelles il était très-sujet depuis long-temps. C'est donc d'après ces observations que nous avons souvent prescrit des frictions avec un mélange égal chauffé d'huile d'amandes amères et d'essence éthérée. Nous avons fait appliquer une peau de chat sauvage imprégnée du même mélange : plusieurs goutteux s'en applaudissent.

§. III. — Clous ou Furoncles.

Le furoncle est une tumeur d'un rouge foncé, circonscrite, dure, élevée en pointe dans son milieu, et accompagnée d'une douleur tensive et pulsative, caractères de l'érysipèle, du phlegmon et de l'anthrax. Quoiqu'il attaque toutes les parties du corps, il est plus fréquent dans celles où abonde le tissu cellulaire, savoir à la marge de l'anus, aux fesses, au scrotum, et à la partie interne des cuisses : il semble surtout choisir de préférence le voisinage des piqûres des sangsues et des vésicatoires. Son volume varie singulièrement : il est des furoncles dont la grosseur excède à peine celle d'une tête d'épingle ; mais presque toujours cette tumeur se rapproche plus ou moins d'une cerise par son étendue, et il arrive rarement qu'elle soit plus grosse qu'un œuf de pigeon.

Les furoncles sont vulgairement appelés *clous* ; ce nom leur est venu de leur ressemblance entre la saillie qu'ils forment et la tête d'un clou.

Pour faire disparaître cette humeur, qui n'est que le symptôme d'une affection morbifique, on ne s'occupe ordinairement que de la traiter extérieurement, surtout par des onguens ; c'est une erreur. Si vous n'attaquez pas le mal à sa source, tous ces symptômes reparaîtront ou se multiplieront.

On en compte assez souvent plusieurs à la fois,

ou qui se succèdent rapidement. Dans le premier cas, la personne qui en est atteinte a de la fièvre, de l'insomnie, et du dégoût pour les alimens; dans le second, il est rare que la douleur, quoique très-vive, soit assez forte pour imprimer au pouls un mouvement fébrile, et cet accident n'arrive que quand la tumeur offre un volume considérable.

Les causes du furoncle ne sont point locales. Assez fréquemment, deux ou trois jours avant son apparition, le malade éprouve des malaises, quelques légers frissons, et autres petites incommodités semblables, qui disparaissent en partie, ou totalement, lorsque le furoncle se manifeste de manière à pouvoir être considéré comme une métastase critique. Cependant il semble n'être en général qu'une affection symptomatique, due au rapport intime qui existe entre l'organe cutané et le système digestif. C'est effectivement le désordre des premières voies qui le provoque le plus communément. Nul âge n'est à l'abri de cette affection. Elle est quelquefois épidémique.

La terminaison s'opère constamment par la suppuration. Le furoncle s'ouvre de lui-même à sa pointe, d'où il sort un pus mêlé de sang, avec une petite masse grisâtre et fibreuse, produite par la portion du tissu cellulaire qui a été frappée de gangrène. Cette masse est appelée *bourbillon*.

Quant au traitement local, nous dirons, dans la seule vue d'éclairer nos lecteurs, qu'il se borne à l'application d'une mouche d'*onguent de la mère*, ou

d'un petit emplâtre de diachilon gommé, qu'on re-
couvre quelquefois d'un cataplasme émollient. Il faut
employer les maturatifs jusqu'à ce que le *bourbillon*
soit sorti. Alors on entretient un peu de charpie dans
l'ouverture, jusqu'à ce que l'engorgement soit dissipé. La suppuration ne le fait disparaître que très-
lentement; et s'il tardait trop à se fondre, il faudrait
le hâter par de doux irritans.

Nous ne saurions trop répéter que la concrétion
des humeurs en est toujours la cause occasionnelle.
Or, notre système est entièrement conforme aux
observations journalières que les personnes affectées
de clous ou furoncles ont confirmées. Nous avons
remarqué qu'en détournant le siége de l'irritation
qui se portait à la peau, le moyen que nous indiquons a toujours été couronné du succès. Nous ob-
servons néanmoins que c'est après avoir laissé calmer
l'inflammation locale par les bains et des lotions
émollientes, que la réussite de notre méthode, à
petites doses répétées souvent, nous a été tant de
fois démontrée.

§. IV. — Dartres.

Les dartres sont des éruptions d'humeurs viciées,
dont la présence annonce la crise d'affections intérieures herpétiques. Ces sortes de maladies attaquent
tous les âges et toutes les classes de la société. Le
vice dartreux se glisse dans l'économie animale par

une multitude de germes, et s'y propage par mille racines. Une foule de causes extérieures contribuent à sa production et à son développement.

La méthode de classification qui a été adoptée dans le grand ouvrage du professeur Alibert, démontre qu'il existe un très-grand nombre d'espèces de dartres; c'est à l'hôpital Saint-Louis qu'il les a observées sous des points de vue si différens. L'analogie frappante de certains caractères physiques; l'influence de l'âge, du sexe, du tempérament, celle des conditions, des métiers, des habitudes; mille assertions enfin énoncées dans les livres de l'art, sur l'hérédité, la propagation, et les métastases des dartres, ont été toutes constatées dans cet établissement jusqu'à l'évidence.

Il existe donc beaucoup d'espèces de dartres; mais il serait trop long de considérer la variété de leurs symptômes, dont quelques uns, très-effrayans, sont heureusement rares, quoique bien constatés. Nous ne parlerons que des genres de dartres les plus fréquentes : la pustuleuse, et la rongeante. L'une a pour caractère spécial de produire des pustules plus ou moins volumineuses ou plus ou moins rapprochées, qui forment une croûte, laquelle se sèche, tombe et se reproduit de nouveau ; l'autre apparaît aussi par des pustules, et devient un ulcère rongeant. Ces deux espèces de dartres choisissent souvent le visage pour leur siége.

L'acrimonie de la bile, un vice particulier de la sérosité du sang, peuvent être les causes occasionnelles des dartres ; elles sont héréditaires, mais non contagieuses, comme le vulgaire le croit. Leur intensité est plus grande chez les vieillards. L'influence du tempérament sur leur reproduction est d'une évidence frappante. Chez les femmes, l'époque critique du retour de l'âge peut être une des causes productives des dartres. Certaines boissons et certains alimens en rendent la propagation plus active : une nourriture échauffante fait éprouver aux dartreux de plus vives démangeaisons.

Le traitement interne, employé ordinairement contre les dartres, ne consiste qu'en palliatifs, dont les seuls effets sont de neutraliser, pour le moment, la violence de l'éruption : mais bientôt les symptômes reparaissent avec plus d'intensité. Il importe, pour obvier au mal, de suivre l'unique voie praticable en pareil cas, et de ramener ces éruptions aux vrais principes qui effectuent la guérison des autres maladies.

Les douches sulfureuses doivent être défendues dans les éruptions dartreuses qui viennent à la suite des maladies laiteuses, quoiqu'elles aient produit maintes fois des effets salutaires dans certaines espèces de dartres.

Nous avons dit que la cause des maladies n'était point dans le siége des symptômes, qu'il fallait la chercher dans le canal alimentaire, le laboratoire d'où partent toutes les humeurs intègres ou altérées. C'est surtout dans le traitement des dartres que ce principe se montre dans toute sa justesse. Quelques praticiens attaquent les dartres sur la peau ; ils ne font qu'entretenir le mal par des palliatifs plus ou moins heureux, et le mal, ainsi entretenu, ne fait qu'accroître et empirer en silence. Pour nous, sans le secours d'aucun de ces topiques mensongers, nous attaquons le mal dans sa source; nous évacuons les voies digestives, nous purifions les humeurs morbides par le seul moyen qui puisse les purifier toutes à la fois. Le centre, une fois dépouillé du germe corrupteur, la périphérie doit devenir saine et sans tache, et la peau doit être délivrée du vice dartreux.

Il ne tiendrait qu'à nous de citer ici une foule de témoignages qui tendent à prouver que notre méthode est un des meilleurs traitemens à opposer à ce genre de maladies de la peau. Nous avons pensé qu'il serait trop long de les rapporter ici, parce que l'emploi de notre traitement, en cette circonstance, est d'une simplicité sans égale et d'un résultat souvent heureux.

Nous avons été consultés par un homme de cinquante ans, que ses fonctions forçaient de fréquenter la société; il avait la figure couverte d'une dartre farineuse (*herpes furfuraceus*), et il désespérait de son état. Il faut ajouter que l'affection se portait souvent sur l'organe du poumon, et qu'alors le malade était oppressé d'une manière alarmante. Le mal et ses circonstances ont presque cédé à l'influence du traitement que nous lui avons indiqué. Nous osons espérer que nous ne la verrons plus revenir; ce qui arrive souvent dans une maladie dont la curation est si difficile, et qui, semblable à l'hydre, paraît renaître d'elle-même.

Si nous avions pu douter de la vérité de ces assertions, elle nous eût été confirmée par la vue de
plusieurs individus qui se sont présentés à notre
bureau de consultations : les uns, en effet, avaient
une dartre furfuracée, les autres se plaignaient d'une
dartre squammeuse; celui-ci d'une dartre crustacée,
celui-là d'une dartre pustuleuse; et c'est de l'ensemble des observations qu'ils nous ont mis à même
de faire, que nous avons déduit les modes de traitement que nous exposons à ce sujet.

Nous sommes persuadés qu'il y a des dartres dans
lesquelles les mouvemens de la nature sont manifestement dépurateurs. Dans cette circonstance, lorsque
nous avons vu qu'elles étaient le résultat d'une altération particulière du système dermoïde, et que souvent elles semblaient avoir pour but d'extirper du
corps une matière étrangère ou nuisible, nous avons
dit franchement aux malades : *Abstenez-vous de tout
remède, et continuez à vous gratter.*

Nous avons toujours observé qu'il fallait souvent
varier les médicamens dans les maladies chroniques,
et particulièrement dans le traitement des maladies
cutanées ; car les substances médicamenteuses, auxquelles la nature est habituée, produisent rarement
un effet salutaire. Les malades éprouvent du soulagement par l'emploi d'un remède nouveau. Les lois
physiologiques expliquent aisément ce phénomène.
Nous avons l'habitude de demander aux personnes
qui viennent nous consulter, quels sont les remèdes
qu'elles ont employés : ceux-ci avaient fait usage de

la douce-amère, ceux-là de la scabieuse ; les uns de la bardane, de la fumeterre ; les autres du trèfle d'eau et du suc de pensée sauvage, que nous avions indiqué nous-mêmes, étendu dans du petit-lait clarifié. Eh bien ! les malades attaqués de maladies dartreuses n'ont pas guéri, malgré l'emploi de ces plantes, que les livres de matière médicale indiquent presque comme des spécifiques.

La saine expérience a-t-elle toujours justifié les grands éloges que l'on a donnés au soufre et à l'usage des eaux minérales sulfureuses ? Nous ne chercherons pas à exposer comment il agit sur le système dermoïde ; mais plusieurs dartreux sont encore dartreux après en avoir fait usage.

Devons-nous donc enfin, dans cette maladie rebelle, indiquer comme spécifique l'emploi des purgatifs ? Pour résoudre la question, ne suffit-il pas de citer le professeur Alibert, qu'on trouve toujours dans sa mémoire et sous sa plume lorsqu'il s'agit de diathèse herpétique ? Voici comment il s'exprime : « Indépendamment des moyens particuliers » qu'on peut désigner aux praticiens, comme spé- » cialement appropriés à la curation des dartres, il » est des moyens généraux dont il importe de déter- » miner l'emploi : tels sont, par exemple, les purga- » tifs qui peuvent être d'un secours très-avantageux, » et qui, dans certains cas, sont d'une nécessité » indispensable. On observe que l'espèce de per- » turbation produite dans l'économie animale par » l'action du soufre et autres préparations médicales,

« donne constamment lieu à une accumulation de
» matière saburrale dans l'estomac et dans le conduit
» intestinal. C'est alors une indication pressante
» d'éliminer le foyer impur de l'intérieur des pre-
» mières voies ; si les purgatifs sont négligés, la gué-
» rison reste incomplète ou peu durable. Au sur-
» plus, ces sortes de remèdes sont plus ou moins
» sagement employés, selon les âges, les individus,
» les phénomènes concomitans, etc. ; ils conviennent
» aux enfans, aux tempéramens bilieux, dans cer-
» taines saisons plutôt que dans d'autres. »

Nous avons employé souvent, chez les individus
qui sont venus nous consulter, le traitement con-
signé dans les ouvrages de matière médicale. Nous
avons échoué, en voulant calmer l'irritation par des
applications émollientes, par des bains tièdes, par
des boissons délayantes, adoucissantes, même par
un régime doux et végétal ; nous avons vu des malades qui avaient l'estomac épuisé par la grande quantité des tisanes faites avec la douce-amère, la fumeterre, le trèfle d'eau, la scabieuse, la pensée sauvage,
la patience, la saponnaire, l'écorce d'orme pyrami-
dal, etc. ; nous avons employé quelquefois, comme
auxiliaires, les extraits de ciguë, de belladonne, les
antiscorbutiques, les antimoniaux, les mercuriaux
et les sulfureux.

Nous connaissons un cas dans lequel le docteur
Alibert, en circonscrivant la dartre dans une sphère
donnée, et en cautérisant la circonférence, est par-

venu à en ralentir les progrès de l'extension, qui menaçait toute la portion du scrotum.

§. V. — De l'Ophtalmie, ou mal d'yeux.

L'ophtalmie peut se définir une phlegmasie de la conjonctive; nous n'entrerons pas dans le détail des causes qui peuvent produire cette affection.

L'organe de la vue, si compliqué dans sa structure, si délicat dans toutes ses parties, est l'objet d'une négligence coupable et presque générale; nous ne pouvons donc qu'applaudir au zèle de M. Reveillé-Parise lorsqu'il la signale dans son *Hygiène oculaire.* « On évite
» avec soin, dit-il, un son qui blesse l'oreille; l'odo-
» rat n'est flatté que par des odeurs suaves; le goût
» ne veut que des saveurs douces, d'un piquant
» agréable, jamais âcres et brûlantes; le toucher
» même ne cherche que les corps polis, les formes
» rondes, les surfaces adoucies : par quelle fatalité
» faut-il donc que la vue, d'une sensibilité bien
» autre que celle des autres sens, soit continuelle-
» ment blessée par des excès de tout genre dans le
» régime; par des lumières [1] trop vives ou peu mé-
» nagées, souvent artificielles; par une application
» sans relâche; par des contrastes de couleurs tou-

---

[1] Les quinquets sont une des plus funestes inventions pour l'organe de la vue. Nos salons de grandes réunions sont un foyer de maladies d'yeux et d'affections de poitrine, à cause du nombre de quinquets et du calorique de nos cheminées, qui devrait être moins considérable les jours de réception.

» jours éclatantes et tranchées; par cet amas d'ob-
» jets brillans qui nous entourent, et dont les reflets
» lumineux frappent les yeux en tout temps, en
» tous lieux, et dans toutes les directions? »

Cet organe est exposé à une foule innombrable d'affections pathologiques, sans qu'on puisse leur assigner aucune cause externe, aucune lésion venue du dehors.

Les engorgemens de la conjonctive, les épanche-mens sanguins et lymphatiques, des excroissances cancéreuses, l'accroissement des humeurs viciées et aqueuses, enfin une foule d'autres lésions organiques se manifestent spontanément, et quelquefois avec des caractères effrayans.

Les bains de pieds sont en général fort utiles dans tous les cas où le sang se porte en grande abondance vers la tête. Ils ont l'avantage de pouvoir être admi-nistrés autant qu'on le juge à propos; et répétés tous les jours, ou même deux fois par jour, ils n'affai-blissent point comme font les bains entiers. Ils offrent donc, dans l'ophtalmie, une ressource pré-cieuse qu'on ne doit pas négliger. On aura soin que l'eau soit aussi chaude que le malade pourra le sup-porter. Dans presque tous les cas d'ophtalmie, on pourra verser dans ce bain une poignée de sel gris et un quart ou la moitié d'une bouteille d'*essence éthérée*, qui communiquera à l'eau des propriétés stimulantes, et surtout se faire frictionner les jambes et les pieds avec suffisante quantité de cette essence chaude.

Très-souvent l'ophtalmie est purement symptomatique, et dépend d'une irritation fixée sur l'appareil
gastro-intestinal. En effet, c'est principalement à la
conjonctive et aux paupières que la tuméfaction et
la douleur s'établissent et persistent le plus long-
temps dans les érysipèles de la face, parce qu'elles
sont entretenues par l'état maladif des premières
voies. Ce cas présente quelques indications particulières à remplir : d'abord la plénitude, la dureté et
la fréquence du pouls, la violence de l'inflammation,
la céphalalgie susorbitaire, la teinte jaunâtre du
visage, l'amertume de la bouche, l'enduit épais et
limoneux de la langue, la perte de l'appétit, les
nausées; en un mot, tous les symptômes de l'affection du système gastrique se réunissent pour éclairer
sur la nature de l'affection. Alors les saignées seraient
nuisibles et exaspéreraient la phlegmasie : il faut
mettre le malade à l'usage des boissons laxatives;
le petit-lait ou le bouillon aux herbes, auxquels on
ajoute quelques cuillerées de *toni-purgatif*, ont
obtenu un fréquent succès; on a souvent aussi retiré beaucoup d'avantages des lavemens avec la
lotion purgative mêlée avec trois cuillerées d'huile
d'olives.

Parlerons-nous ici des moyens externes ou topiques, connus généralement sous le nom de collyres?
ces derniers sont émolliens, anodins, astringens ou
résolutifs. Lorsque l'œil est très-irrité et très-dou-
loureux, les collyres émolliens réussissent, tels que
l'eau tiède, une décoction de guimauve ou de graine

de lin dissoute dans une quantité d'eau suffisante dont on lave les yeux. Le lait chaud sera utile ; mais il ne faut pas abuser de ces moyens, et aussitôt que les douleurs ne seront plus aiguës, on doit associer les résolutifs aux émolliens, parce que l'usage trop long-temps continué de ces derniers relâcherait les vaisseaux de la conjonctive, et ferait dégénérer en ophtalmie chronique, celle qui d'abord était aiguë. Lorsque les ophtalmies sont dues à une cause externe, le sulfate de zinc et l'acétate de plomb ont été singulièrement vantés, dissous simplement dans l'eau, ou mêlés avec une décoction de sureau, de mélilot ou de camomille, à la dose de quelques gouttes. On imbibera aussi une compresse qui sert à couvrir l'œil pendant la nuit.

Nous connaissons un individu atteint d'une inflammation à la conjonctive, qui durait depuis long-temps, à laquelle on avait d'abord vainement opposé les sangsues et les antiphlogistiques. Dans la consultation que nous lui avons transmise, nous avions pensé qu'en établissant un point d'irritation à la nuque, nous déplacerions peu à peu la cause de l'ophtalmie, et que nous parviendrions à guérir cette maladie ; cependant un vésicatoire appliqué sur cette partie manqua son effet : cela était subordonné à certaines particularités individuelles ; nous croyons donc que ce remède n'est couronné de succès que pour les personnes nerveuses et très-sensibles, chez lesquelles la douleur prédomine sur tous les autres élémens de l'inflammation. Au contraire, chez les individus bilieux et sanguins, et en général chez les personnes d'une constitution robuste, loin d'opérer une dérivation salutaire, le vésicatoire stimule et nuit en pareil cas plus souvent qu'il ne soulage.

Tout sert donc à démontrer que les purgatifs peuvent offrir un moyen de curation entière, et qui ne présente aucun inconvénient. Les autres médicamens ne sont que des palliatifs toujours insuffisans, et souvent dangereux.

Si l'on réfléchit sur la pensée fondamentale de cet ouvrage, que nous avons démontrée dans un autre paragraphe; si l'on est bien convaincu des rapports plus que sympathiques des fonctions digestives avec l'universalité de nos organes et de nos appareils, on devra, dans une ophtalmie, de quelque nature qu'elle soit, se hâter de recourir à l'emploi des purgatifs. Cette diversion ne tardera pas à soulager l'organe de la vue; et les humeurs purifiées dans les voies digestives, n'arrivant plus aux yeux avec les qualités délétères qui avaient déterminé l'affection, le malade se sentira soulagé, et sera guéri en peu de temps.

Il nous faudrait un volume entier pour transcrire les lettres qu'on nous adresse de toutes parts, pour nous féliciter sur le succès de notre méthode dans plusieurs cas pathologiques.

Nous avons sous les yeux une femme attaquée de l'*amaurosis*, qui était chez elle le produit d'une métastase laiteuse, et dont le mal a totalement cédé à l'usage réitéré des moyens que nous lui avons indiqués.

Nous avons reçu la lettre suivante d'un professeur de belles-lettres, qui fut complètement guéri d'une ophtalmie par notre traitement.

Monsieur,

Une application constante à l'étude, même pendant les heures de la nuit, m'avait singulièrement affaibli la vue. Une inflammation de cet organe me permettait à peine de soutenir quelques instans de lecture. Conformément à l'avis d'un médecin, je m'abstins pendant quelques semaines de tout exercice relatif à mes fonctions. Ce repos ne rendit pas à mes yeux la vigueur qu'ils avaient perdue. J'usai alors de plusieurs remèdes extérieurs, tout aussi inutilement. Une humeur séreuse finit par se répandre sur l'organe qu'avait abandonné l'inflammation ; je ne voyais plus qu'à travers mille nuages détachés qui le parcouraient en tout sens, et le matin, en me réveillant, mes paupières, collées l'une à l'autre, ne pouvaient se séparer qu'après avoir été bassinées avec de l'eau de plantain ; mais alors ce n'était qu'avec beaucoup de peine que je supportais l'éclat du jour. Un de mes amis, arrivé de la capitale, à qui je parlai de ce mauvais état de mes yeux, me dit : « Eh ! mon ami, tout ce que tu fais pour te guérir est absolument inutile ; il faut attaquer le mal dans sa source ; il faut tarir cet écoulement de sérosité qui s'est dirigé vers ton organe visuel. C'est un bon purgatif qu'il te faut prendre. On parle beaucoup de celui dont l'effet ne manque point pour la guérison de l'ophtalmie. »

J'ai suivi ce conseil de mon ami ; j'ai fait prendre chez M. Werner, votre pharmacien en notre ville, une bouteille de ce médicament ; j'en ai fait l'usage indiqué. Le traitement a duré un mois, et depuis huit jours ma vue se trouve parfaitement rétablie.

Je vous salue,

M***,
Professeur et bachelier ès-lettres.

Strasbourg, ce 25 avril 1820.

Un jeune homme, s'étant présenté à notre bureau de consultations, nous exposa qu'il était atteint par une ophtalmie, que nous plaçâmes dans le genre chronique après son inspection, et surtout d'après la narration du consultant; cette ophtalmie qu'il attribuait à des excès de travail, à des lectures assidues, n'avait été provoquée que par un vice particulier de sa constitution, qui réclamait l'usage des moyens propres à combattre ce vice. L'imagination du malade se reportait sur une répercussion rhumatismale ou dartreuse; mais il se trompait sur ce genre de métastase, fort rare vers l'orbite des yeux. C'était plutôt une diathèse scrofuleuse qui, généralement, est la plus commune de toutes les ophtalmies chroniques, particulièrement chez les enfans, qui y sont plus sujets que les adultes. Nous nous déterminâmes à lui conseiller un exutoire vers la région du cou, en lui prescrivant d'entretenir soigneusement cette dépuration. Les moyens internes appropriés aux scrofules, tels que les antiscorbutiques, les amers, les mercuriaux, et surtout un sirop dépuratif que nous lui avons prescrit, lui furent ordonnés. Une grande amélioration suivit ce traitement, qu'il termina par quelques doses de *toni-purgatif*, qu'il s'était procuré à Rouen ; et sa cure fut complète. Nous avons eu occasion de revoir ce jeune homme depuis quelques jours ; c'était pour nous remercier de nos bons avis.

M.ᵍʳ l'évêque de Namur, vieillard vénérable de quatre-vingts ans, avait la vue tellement affaiblie, qu'à peine pouvait-il voir avec le secours des lunettes. Il fit acheter, il y a peu de temps, chez M. Hustin, employé de la poste, quelques flacons d'*essence éthérée*. Le 16 juillet de cette année, 1823, nous apprîmes, avec une bien douce satisfaction, par une lettre de cet employé, en date du 11 du même mois, que ce respectable prélat avait parfaitement recouvré, grâce à cette précieuse *essence*, la vue qu'il était sur le point de perdre entièrement, et qu'il avait retrouvé, comme il l'a dit lui-même, *ses yeux de quinze ans*.

Un individu de cinquante ans environ est venu nous consulter sur une ophtalmie chronique qui affectait la conjonctive palpébrale, laquelle avait succédé à une oph-talmie aiguë ; elle n'était caractérisée que par une douleur qui n'avait lieu que par momens, par la rougeur et le gonflement des paupières, par la faiblesse de la vue, et un larmoiement continuel ; il attribuait cette espèce de maladie à un virus siphilitique. Nous eûmes de la peine à le détromper sur ce point, puisque les organes sexuels étaient exempts d'infection, et qu'aucun autre symptôme concomitant n'avait apparu. Il avait en vain employé les collyres, d'abord émolliens, et ensuite réper-cussifs. Nous avons cru devoir lui indiquer un régime nouveau dans ses alimens et ses boissons ; nous n'avons pas négligé de lui prescrire les pédiluves irritans dans lesquels l'*essence éthérée* était employée ; les lavemens fréquemment administrés, dans lesquels on ajoutait une très-forte dose de notre lotion purgative, qui avait été précédée d'un séton à la nuque. Ce malade va infiniment mieux, et s'applaudit du traitement que nous lui avons ordonné.

§. VI. — De la Fièvre et des Fébrifuges.

Lorsque l'on considère l'immensité d'écrits sur les fièvres, les théories versatiles, la variété des opinions, les savantes divagations, les commentaires sur des faits contestés, on se trouve condamné à la plus pénible hésitation : on ne sait quel système on doit adopter.

Si le plan de ce paragraphe nous permettait de faire l'exposition et de tracer l'histoire des fièvres, quel serait notre guide ? Des milliers de volumes ont été écrits sur ces maladies. Partout nous trouvons de beaux modèles isolés de description ; nous admirons des classifications plus ou moins ingénieuses ; mais nous sommes réduits à errer dans le vague, dès que nous cherchons dans les livres des moyens d'acquérir des connaissances positives sur la nature, sur les causes prochaines des fièvres, et sur leur curation.

Les pathologistes, prenant souvent les effets pour les causes, confondant les symptômes avec les lésions qui les produisent, ont placé dans leurs cadres, comme fièvres essentielles, des maladies qui, selon nous, ne doivent point en porter le nom.

L'illustre auteur de la Nosographie philosophique, le professeur Pinel, guidé par l'analyse, a répandu de vives lumières dans ce chaos. Dans certains ordres de fièvres, comme il le remarque dans son ouvrage, la série successive des symptômes se développe avec une sorte de régularité et d'harmonie, quels que soient d'ailleurs l'agitation et l'état souffrant du malade, ce qui annonce une réaction favorable et fait présager une heureuse terminaison. Dans d'autres ordres, des symptômes nerveux et spasmodiques n'offrent qu'irrégularité ou désordre, des alternatives d'irritation ou d'affaissement, enfin des signes sinistres qu'on a notés dès la plus haute antiquité, et qui ont été reconnus et confirmés par l'observation des médecins les plus habiles de tous les siècles.

Les fièvres sont les maladies les plus familières à l'espèce humaine; ce sont aussi celles sur lesquelles des esprits faux et superficiels se sont exercés avec le plus de liberté, ou plutôt avec le plus de désavantage pour les progrès de la science. Comment se reconnaître dans le dédale informe où nous jette une érudition vaste et sans choix? Comment espérer d'en sortir heureusement?

Ces maladies ont été observées et décrites dans tous les climats et pendant les saisons les plus variées. On connaît tous les écueils dans lesquels on peut tomber. Hippocrate les avait observées et tracées en homme de génie, dès le berceau de la médecine. Il a pourtant laissé une foule d'objets incomplets, si l'on en excepte les signes fondamentaux du pronostic. En devons-nous être surpris? ne fallait-il pas le concours de plusieurs siècles d'observations, pour tracer en particulier les caractères génériques des fièvres continues, soit bénignes, soit délétères, et pour les considérer, soit dans leur état de complication, soit dans d'autres variétés accessoires propres à modifier leur marche? Le père de la médecine a-t-il pu, à une époque aussi reculée, exposer les formes si singulières et si disparates que prennent quelquefois les fièvres gastriques ou bilieuses; distinguer et approfondir les fièvres muqueuses considérées dans leurs divers types; déterminer le caractère dangereux des fièvres intermittentes pernicieuses, et les moyens presque sûrs d'en suspendre le cours?

Discuter ces différens systèmes, leur assigner la place qu'ils méritent, résoudre enfin un problème qui nous paraît d'une difficile solution, n'est point dans le cadre de notre ouvrage. Notre but est d'éclairer le lecteur, et non de l'éblouir par des mots. Comme ces divisions et leurs subdivisions, qui s'étendent à l'infini, n'ont, à notre avis, porté que sur des fondemens frivoles, et obtenu qu'une vogue passagère, nous n'envisagerons ici que les fièvres intermittentes, desquelles notre médicament, employé comme fébrifuge, a souvent triomphé. La dénomination de fébrifuge n'est peut-être pas exacte ni précise, puisqu'aucun médicament n'agit sur la fièvre elle-même, par une propriété spécifique qui neutralise cette maladie, comme un alcali neutralise un acide. Il serait donc plus exact, dans le langage de la matière médicale, de dire qu'il n'existe pas de fébrifuges proprement dits. Néanmoins, comme on observe beaucoup de médicamens qui, par leur manière d'agir sur les propriétés vitales, s'opposent à la récidive des affections morbides périodiques, et particulièrement à celle des fièvres d'accès; comme les médicamens auxquels nous avons eu recours pour la guérison des fièvres intermittentes sont de ce genre, nous leur avons conservé le nom de fébrifuges, tout vague qu'il puisse être, parce qu'il est consacré depuis long-temps par l'usage.

Ce serait peut-être faire la satire la plus amère de la médecine que de rapporter ici les principes fondamentaux du traitement des fièvres, et d'indiquer toutes les substances végétales ou minérales qui ont été tour à tour mises en usage pour les guérir.

Les substances qui agissent contre les fièvres intermittentes, sont très-nombreuses, et paraissent, à la première inspection, appartenir à des classes différentes de médicamens; cependant elles peuvent toutes, d'après leurs effets immédiats sur l'économie animale, se ranger dans deux divisions principales : celle des excitans, et celle des toniques.

Notre plan n'est pas de citer ici les substances minérales, végétales, ou alcalines, les toniques végétaux simplement astringens, les toniques végétaux astringens et amers. Lorsque le praticien cherche à produire une médication antifébrile, proprement dite, il tend toujours à déterminer primitivement une excitation ou une sorte d'astriction plus ou moins étendue sur le canal intestinal.

Le médecin qui désire produire un effet prompt pour prévenir le retour des accès, détermine une excitation momentanée sur le canal intestinal, et quelques évacuations alvines. Quoi de plus utile alors qu'un médicament, dont l'effet immédiat est de tonifier en même temps que d'évacuer ? Il est bon cependant, dans plusieurs cas, d'associer ce médicament avec les amers ; alors les propriétés vitales, troublées par l'effet du paroxysme fébrile, reviennent à leur rhythme naturel, les mouvemens s'exercent d'une manière plus régulière, le frisson diminue, et la fièvre disparaît par degrés ; tandis qu'en même temps les organes digestifs, qui sont ordinairement affectés, reprennent peu à peu leur énergie habituelle, ainsi que les organes des sens et de la locomotion.

Mais en quoi consiste réellement la propriété anti-fébrile ? C'est ce que nos connaissances chimiques ne nous permettent pas encore d'apprécier, et ce que nous ignorerons peut-être toujours : comment se rendre compte des effets de tel ou tel médicament sur l'économie animale ?

Ce n'est point pendant l'accès de la fièvre intermittente que le *toni-purgatif* doit être administré ; un tel mode serait plus que dangereux : c'est dans l'intervalle des accès, dans le moment de l'*apyrexie ;* la nature, plus calme, se montre alors moins rebelle à l'effet de ce médicament. En conséquence, on en prépare l'administration par quelques boissons délayantes, par de fortes doses de camomille romaine.

Que l'on se méfie des vomitifs que les médecins vulgaires et routiniers administrent en pareille circonstance. Les commotions qu'ils occasionnent doivent être infiniment nuisibles à des corps déjà épuisés par des accès ; et l'expérience journalière en démontre évidemment le danger.

Parmi les consultations que nous avons données verbalement ou par écrit relativement aux fièvres intermittentes, nous avons remarqué que les symptômes suivans ont presque toujours eu lieu : des lassitudes spontanées dans les membres, des bâillemens ; la durée de l'accès était plus ou moins longue, il était presque toujours accompagné de frisson et de claquement de dents ; la peau sèche, pâle, livide ou marbrée ; la bouche sèche, la respiration gênée, le pouls fréquent, serré et inégal ; l'urine pâle ; ensuite un accroissement de chaleur ; la peau rouge ; le pouls développé et fréquent ; enfin une sueur plus ou moins abondante de la tête, du tronc et des membres : après l'accès, du malaise, de la fatigue et de la faiblesse.

Lorsque le malade qui nous consultait était atteint d'une de ces fièvres à l'époque du printemps, nous l'avons laissé parcourir toutes les périodes de l'accès, et nous n'avons administré notre traitement que vers la fin de la maladie, qui ordinairement se termine plus promptement qu'en automne. Nous avons toujours fait attention, dans l'une et l'autre circonstance, à l'embarras gastrique et intestinal ; et

ce n'est en général qu'après que les symptômes d'irritation étaient calmés que nous avons indiqué les
remèdes dont nous parlons si souvent dans cet
ouvrage.

CHAPITRE VII.

Maladies des femmes. — De la menstruation ou âge nubile. — Fleurs blanches ou leucorrhée. — Allaitement; maladies laiteuses. — Age critique des femmes.

§. Ier. — Maladies des Femmes.

La femme, privilégiée par la nature sous tant de rapports, semble avoir été condamnée à la douleur par cette nature même. Celle qui fait les délices de la société ne reçoit, pour ainsi dire, que des tourmens en échange; et sa beauté même tire son principe de sa faiblesse.

Le Créateur, qui veille avec tant de soin à la conservation de son ouvrage, a voulu réunir l'homme et la femme par des liens indissolubles, nous voulons dire par le besoin. Il a donné à l'homme la force pour défendre la beauté impuissante, et à la femme la beauté pour enchaîner et dominer la force qui doit la protéger.

Aussi les règles changent-elles dans le traitement à suivre à l'égard de la femme, et dans les précautions à prendre pour conserver sa santé.

Moins élevée dans sa stature, chez elle le système

des os est plus grêle; les articulations moins saillantes ajoutent à la légèreté de ses mouvemens, mais elles en diminuent l'énergie; le cœur moins volumineux occasionne une circulation moins rapide; le cerveau est moins étendu que chez l'homme. Il faut en dire autant des deux lobes du poumon, ce qui contribue à ralentir l'activité de la respiration. Son tempérament est en général muqueux et lymphatique. Le tissu cellulaire est très-abondant sur toute la surface de son corps; c'est à son abondance qu'elle est redevable de la blancheur de son teint, de la beauté de ses formes, ainsi que de l'exubérance de ces sucs blancs qui l'exposent à de si grandes altérations.

Plus faible en général, et plus susceptible d'impressions que l'homme, elle doit s'observer davantage. Environnée d'écueils qu'elle n'a pas la force de franchir, elle ne saurait marcher avec trop de prudence. Tous les excès lui doivent être interdits; elle ne peut impunément abuser de rien. Nous ne cesserons donc de lui recommander la tempérance, la sobriété, l'usage des alimens de facile digestion, l'abstinence des vins trop généreux ou des liqueurs fortes, un exercice modéré, un sommeil pas trop prolongé, surtout une manière de se vêtir qui l'expose moins aux intempéries des climats et des saisons. Mais comment la persuader sur ce dernier article? La mode parle, et parle toujours impérieusement pour ce sexe. N'aimera-t-il pas mieux payer de sa santé, de sa vie même, une obéissance passive à ce despotisme, que d'écouter les conseils de la raison? Nous ne parviendrons peut-être pas à nous faire entendre, mais nous serions coupables de ne pas l'avoir essayé.

Depuis sa naissance jusqu'à l'âge de puberté, la femme ne présente que les maladies communes à l'autre sexe, la dentition, le carreau, la petite vérole, la rougeole, la coqueluche, les convulsions, les maladies vermineuses, etc. Il n'en est pas de même à l'âge de puberté. C'est alors qu'une grande révolution s'opère dans son système, qu'un ordre de phénomènes nouveaux à ses yeux vient déranger ses idées, et lui présenter un nouvel être au milieu d'elle-même. La nature se prépare à un grand sacrifice; elle y prélude par de grandes commotions. Les organes de la génération, abandonnant leur nullité première, prennent une sorte de turgescence qui les rend le centre de la vie même, et qui fournit la solution de tous leurs écarts et de toutes leurs douleurs.

La femme, à l'âge que nous décrivons, n'a fait encore que le premier pas dans la carrière qu'elle est condamnée à parcourir. Les soins du ménage, les peines domestiques, la conception, les neuf mois de la gestation, les douleurs violentes de l'accouchement, plus cruelles peut-être que les neuf mois de souffrances qui l'ont précédé, les suites de couches, l'assiduité de l'allaitement, les précautions qu'il exige l'assiégent successivement. Chaque jour enfin de son existence matrimoniale doit ajouter une épine à sa couronne, et multiplier les altérations de sa santé.

La femme ne doit jamais perdre de vue que la

modération en tout est l'unique préservatif de son sexe. Qu'elle fuie les excès des plaisirs bruyans, des nuits prolongées dans le tumulte des réunions.

En résumé, la femme abondante en mucosités, la femme dont le tempérament est essentiellement lymphatique, est exposée dans tous les temps à une exubérance dangereuse d'humeurs.

Le seul moyen d'évacuer complètement, c'est le *toni-purgatif*, dont l'action s'étendant sur toute la surface du canal alimentaire, opère la délivrance entière des glaires, qui sont leur véritable fléau. C'est à elles que ce médicament est spécialement recommandé : il flattera leur palais en soulageant leur système. Un journal l'a appelé le *Purgatif des dames et du jeune âge*, puisque les papilles nerveuses de la bouche ressentent une impression de liqueur à la rose. Cette manière de se purger est donc bien préférable, pour le sexe et l'enfance, à toutes les médecines employées jusqu'à ce jour.

§. II. — De la Menstruation.

On entend par ce mot une évacuation sanguine qui a lieu par la vulve chez les jeunes filles en état de puberté, et chez les femmes, à des époques périodiques, le plus souvent de vingt-huit à trente jours. Elle commence dans nos climats à l'âge de douze à quatorze ans, et finit à celui de quarante-cinq ou cinquante.

On ne peut se dissimuler que lorsque cette évacuation commence à se déclarer pour la première
fois, elle ne soit accompagnée de symptômes plus
ou moins fâcheux, selon le plus ou moins de facilité qu'elle éprouve à se manifester. En effet, à cette
époque, la matrice recevant un grand accroissement,
devient le centre vers lequel la nature dirige toutes
les forces de la vie. De passive qu'elle était, elle
acquiert une sensibilité et une irritabilité qui, portées tout à coup au plus haut degré, exercent l'influence la plus active sur tout le reste de l'économie.
Alors, de toutes les parties du corps, une très-
grande quantité de fluides y vient abonder; il en
résulte un état de gonflement, d'engorgement, de
pléthore même, qui donne lieu à la plupart des
phénomènes qu'on remarque dans cette circonstance.

Au moment où la menstruation va s'établir, il se
manifeste assez généralement, chez les jeunes filles,
un écoulement d'une matière fluide, blanchâtre,
presque toujours le prélude de l'évacuation menstruelle; elle s'annonce le plus généralement par des
agitations générales, des douleurs vagues, des pesanteurs dans les lombes et les cuisses, des engourdissemens dans les membres; les mamelles se gonflent
et se durcissent; les parties sexuelles se tuméfient;
les yeux sont tristes, abattus, douloureux; la tête
est attaquée de vertiges, de pesanteurs; il y a des
anxiétés précordiales; une chaleur vive se concentre
vers l'épigastre (partie supérieure de l'estomac);
des bâillemens se succèdent tour à tour; enfin cet

état dure jusqu'au moment où l'évacuation sanguine se manifeste au dehors.

Dès que la menstruation aura pris le cours que lui indique la nature, il faudra veiller avec soin à ce que rien ne gêne ou empêche son retour périodique. La seconde époque doit être surtout l'objet d'une attention particulière. Dans les climats froids, dans les saisons rigoureuses, les jeunes filles dans cet état, doivent éviter les intempéries de l'air, l'usage de l'eau froide, les impressions trop vives, de quelque nature qu'elles soient, et surtout la contrariété [1]; l'extrême susceptibilité qui les affecte alors, fait à ceux qui les approchent un devoir de ne point irriter chez elles le système nerveux. La troisième, la quatrième époque, ne demandent pas moins de précautions. Nous dirons plus : les femmes soigneuses de leur santé, celles même chez qui la menstruation se succède le plus régulièrement, devraient s'astreindre toute leur vie à ce régime hygiénique. C'est le moyen infaillible d'éviter une suppression, source intarissable de maladies.

Cette première éruption n'a pas moins d'influence sur le moral que sur le physique de la jeune fille. A cette époque remarquable de sa vie, elle devient triste et mélancolique; elle s'abandonne à de douces rêveries, et des larmes involontaires s'échappent de ses yeux.

---

[1] Voyez notre chapitre sur l'hygiène, dans lequel nous parlons des contrariétés qu'éprouvent les jeunes personnes dans les pensionnats.

Les évacuations qui peuvent remplacer les règles, sont d'une part des fleurs blanches ou un dévoiement, et de l'autre, des suppurations plus ou moins abondantes, provoquées par un vésicatoire, un cautère, un ulcère quelconque. Dans ce cas, il serait imprudent d'abandonner la jeune fille ou la femme à de pareilles évacuations; elles finiraient par la jeter dans un état irrémédiable de faiblesse et de langueur. (Voyez ci-après notre article des *Fleurs blanches.*)

La grossesse et l'allaitement sont des causes ordinaires de la suppression des règles, sans que la santé de la femme en soit dérangée en aucune manière. Pendant la grossesse, le sang menstruel paraît évidemment destiné à fournir au produit de la conception les sucs nécessaires à son accroissement. Il en est de même pendant l'allaitement. Quant à la disparition des règles pendant l'*âge critique*, nous renvoyons nos lecteurs au paragraphe suivant.

Dans ces deux circonstances, le *toni-purgatif* est de la plus grande utilité. Le flux menstruel étant une excrétion comme toutes les autres, il est indispensable d'en provoquer la sortie, en dégageant les viscères des matières qui les obstruent.

Parmi le grand nombre d'observations que nous pourrions citer ici, de jeunes personnes chez lesquelles l'apparition des règles occasionnait des maladies, ou de femmes mal réglées, qui nous ont témoigné leur satisfaction, nous nous bornons aux suivantes.

Une jeune dame infiniment recommandable, Mme la comtesse de L***, sur la réputation du *toni-purgatif*, vint, il y a quelque temps, nous consulter sur l'emploi de ce médicament, et sur son influence sur le flux menstruel. Tantôt ses règles se supprimaient, tantôt elles reparaissaient à de longs intervalles, et en petite quantité : de là, constipation, défaut d'appétit, douleurs, pesanteurs de tête, vertiges, malaise presque général et continuel. Elle s'était adressée à plusieurs médecins; elle avait, mais en vain, exécuté leurs ordonnances, et mis à contribution les officines de plusieurs pharmaciens. Deux bouteilles de *toni-purgatif* et un flacon d'*essence éthérée* lui rendirent la santé. Trois mois après, cette dame nous écrivit qu'elle *voyait périodiquement, et que tous ses maux avaient disparu.*

Une mère de famille amena dans notre bureau de consultations sa demoiselle, qui nous parut d'une constitution forte et d'un tempérament sanguin; cependant l'apparition de ses règles éprouvait des difficultés ; les symptômes suivans s'étaient manifestés : cette demoiselle avait de fréquens maux de tête, des bouffées de chaleur, des tintemens d'oreilles, des étourdissemens; son sommeil était interrompu, elle éprouvait quelquefois des mouvemens convulsifs; elle pleurait, soupirait sans motif; la pulsation de son pouls était vive et fréquente; elle était oppressée, tourmentée de coliques, fatiguée du moindre exercice; elle se plaignait surtout de pesanteur vers les reins, et de douleurs au bas-ventre. Dans ces circonstances, le *toni-purgatif* ne nous parut pas d'une indication précise et absolue. Malgré notre répugnance pour les sangsues, et dans la persuasion qu'une main sage peut quelquefois, pour le bien de l'humanité, tirer parti des poisons même, nous avons consenti à l'application des sangsues à la vulve, en prenant toutefois les précautions nécessaires pour que le remède ne fût pas pire que le mal, et n'exposât pas la malade aux dangers décrits dans un de nos paragraphes précédens. Nous avons en outre prescrit des médicamens révulsifs, des bains de pieds sinapisés et aiguisés avec une quantité proportionnée d'*essence éthérée ;* nous avons conseillé un régime alimentaire modéré et rafraîchissant, des bains de siége très-chauds, un exercice très-fréquent, enfin des distractions de toute espèce. Nous avons appris la réussite de ce traitement.

L'année dernière, une jeune fille se trouvait dans le même cas que la précédente ; elle éprouvait quelques symptômes de congestion vers la tête, mais sa figure était sans couleur, ses yeux sans éclat, son pouls sans vigueur, elle ressentait de faibles palpitations ; les artères temporales battaient avec peu de force ; elle digérait avec peine, elle désirait des alimens indigestes, ou même totalement indigestibles ; elle se plaignait de pesanteur à la partie supérieure de l'abdomen, de leucorrhée. Dans ce cas, nous avons interdit absolument toute émission sanguine ; elle eût retardé, empêché même l'accomplissement des vœux de la nature ; mais le *toni-purgatif* a été administré avec le plus grand succès ; nous le lui avons conseillé en boisson ; nous lui avons prescrit la lotion purgative en lavemens ; quelques pédiluves irritans avaient précédé. Nous avons prescrit une alimentation nourrissante et réparatrice, l'usage du bon vin, du thé, du café pur et presque sans sucre, des bains de siége fort chauds, un exercice fréquent et peu fatigant. Ces moyens et ce régime ont obtenu le plus heureux succès. L'apparition du flux menstruel a fait disparaître tous les symptômes dont nous avons parlé.

Mlle Berg**, âgée de dix-huit ans, avait eu, dès l'âge de dix ans, les glandes engorgées. A l'époque où la menstruation parut, il lui survint sur l'épaule et sur la partie supérieure des bras un grand nombre de petits boutons rouges à leur base et blancs à leur sommet, d'où découlait une matière ichoreuse. De tous ces boutons il se forma une immense dartre humide, contre laquelle furent employés sans succès, pendant quatre ans, les bains et toutes sortes de tisanes. La mère de cette jeune et intéressante personne, après tant de dépenses inutiles, ne savait plus, comme on l'a dit, *à quel saint se vouer*, lorsqu'en 1822 elle entendit parler des guérisons opérées par notre méthode, dans des cas semblables à celui où se trouvait sa fille. Elle se rendit avec la malade à notre bureau de consultations. Nous prescrivîmes d'abord l'usage de quelques *grains de santé*, pour tenir le ventre libre ; nous lui indiquâmes un traitement accompagné d'un régime approprié à la nature de la maladie. Trois mois après, la jeune personne recouvra la gaîté avec la santé, et la régularité du flux menstruel mit le dernier sceau à sa parfaite guérison.

Commensacq, le 22 août 1825.

Monsieur,

Je dois vous instruire, ainsi que vous me l'avez recommandé, du résultat du traitement que j'ai fait à Mme Laffargue, ma fille.

Il me semble vous avoir dit que ses menstrues étaient supprimées depuis environ trois ans. Valétudinaire depuis lors, son estomac ne faisait que très-imparfaitement ses fonctions. La jaunisse s'était emparée de son charmant visage et de son corps.

Elle était livrée à un état fébrile. Avertie de tenir note du premier suintement qu'elle sentirait avec gonflement, oppression de l'estomac et bouffées ; elle l'a fait. Trois jours avant l'expiration de la période où ces symptômes devaient se renouveler, elle prend huit *grains de santé*. A la troisième selle, le flux menstruel se déclare ; la médecine produit un effet merveilleux. Le flux continue pendant cinq jours d'une manière très-satisfaisante. Un mieux très-prononcé, et comme annonçant une prochaine guérison, suit cette double évacuation. Trois jours avant l'expiration du mois, elle prend quatre cuillerées de *toni-purgatif* dont l'effet fut admirable. Le surlendemain de cette purgation, les menstrues paraissent sans être précédées d'aucune tranchée ; leur durée, leur qualité et leur quantité font présumer un état de santé complet. En effet, leur retour continue périodiquement et sans altération. Son ictère a totalement disparu. Elle a repris son coloris, son appétit, son air de fraîcheur et de jeunesse.

Mme Castaignede, d'un tempérament sanguin très-prononcé, d'un caractère enjoué, ayant toujours mené une vie active, très-occupée dans son nombreux ménage, se trouve dernièrement atteinte de ce que les femmes appellent une migraine épouvantable, à la suite d'un dîner copieux, pendant lequel elle avait fait main-basse sur des pâtisseries qui sortaient du four. Son estomac, de bonne trempe, sert merveilleusement son appétit.

J'étais sorti pour faire ma tournée vers le déclin du jour ; de retour, j'aperçois en entrant mes enfans, parmi lesquels était Mme Laffargue. Ils se séparent subitement à mon approche. Je demande où est leur mère ; ils me répondent d'un air triste : elle est au lit. — Pourquoi n'êtes-vous pas dans sa chambre ? — Elle ne veut pas qu'on la fasse parler, ni qu'on y porte de la lumière.— (Quand ma femme est au lit, hors son heure ordinaire, on peut être sûr qu'elle est malade). Je m'approche de son lit avec une lumière ; elle cache son visage sous la couverture. Je veux le regarder ; il est très-coloré, son pouls est dur et violent. J'ordonne qu'on fasse chauffer de l'eau pour un bain de pieds. Elle dit qu'elle ne se tiendra pas debout, et qu'elle n'y résistera pas. On lui sort les jambes hors du lit sur lequel elle reste étendue, sa tête est pendante en arrière ; on les introduit dans le bain aussi chaud qu'elle le peut supporter. J'y avais mis deux poignées de farine de graine de moutarde, autant de sel marin, une pinte de fort vinaigre, et la moitié d'un flacon d'*essence éthérée*. A la quatrième minute, elle s'écrie : ah ! combien je suis soulagée ! Elle y reste deux autres minutes. Je lui fais prendre ensuite quatre *grains de santé* suivis d'une tasse de thé pour délayèr les alimens dans son estomac et les précipiter, parce que je craignais une congestion au cerveau. Elle dormit le reste de la nuit. Les selles commencèrent de bon matin. Cette incommodité n'eut aucune suite fâcheuse. Elle se porte très-bien depuis.

Mon second fils, maire de la commune, est atteint de la dyssenterie, maladie qui règne actuellement. Elle ne se déclara que le troisième jour : il a été obligé d'aller à la garde-robe toute la nui t. Je lui administre aussitôt quatre cuillerées de *toni;* après son effet, je lui donne une tisane de riz. Le lendemain, le tenesme, de douloureuses épreintes et les excrémens sanguinolens continuent ; je lui fais prendre trois autres cuillerées de *toni* suivi de la même tisane. Il n'a pas fallu autre chose, et il est parfaitement guéri ; tandis que d'autres personnes atteintes de la même maladie, *meurent* ou traînent une longue convalescence.

J'ai l'honneur, etc.

CASTAIGNEDE, *juge de paix.*

§. III. — Fleurs blanches, ou Leucorrhée.

C'est une affection active ou passive de la membrane muqueuse de l'utérus et du vagin, accompagnée d'un écoulement humoral, qui, loin d'être toujours blanc, comme l'indique son nom, est singulièrement variable par sa couleur. Cet écoulement dépend tantôt d'une phlegmasie aiguë ou chronique, tantôt d'une asthénie profonde de l'organisme, quelquefois de l'introduction d'un virus dans l'économie animale.

Notre plan, dans ce paragraphe, n'est pas d'entretenir nos lecteurs des écoulemens leucorrhéiques les plus violens, qui ont rapport avec le virus vénérien dont nous parlerons à l'article *Maladies siphilitiques*. L'affection morbifique dont il est question, en est très-souvent indépendante. D'ailleurs, nous devons élaguer ce vain et faux système d'érudition dont les auteurs ont obscurci cette matière, et nous ne pouvons en général nous livrer à des détails que semblent repousser la simplicité, la brièveté et le but même de cet ouvrage. Nous ne parlerons donc ni des formes diverses que peut affecter la leucorrhée, ni même de ses variétés.

Dans une maladie produite par des causes si multipliées, et susceptible de se montrer sous tant d'aspects différens, il est utile d'appeler l'attention des malades sur les symptômes les plus apparens, afin

d'offrir, pour ainsi dire, certains points de rallie-
ment propres à lui servir de guide dans les indications ; mais il n'est point indifférent de prendre telle
ou telle base pour cette distribution secondaire, qui
doit être essentiellement pratique, c'est-à-dire fondée sur des phénomènes constans, pris surtout parmi
des causes réunies d'après leur analogie d'action.
Pourquoi donc diviser le catarrhe utérin en dix
espèces entièrement déterminées d'après la couleur
de l'écoulement? Le célèbre professeur Pinel, ayant
senti le vice inhérent à toutes les divisions admises
avant lui, prit dans ses leçons, pour base d'une nouvelle distribution, les causes du catarrhe utérin ; il
en admit cinq variétés sous les titres : 1° de *constitutionnelle*, 2° de *métastatique*, 3° de *siphilitique*,
4° par *irritation locale*, 5° par *suite de couches*.

1°. La leucorrhée *constitutionnelle* est un écoulement muqueux, atonique, de la membrane utéro-
vaginale, qui paraît tenir à une disposition particulière de l'organisation. Elle peut être transmise
aux malades par leurs parens, ou être le résultat
de causes qui ont agi insensiblement et d'une manière permanente sur la constitution de l'individu
depuis sa naissance. Cette espèce est très-fréquente.

La leucorrhée *accidentelle*, qui n'en diffère que
par la cause, est la plus commune de toutes. Suivant
nous, elle résulte de causes accidentelles connues,
différentes de celles qui sont désignées dans les autres
variétés. Dans leur nombre peuvent être placées la
suppression des exutoires, d'une hémorragie, l'in-

troduction de substances nuisibles dans l'économie, des affections morales, des irritations accidentelles.

2°. Leucorrhée *métastatique*. On peut appeler ainsi les catarrhes utérins qui remplacent les sécrétions ou excrétions établies par la nature, en suivant leur marche et en prenant souvent leur carac_ tère et leur force. Quoique cette variété ait plusieurs rapports avec la précédente, elle en diffère cependant en ce qu'elle est le supplément d'une évacuation naturelle; ce qui est un caractère essentiel et un point capital dans le traitement de cette affection, puisqu'on ne doit y voir, la plupart du temps, qu'une évacuation supplémentaire que la nature emploie pour se débarrasser d'un liquide qui, se trouvant en excès dans l'organisation, en trouble manifestement l'harmonie.

3°. Leucorrhée *siphilitique*. Cette variété reconnaît pour cause unique l'introduction du virus vénérien dans l'économie animale. C'est toujours par le contact des parties malades que l'on contracte la leucorrhée siphilitique accidentelle, qui ne diffère en rien quelquefois de la siphilis elle-même, ou du moins qui nous offre une des formes sous lesquelles cette maladie se présente.

4°. Leucorrhée *par irritation locale*. Sous ce titre on peut comprendre un flux muqueux qui s'établit tout à coup pendant le cours et le plus souvent vers la fin d'une maladie aiguë, dont il est ordinairement une heureuse solution. Ce n'est que sous le rapport de la différence du traitement que nous envisageons cette variété.

5°. Il en est de même de l'espèce qui survient à la suite des couches.

Si nous voulons avoir des idées positives sur le mode d'action des causes de la leucorrhée, renonçons aux explications immédiates et ne nous occupons que des propriétés vitales, des fonctions organiques et de leur dérangement. Nous voyons., par exemple, qu'il existe des sympathies ou rapports manifestes entre la peau et les membranes muqueuses; que, dans plusieurs circonstances, l'un de ces organes supplée à l'autre; que, d'un autre côté, la suppression de la sueur est la cause la plus ordinaire des catarrhes, tandis que la cessation des sécrétions muqueuses, par une cause inflammatoire, rend la peau sèche et non perspirable; c'est donc dans les lésions sympathiques et autres analogues qu'il faut rechercher, en observateur attentif, les causes prochaines du catarrhe utérin. Ce sont elles qui sont la source de ces fluxions, de ces irritations mobiles ou métastatiques qui affectent tel ou tel organe, suivant qu'il est plus ou moins disposé à devenir le siége d'une maladie. Le produit de toutes ces causes existantes, quelles qu'elles soient, est une irritation et une sécrétion ou excrétion muqueuse, plus ou moins abondante, de la membrane qui tapisse l'intérieur de la matrice et du vagin.

. La leucorrhée est ordinairement très-irrégulière; l'écoulement continu varie beaucoup dans sa quantité, sa couleur, sa densité; il'y a absence absolue du retour irrégulier d'inflammation; nulle tendance vers la guérison, et durée illimitée. Cet état est accompagné le plus souvent d'une langueur et d'une pâleur générales; les malades éprouvent un sentiment de tiraillement dans l'estomac; il y a lenteur dans les mouvemens; la face devient bouffie et blafarde; quelquefois le ventre se gonfle; le tissu cellulaire des membres inférieurs s'infiltre, et laisse l'impression du doigt qui le comprime; l'estomac très-affaibli ne digère qu'incomplètement; il survient même des vomissemens observés par Hippocrate. Cette affection a d'ailleurs presque toujours une si fâcheuse influence sur la santé, qu'il est impossible d'indiquer toutes les altérations maladives qu'elle entraîne; souvent elle affecte profondément le moral, et plonge la malade dans une sorte de mélancolie.

Quel est le traitement prophylactique de la leucorrhée? quel en est le traitement curatif? Le *traitement prophylactique* est intimement lié à la stricte observance des principes de la morale, de l'éducation et de l'hygiène, qui ont si souvent une si grande influence sur la vie et la santé des hommes. Pour se convaincre de cette vérité, il suffit de jeter un coup d'œil rapide sur la population de ces campagnes, salubres par leur exposition et par leur sol, où les habitans font beaucoup d'exercice et se livrent aux travaux rustiques. On n'y voit très-rarement des femmes sujettes aux fleurs blanches. Cette fâcheuse infirmité est, au contraire, le plus souvent reléguée dans les villes populeuses; spécialement chez les habitans des quartiers humides et presque toujours dérobés aux rayons du soleil. Là, une foule de femmes naissent leucorrhéiques, ou le deviennent sous l'influence des lieux et de beaucoup d'autres circonstances, parmi lesquelles il faut noter les maladies vénériennes, l'usage abusif des chaufferettes, la mauvaise nourriture, l'abus des liqueurs spiritueuses.

Quoi de plus important que de fortifier l'organisation, soit pour prévenir la maladie, quand on a de justes motifs de la craindre, soit pour repousser ses atteintes? Pour arriver à ce résultat, il convient de soustraire les jeunes filles aux influences débilitantes de l'humidité et de la chaleur par une vie active et des exercices convenables à leur âge. Nous avons vu bien souvent réussir l'administration des frictions sur la colonne vertébrale, avec l'*essence éthérée balsamique*, et quelques verres d'eau sucrée dans lesquels on ajoutait quelques gouttes de cette même *essence*.

Lorsque la leucorrhée est récente et simple, il faut préserver l'organe malade de toutes les causes capables d'accroître son état d'irritation. Ainsi, le repos, des boissons délayantes, quelques bains suffisent pour aider une heureuse solution. Si, au contraire, la leucorrhée était devenue chronique, un traitement délayant ou antiphlogistique ne ferait que prolonger l'écoulement, en relâchant encore davantage le tissu membraneux dont le système exhalant se laisse pénétrer passivement. C'est donc une médication tonique et dérivative qu'il faut employer.

Nous avons demandé à plusieurs femmes, qui sont venues nous consulter, quel avait été leur traitement. Les unes nous ont dit avoir employé le quinquina, les préparations martiales sous diverses formes, d'après des ordonnances de plusieurs médecins ; d'autres avaient fait usage des infusions amères ; d'autres, enfin, avaient eu recours aux eaux de Vichy ; enfin une autre, dans une intensité profonde, avait employé l'extrait de ciguë, des bains de siége, des injections, des fomentations variées et réitérées, des bains de vapeurs aromatiques. Nous leur avons indiqué le *toni-purgatif*, comme un dérivatif, d'après l'expérience d'une foule de personnes du sexe, qui avaient obtenu des succès non équivoques dans le catarrhe utérin ancien et rebelle.

Quelquefois nous avons indiqué avec le plus grand succès des prises successives des graines jaunes dont nous donnerons le détail plus bas dans ce volume. On pourrait citer, en faveur des purgatifs, des faits tirés des ouvrages d'Hoffmann ; on a souvent parlé de la guérison de la femme de Bœthus, obtenue par Galien : ce fut au moyen des purgatifs hydragogues que cet illustre médecin fit cesser une leucorrhée que ses confrères n'avaient pu guérir.

Dans beaucoup de leucorrhées n'associe-t-on pas avec avantage les toniques aux purgatifs ? La vertu fortifiânte des uns favorise l'action dérivative des autres. Combien les *grains de santé du docteur Franck*, qui jouissent d'une propriété purgative et tonique, ne sont-ils pas éminemment indiqués! Il serait inutile de relater ici les succès que nous avons obtenus par notre méthode réunie et le traitement que nous avons indiqué.

Dans le nombre des personnes qui nous sont redevables de leur guérison, il en est une dont nous mentionnerons l'observation suivante :

Une jeune personne récemment mariée, d'une complexion flegmatique, qui n'avait eu jusqu'à l'époque de son mariage que quelques atteintes de fleurs blanches, éprouva des symptômes d'une augmentation imprévue. Dès ce moment, elle digéra mal, éprouva des dégoûts et un malaise jusqu'alors inconnu; la maigreur remplaçait déjà une sorte d'embonpoint dont elle jouissait. Elle n'avait pas osé, par une pudeur mal entendue, avouer à son médecin qu'elle avait des fleurs blanches. Un jour son mari se présenta à notre bureau de consultations, pour nous demander quel serait le meilleur traitement à employer. Nous lui fîmes une observation que nous adressons souvent, lorsque le malade ne se présente pas lui-même : *Les médecins ne sont pas sorciers; nous désirons connaître ce qui a précédé, accompagné et suivi la maladie.* En conséquence nous l'invitâmes à nous amener son épouse, pour nous donner par elle-même les renseignemens que nous désirions. Elle vint en effet nous transmettre les détails néces saires; après les avoir analysés et comparés les uns avec les autres, indépendamment de quelques circonstances inhérentes à l'organisation de la jeune mariée, comme une affection morale (c'était d'ailleurs à une époque de l'année où la saison est pluvieuse), nous lui fîmes observer que ses vêtemens étaient trop étroits et trop découverts. Elle éprouvait une grande faiblesse d'estomac, une perversion dans l'appétit journalier, de la répugnance pour des jouissances dont elle avait peut-être abusé; déjà quelques médicamens banaux, que le commérage indique trop souvent, n'avait produit aucun succès. Cette dame était assez heureuse pour pouvoir aller à la campagne; nous lui donnâmes le pronostic satisfaisant que le retour de la belle saison, l'air pur qu'elle allait respirer, l'exercice très-fréquent et poussé jusqu'à la fatigue, beaucoup de distractions; une nourriture tonique, des viandes rôties, un vin généreux pris en petite quantité, des frictions journalières sur la colonne vertébrale avec l'*essence éthérée balsamique*, quelques doses de *toni-purgatif*, et ensuite quelques bains de siége presque froids, dans lesquels on ajouterait quelques cuillerées de cette même essence, lui rendraient bientôt la santé. Elle a suivi exactement nos conseils, et nous avons appris que sa guérison est complète.

En général, dans nos consultations relatives aux fleurs blanches, nous avons remarqué les causes suivantes : les affections tristes, les erreurs de régime, de perversion ou de perte de l'appétit, des digestions laborieuses. Nous avons toujours, avec succès, conseillé l'habitation à la campagne, lorsqu'il y a possibilité; des vêtemens de laine sur la peau, les frictions sèches et aromatiques avec l'*essence éthérée*, beaucoup d'exercice, une nourriture tonique, souvent, et dans plusieurs cas, des bains dans lesquels le sel marin était employé à très-haute dose, et quelquefois la gomme ammoniaque.

Nous avons observé une de ces affections qui était *constitutionnelle*; mais nous n'avons pas cherché à la guérir, crainte des métastases qui auraient pu en être la suite.

§. IV. — Des Maladies laiteuses.

Les maladies laiteuses sont celles qui affectent particulièrement l'organe mammaire, et qui tiennent essentiellement à la sécrétion du lait. Cet organe est en effet le seul où se secrète le lait, où ce fluide se retrouve avec les caractères qui le distinguent. Les maladies laiteuses, proprement dites, sont donc nécessairement d'abord purement locales; lorsqu'elles se lient à des phénomènes morbides, généraux et de certaine durée, c'est qu'il survient une maladie dépendante de l'affection locale, ou qui coïncide avec elle. Il ne faut pas confondre avec les maladies laiteuses, toutes celles qui peuvent dépendre de la lactation, et même certaines affections locales de la mamelle, qui arrivent si fréquemment pendant l'époque de l'allaitement, mais qui sont étrangères au lait. Nous ne considérons comme maladies essentiellement laiteuses, que la fièvre de lait, les altérations physiques de ce fluide, son excessive excrétion, sa suppression, et la métastase laiteuse.

La fièvre de lait est commune à presque toutes les nouvelles accouchées; quelques unes cependant ne l'éprouvent jamais; elle est plus légère chez celles qui allaitent que chez celles qui n'allaitent pas, et son intensité paraît être en raison de la pléthore générale et de l'abondance des humeurs qui affluent vers les mamelles. Cette maladie, si toutefois c'en est une, est le résultat nécessaire de la révolution qui s'opère naturellement vers l'organe mammaire, et des changemens qui ont lieu dans l'excrétion lochiale. Cette révolution fluxionnaire et fébrile se manifeste au plus tôt quarante heures après l'accouchement, et au plus tard, le quatrième jour; le plus souvent, c'est le deuxième et le troisième jour, trois fois vingt-quatre heures après l'accouchement.

Les altérations physiques du lait sont sans doute assez nombreuses; mais cette partie de l'histoire des maladies laiteuses nous est encore inconnue; tout ce que l'on a dit à ce sujet n'est qu'hypothétique, ou ne repose encore que sur un très-petit nombre d'expériences et de faits.

L'excrétion excessive du lait n'altère point d'abord d'une manière sensible la santé des femmes qui fournissent une quantité considérable de ce fluide. Deyeux et Parmentier rapportent, dans leur *Analyse sur le lait*, qu'une femme, âgée de vingt-trois ans, et accouchée depuis quatre mois, nourrissait son enfant, et lui fournissait deux livres de son lait en vingt-quatre heures. Cependant, d'après des observations certaines, on ne peut révoquer en doute qu'un écoulement laiteux trop abondant ne remplace toutes les autres excrétions, et ne précipite la malade dans un état de phthisie, et quelquefois dans une sorte de cachexie. Les toniques et le régime animal sont les moyens les plus efficaces de combattre cette *diathèse* laiteuse. La personne qui en est affectée doit s'interdire tous les alimens liquides et chauds, et ne vivre que de viandes rôties et froides. Les bains sulfureux, les bains de mer et tous les excitans de la peau sont en général très-recommandables : plusieurs femmes, attaquées de ce diabète mammaire, n'ont eu qu'à se féliciter de l'*essence éthérée*, administrée en forme de frictions, mélangée chaudement avec l'huile d'amandes amères.

. La suppression du lait se manifeste, plus ou moins promptement, par la délitescence de la mamelle, sans aucun autre symptôme qui puisse faire présumer le développement d'une affection morbide quelconque. Elle peut être déterminée soit par une vive émotion de l'âme, soit par l'action d'un froid subit sur le corps en général, ou sur les mamelles en particulier. Lorsque cette suppression n'est liée à aucune autre maladie, c'est une affection simplement locale, qui cesse avec la cause qui l'a produite. Des applications très-chaudes sur le sein, des boissons chaudes, toniques et excitantes, la succion répétée des nourrissons, suffisent ordinairement pour ramener les fluides qui gonflaient d'abord les mamelles, et ranimer la sécrétion laiteuse. Si une grande frayeur ou un chagrin profond est cause de la suppression, il faut, pour seconder les moyens physiques, ramener le calme dans l'esprit de la malade, lui donner des consolations, des distractions : sans quoi, il serait à craindre que le lait ne se tarît sans retour, et qu'il ne survînt ensuite quelques maladies secondaires par le refoulement des humeurs qui distendaient d'abord les mamelles.

La diminution plus ou moins prompte de la quantité du lait n'est pas toujours un effet morbide, et ne peut être constamment considérée comme le résultat d'une véritable suppression ; il est des femmes, très-bien constituées d'ailleurs, chez lesquelles l'organe mammaire n'est pas cependant assez développé pour fournir à la sécrétion de cette humeur. La mamelle se gonfle d'abord, mais le lait se tarit bientôt, malgré la succion répétée de l'enfant, sans qu'il en résulte aucun accident.

La métastase laiteuse est un déplacement, une rétrocession du lait, accompagnés d'autres symptômes. Tantôt elle se manifeste au début d'une maladie, et fait partie des signes qu'on observe au moment de l'invasion ; tantôt elle est le premier symptôme morbide qui se présente : alors elle précède tous les autres, et peut être considérée comme une des causes des accidens qui surviennent ensuite. Dans certains cas, elle n'arrive que plus ou moins long-temps après le développement de la maladie ; elle peut même être regardée comme un de ses effets.

Lorsque cette métastase coïncide avec les premiers symptômes d'une maladie qui survient pendant l'allaitement, elle ne peut être considérée ni comme cause, ni comme effet : elle complique seulement la maladie principale et ajoute à sa gravité. Il peut arriver toutefois qu'elle ne soit qu'un symptôme secondaire, si la maladie, par exemple, commence par un frisson, car il est vraisemblable que ce frisson agira aussitôt sur les mamelles ; mais dans beaucoup de cas où il n'y a pas de frisson, la suppression du lait se déclare en même temps que les autres symptômes, de sorte qu'on ne peut admettre aucune antériorité dans la série de ces symptômes.

Les métastases laiteuses sont souvent consécutives à des symptômes de maladies aiguës ou chroniques préexistantes. Une femme qui allaite est atteinte d'une maladie aiguë : la sécrétion de son lait n'est pas d'abord troublée, et, pendant plusieurs jours, elle continue de nourrir son enfant ; mais tout à coup le lait se tarit, et les symptômes de la maladie s'aggravent : il est imposible de ne pas admettre ici les effets d'une répercussion ou d'une métastase consécutive. Une rougeole est répercutée sans cause connue : il survient une pneumonie qu'on attribue d'abord à la répercussion de la rougeole, et l'on trouve à l'ouverture du cadavre une pneumonie latente, et une affection tuberculeuse des poumons déjà ancienne. L'allaitement, en épuisant les forces, agit, chez une femme attaquée de phthisie pulmonaire, d'une manière analogue à une maladie : il accélère la marche des tubercules, qui deviennent souvent, à leur tour, un principe d'irritation, et un dérivatif des humeurs laiteuses d'autant plus puissant qu'il est placé près de l'organe mammaire.

Gardons-nous de confondre la métastase consécutive des humeurs laiteuses, qui a toujours lieu plus ou moins promptement, avec la diminution lente et progressive du lait, qui finit même par se tarir complètement dans les maladies aiguës et chroniques, par suite de la diminution des forces et de la débilité extrême de la malade : il est évident que, dans ce cas, il n'y a point de métastase.

Il y a des maladies qui surviennent pendant l'allaitement, et qu'on nomme improprement *laiteuses*. Les femmes qui nourrissent, quoique beaucoup moins exposées aux maladies que celles qui se dispensent de remplir ce devoir de la maternité, n'en sont pas moins placées dans une situation très-propre à favoriser le développement d'une foule de maladies. Celles auxquelles la lactation prédispose particulièrement, indépendamment des *laiteuses* proprement dites, sont des phlegmasies aiguës et chroniques des tissus blancs, des membranes séreuses, des glandes, et spécialement de la glande mammaire. Les nourrices sont surtout très-exposées à contracter des fluxions et des rhumatismes chroniques. La lactation tend aussi à aggraver les maladies chroniques en général, et à leur faire faire des progrès.

Dans l'état actuel de nos connaissances, doit-on admettre des abcès ou des dépôts formés par le lait? Les amas purulens qui se manifestent pendant la durée des couches ou de l'allaitement, sont-ils analogues à tous ceux qu'on observe dans les différentes phlegmasies qui ont lieu à tout âge et dans les deux sexes? Les affections qu'on a appelées apoplexie laiteuse, pleurésie laiteuse, diarrhée laiteuse, fièvre putride laiteuse, ne sont-elles pas des apoplexies, des pleurésies, des diarrhées, des fièvres putrides, comme toutes celles qui se rencontrent hors le temps des couches et de l'allaitement, avec suppression ou métastase des lochies ou du lait, ou sans suppression ni métastase?

On a donné le nom de *lait répandu* à des maladies très-différentes les unes des autres, mais plus particulièrement à de simples rhumatismes chroniques, très-fréquens chez les femmes qui ont eu des enfans; à des névralgies; à des maladies du tissu des organes, compliquées de douleurs rhumatismales ou nerveuses. Comme les sudorifiques et les purgatifs réussissent assez souvent dans ces maladies, les médicamens anti-laiteux, qui sont ordinairement des sudorifiques ou des purgatifs, ont été employés avec succès; ils ont contribué à perpétuer les opinions populaires sur les *maladies laiteuses*. Nos observations journalières confirment l'efficacité du *toni-purgatif* pour les maladies dans lesquelles il nous a été positivement démontré une véritable répercussion du lait. Il y a des symptômes pathognomoniques sur lesquels nous avons basé l'administration de ce médicament, qui a obtenu un succès complet dans ces maladies.

Une femme de campagne des environs de Paris, âgée de trente ans, et mère de plusieurs enfans, avait, comme plusieurs femmes de sa classe, négligé les précautions nécessitées par les suites des couches. Elle en fut bien punie. Son téton droit fut crevassé en plusieurs endroits, et le coude du bras du même côté fut attaqué d'une tumeur blanche, qui se développait sur la partie spongieuse de l'os. Quelques médicamens qu'elle eût employés contre ces crevasses et cette tumeur qui s'était tournée en abcès, elle était loin d'être guérie, et le médecin ordinaire qui la soignait, ne pouvait s'empêcher de prévenir un cancer au sein, et une carie de l'os spongieux du coude. Ce médecin, sur une indication de la mère de la jeune femme, vint à soupçonner, avec raison, qu'une métastase laiteuse, combinée avec des glaires du canal digestif, était cause de ces ravages. Il eut le bon esprit de prescrire à la malade l'usage du *toni-purgatif*, dont il connaissait l'efficacité dans les affections, suites de l'accouchement. Il était assez instruit pour en prescrire les doses convenables à sa malade. Lorsqu'elle fut guérie, il n'hésita point de rendre hommage à la vertu du médicament, après l'administration qu'il sut en faire.

Une dame est venue nous consulter; elle attribuait toutes les incommodités dont elle nous a fait la narration, à un *dépôt laiteux* : c'est ainsi qu'elle s'exprimait. Malgré notre prévention contre ce système, il nous fut presque démontré que la métastase laiteuse était consécutive à des symptômes d'une maladie chronique déjà préexistante ; le lait s'était tari par un accident imprévu pendant qu'elle nourrissait son dernier enfant; cette circonstance avait aggravé les douleurs dont la malade se plaignait; il nous fut donc impossible de ne pas admettre ici les effets d'une répercussion qui devaient avoir beaucoup contribué au développement de la maladie, si même ils ne l'avaient pas fait naître. Cette probabilité acquit chez nous une espèce de certitude. Nous conseillâmes donc un traitement presque analogue à une suppression des menstrues et des lochies. Il y avait complication saburrale, ce qui nous détermina pour l'usage des *grains de santé* suivis du *toni-purgatif.* Cette dame s'applaudit de nos conseils, et se trouve infiniment mieux portante. Elle ajoute dans sa lettre, qu'elle avalait avec délices ce médicament, et qu'elle le savourait comme une liqueur des plus agréables. Elle a employé avec le plus *grand* succès les lavemens dans lesquels elle ajoutait deux cuillerées d'huile et quatre cuillerées de la lotion purgative.

§. V. — De l'âge critique des Femmes.

L'âge critique! ce nom seul inspire la crainte et commande la défiance. Essayons cependant d'apprendre à ses victimes à en vaincre les dangers. C'est aux deux extrêmes de la vie, l'enfance et la vieillesse, que la femme n'éprouve que les incommodités communes à l'autre sexe. Le milieu de sa carrière, comme nous l'avons déjà dit, est rempli de maux qui lui sont particuliers, et qui empoisonnent ses plus douces jouissances. Tant qu'elle est un objet de culte, enivrée d'encens, la main rigoureuse du Destin la frappe jusque sur ses autels, au milieu des hommages qu'on lui rend. Ce n'est point impunément qu'elle devient nubile, épouse et mère. Chacun de ses titres les plus chers est pour elle un brevet de douleurs. Elle ne peut espérer quelques instans de calme, qu'en voyant s'évanouir tous les prestiges de l'illusion; encore doit-elle acheter ce repos par les plus rudes épreuves, par les plus pénibles sacrifices, et par une transition difficile qu'on a ppelle l'*âge critique*; à cette époque elle est souvent ex posée à des dangers imminens. Cette crise, dans nos climats, s'opère de quarante-cinq à cinquante ans, lorsque le printemps n'est plus pour elle qu'en perspective, et l'automne bien près de son déclin. Pour la supporter sans accident, la femme doit avoir le courage de se soumettre à toutes les règles de l'hygiène. Ses alimens, ses boissons, ses vêtemens, ses plaisirs, ses habitudes, enfin tous les agens physiques et moraux qui peuvent faire impression sur elle, doivent être réglés avec la plus stricte sévérité.

La femme assez heureuse pour échapper aux périls de cette époque, voit s'ouvrir pour elle une nouvelle carrière, moins brillante à la vérité, mais plus tranquille; privée de plaisirs illusoires, mais presque exempte d'infirmités; juste compensation de ses souffrances précédentes. Elle peut même espérer de la pousser assez loin, et d'atteindre presque la barrière que la nature semble avoir prescrite à l'espèce humaine, et contre laquelle viennent se briser tous les efforts de notre vitalité : cette digue fatale est un siècle. La femme reste presque toujours en deçà ; l'homme seul a quelquefois la force de la franchir. Aussi voit-on peu de femmes centenaires, mais on en voit beaucoup qui sont avancées en âge.

A cette époque, la femme, frappée de stérilité, mais débarrassée d'une évacuation incommode, ressemble à ces arbres antiques, l'honneur de nos vergers ; moins riches de sève, ils ne produisent plus de fruits ; mais moins épuisés, ils tiennent plus fortement à la terre.

Il en est de la disparition des règles, comme de leur première irruption : ainsi que cette dernière, elle a ses anomalies, ses variétés, qui ne sont ni moins nombreuses ni moins intéressantes. On voit des femmes qui *perdent* de très-bonne heure ; ce sont ordinairement celles chez qui la première apparition a été très-précoce ; il en est d'autres au contraire, qui jouissent de la faculté d'être réglées jusque dans un âge très-avancé. Tous les auteurs, Haller, entre autres, citent des exemples de femmes qui étaient réglées à quatre-vingts ans et au-delà ; quelques unes également qui sont devenues grosses bien après le terme ordinaire ; mais en général on doit se défier des écoulemens qui outrepassent la cinquantaine ; le plus souvent ces menstruations ne sont qu'un véritable état de maladie, dont on doit chercher à déterminer la cause et le siége, afin d'en combattre plus efficacement les fâcheux effets.

Le plus ordinairement, la cessation des règles ne se fait pas d'une manière subite, à moins qu'elle n'ait lieu par suite d'un accident, comme une peur, une chute, une grande maladie, un événement malheureux, etc., etc. ; mais la nature, long-temps auparavant, avertit la femme du changement qui va s'opérer chez elle, par une diminution toujours plus marquée de l'évacuation menstruelle. Du moment où les règles se dérangent chez une femme qui a passé la quarantaine, il est rare quelles reparaissent ensuite avec régularité, au contraire elles diminuent toujours de plus en plus jusqu'au moment où elles cessent sans retour. Lorsque la cessation se fait d'une manière régulière, la femme n'est exposée à aucun danger ; mais, pour profiter de cet avantage, il faut qu'elle ait constamment joui d'une bonne santé, que ses règles ait toujours marché d'une manière conforme au vœu de la nature, qu'elle n'ait point mené une vie intempérante, et qu'elle n'ait point vécu dans les plaisirs des sens et la débauche ; celles au contraire qui ont donné dans des écarts de toute espèce, et chez lesquelles les règles ont éprouvé toutes sortes de dérangemens, doivent s'attendre à être les victimes des maux les plus cruels au moment de l'âge du retour.

Un des premiers événemens qui surviennent lorsque les règles sont sur le point de disparaître, c'est une irrégularité dans leur apparition, soit pour le temps, soit pour la durée, soit pour la quantité surtout, sans que la femme en soit sensiblement incommodée. Quelquefois elles reviennent tous les quinze jours ; d'autres fois elles sont plusieurs mois

sans paraître ; souvent, après une ou deux menstruations peu abondantes, il survient un flux immodéré,
qui est assez fréquemment suivi d'un écoulement
blanc, qui, même dans quelques cas, remplace le
sang menstruel, et qu'il faut respecter. Ces changemens ne peuvent arriver sans que la femme n'en
éprouve quelques inquiétudes, certaine qu'elle est
alors d'arriver à une époque fatale ; il faut la rassurer
et l'instruire d'avance des événemens qui se succé-
deront, de peur qu'elle n'en soit effrayée. Les femmes
doivent être d'autant plus attentives à observer les
règles de conduite qu'il faut leur tracer à cette époque,
que le bonheur du reste de leur vie dépend souvent
du soin qu'elles prennent alors de leur santé. Si la
cessation a lieu sans trouble, les femmes semblent
renaître, et poussent leur carrière au-delà de celle de
la plupart des hommes.

Les maladies les plus ordinaires de cet âge, résultent, d'une part, de l'état de relâchement et du défaut d'action des organes de la génération, et de
l'autre, de la tendance et pour ainsi dire de l'habitude que le sang conserve de se porter vers ces
parties. Sans doute, il faut aussi mettre au rang des
causes de ces maladies les changemens remarquables
qui s'opèrent dans l'organisation générale de la
femme, tels que la sécheresse et la rigidité de ses
parties solides, la diminution et l'épaississement de
ses fluides : elle éprouve alors des engourdissemens
dans les membres ; quelques bâillemens involontaires
annoncent la surcharge des poumons ; de la plénitude

de ces organes résultent la difficulté de respirer, des tintemens d'oreilles, la dureté de l'ouïe, les douleurs de tête, le gonflement et la pesanteur des yeux, l'affaiblissement de la vue, des étourdissemens, le gonflement des veines, la rougeur de la peau, des congestions internes, l'engourdissement des doigts, des bras; des songes affreux l'importunent, elle est sujette à des rêves.

Souvent, à la suite de quelques unes de ces indispositions graves, la femme tombe dans la langueur, le marasme; souvent aussi elle n'arrive au tombeau qu'après avoir éprouvé les douleurs les plus intolérables, suite nécessaire des maladies auxquelles elle finit souvent par succomber : ces maladies sont les inflammations du bas-ventre, les ulcérations de la matrice, le cancer, soit de l'utérus, soit des mamelles, etc.

Quel est le meilleur traitement à l'époque de l'âge critique? Il est sans doute plus facile de bâtir des systèmes, d'imaginer des hypothèses plus ou moins brillantes, que d'indiquer un véritable traitement approprié à cet état, qui, sans être morbifique, est néanmoins sujet à des inconvéniens dont la gravité est digne de notre attention.

Voici le résultat de nos observations pratiques et journalières : nous avons conseillé, avec un grand succès, une demi-cuillerée à café de l'*essence éthérée balsamique*, dans un verre d'eau sucrée. Cette boisson, à petite dose, a été extrêmement utile, en la faisant alterner avec une demi-cuillerée de *toni-*

purgatif, prise de temps en temps, dans un verre de tisane quelconque. Cette essence, respirée par les narines, a été très-salutaire ; il convient aussi d'en frotter la région des tempes et la colonne vertébrale, mêlée avec moitié d'huile d'amandes amères. Nous nous contenterons d'un seul exemple pour en démontrer l'efficacité.

Mme Gran**, âgée de quarante-sept ans, et d'un embonpoint plus que médiocre, éprouvait, de temps en temps, depuis la cessation du flux menstruel, des étourdissemens accompagnés de vertiges, surtout lorsqu'elle se trouvait dans un état de constipation. Un jour qu'elle en avait eu une attaque fort alarmante, un officier de santé crut la soulager par une saignée abondante. Lorsqu'elle eut recouvré l'usage de ses sens, son mari, qui, faisait usage pour lui-même de *l'essence éthérée*, lui en fit prendre quelques gouttes dans un simple verre d'eau sucrée. Il ne s'en tint pas à ce médicament dont il avait éprouvé les meilleurs effets ; il se procura une bouteille de *toni-purgatif*, et le lendemain il en administra à la malade une dose, que suivit une évacuation peu satisfaisante ; le surlendemain, une dose un peu plus forte fut accompagnée de plusieurs selles. Enfin, d'autres doses, en rétablissant la liberté du ventre, délivrèrent cette dame des étourdissemens, tristes avant-coureurs de l'apoplexie, qui eût pu devenir foudroyante, car de nos jours ces accidens semblent se renouveler plus souvent qu'autrefois. Nous connaissons des femmes qui ont retardé les attaques par les frictions que nous indiquons dans cet ouvrage. Toutes les lettres que nous avons reçues nous félicitent sur la *saveur* agréable du *toni-purgatif*. Les unes disent que c'est comparable à l'excellent vin d'Alicante; les autres, à la meilleure liqueur de rose. Les lavemens avec la lotion purgative , une cuillerée à café des graines jaunes avant le dîner et une demi-cuillerée avant le déjeûner ont terminé le traitement.

CHAPITRE VIII.

Maladies des enfans. — De la dentition. — Vers; maladies vermineuses; vermifuges. — Indigestions des enfans. — Coqueluche. Écrouelles ou scrofules. — Maladies cutanées des enfans.

§. Ier. — Des Maladies des enfans.

L'ENFANCE comprend deux époques : la première commence à la naissance et se termine à l'âge de sept ans, où la seconde commence à son tour, pour finir à l'âge de puberté. Chacune de ces époques s'annonce par des symptômes qui lui sont propres, et que déterminent les divers organes que la nature s'efforce de développer. Des mouvemens intérieurs qui sont alors suscités, résulte assez souvent dans les fonctions une altération qui donne lieu à de graves maladies.

Le père de la médecine a classé les maladies de la première enfance sous trois époques : la première s'étend depuis la naissance jusqu'à la dentition; la seconde est formée du travail de la première dentition, et dure quelquefois depuis le sixième ou septième mois jusqu'à deux ans ou vingt-huit mois; la troisième époque comprend les maladies auxquelles l'enfant est le plus sujet, depuis la fin de la première dentition jusqu'à la seconde, qui commence quelquefois à la cinquième année, pour ne finir qu'à la neuvième.

L'enfant est peu sujet aux maladies dans la première époque, et celles qui lui surviennent alors, sont presque toujours l'effet des obstacles que rencontre la marche de la nature dans la nutrition, soit par le défaut ou la mauvaise qualité du lait de sa nourrice, soit par une altération particulière du système digestif. Comme l'accroissement est alors, pour ainsi dire, le but exclusif de la nature, ce sont presque toujours des toniques qu'il faut donner à l'enfant, pour augmenter l'action des glandes et des vaisseaux lymphatiques, organes de la nutrition.

Quant aux autres affections auxquelles l'enfance est exposée, telles que *la dentition, les maladies vermineuses, cutanées,* etc., elles seront chacune l'objet d'un paragraphe; mais outre les incommodités qui s'attachent spécialement à chaque époque, il en est qui appartiennent indifféremment aux trois époques dont nous venons de parler. Elles constituent une classe particulière, et sont très-dangereuses lorsqu'elles coïncident avec la dentition. Si quelques unes dépendent de l'organisation des enfans, il faut aussi convenir qu'il en est d'autres qui proviennent des fautes des parens dans leur éducation.

Le médecin courrait souvent risque de s'égarer lui-même, en traitant un âge auquel on ne peut surprendre, en l'interrogeant, la véritable cause de sa maladie, s'il n'était guidé par la séméiologie pathognomonique, dont M. Jadelot a fait de si heureuses applications. Voici les signes auxquels on peut reconnaître le siége de leurs affections. Ce qu'on va lire est extrait d'un journal anglais sur les maladies des enfans, par Michael Undervood, refondu par Eusèbe de la Salle, avec des notes de M. Jadelot.

« Trois traits se remarquent sur la figure des
» enfans; ils sont à peu près parallèles, et, vont uni-
» quement de la partie moyenne vers la partie laté-
» rale et inférieure de la face. Le premier commen-
» çant par le haut, part du grand angle de l'œil, et
» va se perdre un peu au-dessous de la saillie de l'os
» de la pommette. Le second commence à la partie
» supérieure de l'aile du nez, et embrasse dans un
» demi-cercle plus ou moins complet la ligne externe
» de l'orbiculaire des lèvres : il n'est pas rare de ren-
» contrer vers le milieu de la joue et formant une
» espèce de tengente au trait que nous venons de
» décrire, un autre trait, qui, sur certaines figures,
» constitue la fossette des joues. Enfin, le dernier
» commence à l'angle des lèvres et se perd vers le
» bas du visage. On peut nommer l'un nasal, l'autre
» génal, et le dernier labial. Le premier trait est
» l'indicateur des affections du système cérébro-
» nerveux; le second et son accessoire signalent
» celles des voies digestives et des viscères du bas-
» ventre; le troisième accompagne les maladies du
» cœur et des voies aériennes. Pour parler d'une ma-

» niere plus générale, chacun d'eux est le signe
» extérieur des lésions d'une grande cavité splanch-
» nique. »

Dans le traitement des maladies des enfans, il faut
observer assidûment leur constitution particulière.
Cette constitution est caractérisée par une très-grande
proportion de fluides blancs, par la mobilité du système musculaire, par une susceptibilité excessive
dans le genre nerveux, et par le rôle que joue l'appareil digestif. L'estomac, qui travaille autant pour
l'accroissement du corps que pour sa conservation,
jouit donc de beaucoup d'énergie. Le système lymphatique devient le siége de maladies de la peau,
qui se manifestent le plus souvent sur celle de la
tête et sur le visage. Il se fait aussi des suintemens
derrière les oreilles. Il ne faut point chercher à
arrêter ces excrétions par des lotions astringentes,
imprudence qui a souvent donné lieu aux accidens
les plus graves, mais les exciter par des sudorifiques,
ou en déterminer l'écoulement vers les voies inférieures, par quelques légères doses de *toni-purgatif*,
pour terminer le traitement.

Le grand développement des vaisseaux lymphatiques et des glandes chez les enfans, est une conséquence de leur atonie, et il n'a lieu que lorsqu'il y a
un trouble notable dans la nutrition. Effectivement,
l'intumescence de l'abdomen, l'induration des glandes
du mésentère et autres parties ne s'observent que chez
les enfans dont les organes digestifs manquent d'action : ce qui prouve que le volume des glandes doit

être attribué à ce défaut de contractilité. La sensibilité des glandes lymphatiques est une autre circonstance qui les dispose à s'engorger.

Lorsque les glandes du mésentère ou de quelques autres parties sont engorgées, l'expérience prouve que, pour les ramener à leur volume naturel, il faut avoir recours aux médicamens et à un régime légèrement stimulant.

Le médecin qui traite les maladies des enfans, doit porter une attention particulière sur les organes destinés à la nutrition et à l'accroissement. Ces deux fonctions sont, avant la dentition, l'acte exclusif de la nature; mais il faut se garder de suspendre ou d'arrêter sa marche. Un lait pur, surtout le lait maternel, est la nourriture qui convient le mieux à la faiblesse de leurs organes gastriques; il est d'une facile digestion, il lubréfie le canal alimentaire et facilite l'expulsion du méconium. On doit aussi leur épargner la torture du maillot, les entraves des langes, le supplice des coiffures trop chaudes : les uns nuisent au développement de leurs facultés physiques et intellectuelles; les autres produisent des congestions vers l'encéphale et toutes les éruptions qui se manifestent sur la tête. Cette première époque de l'existence, que l'on pourrait appeler le complément de la génération, nous commande une surveillance non interrompue. Les organes digestifs et l'estomac, dont l'influence est si puissante sur tout notre système, doivent jouir sans cesse du plus haut degré d'énergie.

Aussi le sentiment de la faim se fait-il sentir plus souvent chez les enfans que chez les adultes. Mais il arrive quelquefois que les forces digestives languissent, et n'ont plus assez de cette énergie que demandent la nutrition et l'accroissement. Alors que faut-il faire? Il faut les mettre à un régime tonique et stimulant, leur donner une nourriture qui ranime l'organe digestif, et surtout ne pas oublier le *toni-purgatif*, qui rétablit la contractilité des viscères de l'abdomen, en faisant disparaître l'intumescence du bas-ventre, les indurations des glandes.

Nous mettrions sous les yeux de nos lecteurs plus de cinquante lettres ou billets de mères de famille, de toutes conditions, qui nous ont appris les bons effets de notre méthode dans celles des maladies de leurs enfans dont nous venons de parler. Dans ce nombre, nous prenons au hasard la suivante pour la mettre sous les yeux de nos lecteurs. Ces lettres contiennent des félicitations nombreuses sur la satisfaction qu'ont éprouvée les enfans en avalant *cette liqueur délectable.*

Paris, ce 19 janvier 1821.

Monsieur,

Recevez, je vous prie, les félicitations d'une mère sur le succès du traitement que vous m'avez indiqué. Mon fils, âgé de trois ans, souffrait dans ce que vous appelez, vous autres médecins, vaisseaux lymphatiques et glandes du mésentère, d'un engorgement d'humeurs qui lui ôtait l'appétit, et me

donnait des inquiétudes d'autant plus vives, qu'il avait auparavant une faim que j'avais sans cesse besoin de calmer. Entre
tous les médicamens qui me furent conseillés pour débarrasser
ces organes, je préférai le *toni-purgatif*, et j'en administrai de
temps en temps quelques légères doses à mon cher enfant, en
le soumettant à un régime fortifiant, proportionné à un âge
si tendre. S'il lui survenait quelque autre maladie, je m'em-
presserais de vous aller consulter moi-même et de profiter de
vos avis.

Je vous salue,

SOPHIE MICHALET, femme RIVOIRE.
Rue Saint-Antoine.

P. S. Permettez-moi de vous féliciter sur le goût agréable
de ce médicament, bien convenable aux enfans, car mon
fils se réjouissait chaque fois qu'il en avalait une cuillerée. Je
l'ai dégusté moi-même, sa saveur est délicieuse. J'ai fait précéder ce médicament du sirop dépuratif que vous m'avez fait
transmettre.

§. II. — De la Dentition.

La dentition n'est point une maladie des enfans;
mais ordinairement elle est accompagnée d'un notable dérangement de leur santé. C'est une des
grandes et périlleuses époques de l'enfance; mais
comme son arrivée est à peu près fixée, on peut remédier à ses conséquences, en préparant le sujet à
cette attaque.

Elle s'annonce par la chaleur des gencives, par

une salivation légère, par une titillation peu douloureuse, qui engage l'enfant à porter à sa bouche les
doigts et tout ce qu'il peut saisir. Il est aussi atteint
d'un cours de ventre modéré, ou d'une constipation,
et quelquefois d'ophtalmie. Souvent tous ces symptômes augmentent d'intensité et forment une affection générale, qui fait de si grands ravages, que l'on
compte le sixième des enfans enlevés par la mort à
l'époque de la dentition.

L'expérience nous a prouvé qu'on pouvait arracher ces faibles rejetons aux dangers qui les menacent, en les soumettant seulement à un régime pré-
cautionnel. Le *toni-purgatif*, appliqué dans de justes
proportions, vers l'âge de quatre mois, époque de
la dentition, préviendra l'accident redoutable de
constipation, en tenant le ventre libre. Par ce moyen
le cours de l'acrimonie humorale sera établi; la sérosité brûlante du sang s'éloignera de la bouche et
des gencives où elle tend à se concentrer; on préviendra enfin toutes les maladies qui s'opposent ordinairement aux progrès de la dentition.

Ce médicament sera accompagné de quelques lavemens émolliens, de bains tièdes dans lesquels nous
avons fait souvent ajouter un demi flacon d'essence
éthérée.

Ainsi préparé, l'enfant arrivera à l'époque des
dents, sans orage, et en sortira sans catastrophe. Les
dents pourront même percer sans aucun signe précurseur alarmant, comme il arrive souvent lorsque
la nature fait dans sa bienveillance, ce que peuvent

faire, à son défaut, l'art, ou même la simple pré-
voyance.

Nous nous empressons de mettre sous les yeux de
nos lecteurs, une lettre que nous a adressée une dame
non moins recommandable par ses vertus que par
son esprit. Bien au-dessus des préjugés et des faiblesses de son sexe, elle ne voulut point se montrer
marâtre alors que la nature venait de la rendre mère :
elle osa nourrir son enfant. Cependant des événemens désastreux l'obligèrent à partir subitement
avec ce fruit de sa tendresse conjugale. Il faut avouer
que la fortune ne pouvait mieux choisir la circonstance, si elle avait voulu la punir de ses vertus. La
dentition faisait éprouver à son enfant des convulsions violentes : quels secours trouver dans la rapidité du départ et du voyage ? quel espoir, en se confiant à des mains étrangères, à des nourrices mercenaires ? Nous nous efforçâmes de dissiper ses alarmes
en lui offrant deux de nos flacons. Elle accepta ce
médicament, comme par politesse, paraissant le confondre avec tant d'autres. Son erreur ne tarda pas à
se dissiper. On en va juger par le contenu de la lettre.

MONSIEUR,

Je vous écris ivre de joie et de reconnaissance. Mon
Emile ne souffre plus, et cependant la dentition commence à
s'opérer. La santé de l'enfant et le bonheur de la mère sont
votre ouvrage. J'ai été fidèle à votre ordonnance, et une
bouteille est presque achevée. Dès le premier jour, Emile

fut à l'abri des convulsions, et son visage se colora d'une manière plus naturelle. Tout a été de mieux en mieux. Pardonnez la froideur avec laquelle j'acceptai d'abord votre bienveillance. Une feuille de rose est quelquefois un épouvantail pour une mère, et son cœur ne se rassure qu'après coup. Chaque fois que j'humectais les gencives de mon enfant avec ce médicament, il était soulagé comme par enchantement. Sa petite langue était satisfaite; ses petites lèvres semblaient désirer que je recommençasse souvent, tant le goût suave, l'odeur agréable, paraissaient le satisfaire. Je vous félicite sur le service que vous avez rendu aux mères de famille et à l'enfance.

Agréez l'expression de ma reconnaissance.

JULIE S***.

§. III. — Vers, Maladies vermineuses, Vermifuges.

Quoique les maladies vermineuses attaquent indifféremment tous les âges, comme elles sont plus communes dans l'enfance, nous avons cru devoir les placer dans ce paragraphe. Cependant nous ne nous occuperons que des vers intestinaux de l'homme, c'est-à dire de ceux qui se développent dans notre canal digestif.

On pense que le germe de ces insectes, existant dans l'air environnant, vient, au moyen des alimens et des boissons, se déposer dans le corps humain, comme dans un lieu favorable à son développement. Une fois éclos, ces vers retirent avec leurs organes de succion, de nos humeurs ou de nos solides, des sucs propres à leur nutrition. Ils grossissent, prennent leur accroissement complet, sans toucher aux substances alimentaires qui se trouvent dans l'intestin, où ils se produisent par leurs organes générateurs.

C'est dans·les classes pauvres, malpropres, mal nourries, qu'on observe une plus grande quantité de vers, surtout dans les individus de ces mêmes classes qui habitent les lieux marécageux. Ils peuvent être assez nombreux pour faire périr les personnes dont ils ont envahi les intestins. Les enfans, dont l'organisme n'est, pour ainsi dire, que mucosité, les individus d'un tempérament lymphatique, ceux qui ne boivent que de l'eau, les blonds, et enfin ceux qui mènent une vie trop sédentaire, y sont plus sujets.

Voici à peu près les symptômes auxquels on peut reconnaître la présence des vers dans le corps humain : le malade éprouve des dégoûts, des aigreurs d'estomac, des nausées, des vomissemens, des borborygmes, des coliques, de fréquens bourdonnemens, quelquefois la diarrhée. Ces symptômes sont quelquefois séparés, quelquefois réunis. Mais un signe certain et infaillible, c'est la dilatation de la pupille de l'œil, et un affaiblissement dans cet organe, qu'accompagne la démangeaison du nez (signe qu'on ne doit jamais négliger dans les enfans en bas âge, qui portent les mains aux narines dans l'intention de les frictionner); enfin l'odeur aigre de l'haleine et la pâleur du teint.

Toutes les fois que ces symptômes apparaissent, la prudence veut que la maladie soit attaquée, et que les vers soient expulsés avant qu'ils aient commencé leur ravage.

Les vermifuges, ou médicamens qui ont la propriété de détruire les vers intestinaux, agissent tous localement : il faut qu'il y ait contact entre les médicamens et ces vers ; mais ce contact peut n'être pas toujours immédiat, et peut avoir lieu par absorption, comme lorsqu'on les emploie à l'extérieur en frictions. Le moyen qui n'agirait que sur les tissus généraux, ne saurait être un vermifuge très-efficace.

Les vers qui séjournent dans le canal intestinal sont les seuls qui peuvent être chassés par de véritables vermifuges, parce que les seuls médicamens locaux exercent leur puissance contre eux. Ainsi on doit se méfier de l'efficacité de ceux qui n'ont ni saveur, ni odeur, ou du moins point de principe actif. Ceux qu'il faut employer directement sont les amers, qui paraissent être un véritable poison pour ces insectes. On y range, en végétaux indigènes, l'absinthe, l'armoise, la tanaisie, la camomille, la rue, la fumeterre, le brou de noix ; en plantes exotiques, le simarouba, le *semen contra*, l'aloès, le quassia, le quinquina, et parmi les matières animales, le fiel de bœuf.

Plusieurs substances minérales, acides et salines, tuent les vers par leur activité : les métalliques, comme l'étain, le fer, le mercure, qui agissent à l'état de sels ; les acides, comme les jus de citron, d'oseille, le vinaigre, l'acide tartareux ; les salines, comme les sels marin et ammoniac, le muriate de baryte, le mercure doux.

Il est à remarquer que quelques uns de ces médicamens possèdent plusieurs propriétés. Il en est qui sont en même temps huileux et purgatifs, comme l'huile de ricin ; amers et purgatifs, comme le séné, le sel marin, l'aloës, etc., de sorte qu'ils ont l'avantage d'agir par leur double propriété.

Nous ne craignons pas d'avancer que les *grains de santé* réunissent à leurs propriétés cathartiques toutes celles des vermifuges employés jusqu'à ce jour : l'amertume des uns, la qualité oléagineuse des autres ; que toutes ces propriétés ne manquent pas de se remplacer les unes les autres, et qu'elles sont complétées par la qualité purgative, qui entraîne tous les amas de ces vers délétères vers le *rectum* et les expulse par l'*anus*.

Nous pourrions citer plus de vingt exemples d'enfans en bas âge, dont les convulsions ont provoqué divers traitemens, selon que les médecins avaient cru y reconnaître des résultats de la dentition, ou de toute autre maladie de l'enfance. Ces traitemens n'ont eu aucun succès, et les convulsions ont cédé sans effort à l'effet cathartique et vermifuge de nôtre traitement. L'ignorance a été confondue par les déjections considérables de vers de différentes espèces, qui ont suivi les deux ou trois premières doses de ce médicament.

Madame de B*** éprouvait depuis long-temps, dans le bas-ventre, des coliques qu'on avait traitées comme des suites d'un accouchement pénible, et qui avaient résisté à tous les moyens de guérison. Appelés auprès d'elle, nous reconnûmes dans divers symptômes, et entre autres dans l'abondance de la salivation, la présence délétère et irritante des vers. Notre traitement acheva de nous convaincre, en entraînant dans la première selle un peloton de vers lombricoïdes très-longs et très-actifs. Un bien-être général suivit immédiatement ce phénomène.

Monsieur,

Ma belle-sœur, que ses occupations habituelles et son peu d'habitude d'écrire empêchent de vous remercier elle-même, m'a chargé de vous faire part de la guérison de ses deux enfans par le moyen de votre méthode. Vous savez que son Ernest et son Adolphe, tous deux en bas âge, étaient attaqués d'une maladie vermineuse qui les réduisait à une maigreur extrême, et alarmait vivement sur leur existence cette tendre mere. D'après le conseil d'un médecin, elle leur avait fait avaler, tantôt de l'huile d'olive, tantôt des poudres délayées dans du vin blanc ; tous ces médicamens n'avaient produit aucun résultat avantageux. De détestables vers remplaçaient toujours ceux qui étaient sortis avec les selles ; de sorte que la guérison de ces pauvres enfans paraissait désespérée, ou du moins ajournée indéfiniment. Vous vous rappelez, sans doute, que c'est moi qui, sur la réputation de votre traitement, allai vous faire le tableau de leur situation, et vous prier de m'indiquer les moyens de me procurer deux bouteilles de cette utile liqueur, avec un flacon de l'*essence éthérée balsamique*. De retour à Anvers, j'engageai ma belle-sœur d'administrer à légères doses, et à intervalles peu éloignés, le précieux *toni-purgatif*, en lui recommandant le secret à l'égard de son médecin. Dès les deux premières cuillerées, mes neveux rendirent plusieurs vers, dont les uns étaient morts et les autres vivans. Pendant trois autres jours, les doses leur furent continuées avec un égal succès, et de temps en temps, pour rendre à leur estomac la tonicité qu'il avait perdue. Ils vont bien aujourd'hui : plus de vers, plus de douleurs, bon sommeil et bon appétit.

Je vous salue,

FRÉDÉRIC MILON.

Ce 15 mars 1823.

P. S. J'oubliais de vous dire qu'elle a fait dissoudre dans du vin bouillant cinquante *grains de santé*, qu'elle a étendus sur du coton, pour les appliquer sur le bas-ventre.

Plusieurs mères de famille ont amené leurs enfans dans notre cabinet de consultations, en nous disant qu'ils étaient tourmentés par les vers. Avant de leur indiquer un traitement convenable, nous avons désiré connaître les divers symptômes, les causes et l'espèce de vers qu'il fallait expulser. Nous avons donc remarqué chez eux des dégoûts instantanés pour certains alimens, quelquefois une faim vorace revenant par accès, des nausées, les yeux cernés, une toux sèche, des borborygmes, une face livide, la pupille dilatée, une irrégularité dans le pouls, défaillance, une douleur pongitive dans les intestins, et particulièrement vers l'ombilic.

Nous avons vu dernièrement un enfant qui avait rendu

beaucoup de vers ascarides, dont le corps était long de deux à trois lignes, fusiformes, et dont la queue était terminée en pointe très-fine et transparente; il se plaignait d'une irritation sourde dans l'anus, accompagnée de douleurs lancinantes et d'un point incommode, surtout aux approches de la nuit. Nous avons remarqué que le traitement que nous lui avons indiqué lui avait parfaitement réussi, et surtout des lavemens dans lesquels on faisait dissoudre une trentaine de *grains de santé,* qu'on avait eu soin de pulvériser préalablement; on ajoutait deux cuillerées d'huile et deux cuillerées de la lotion purgative.

§. IV. — Indigestions des Enfans.

Le premier âge est celui où les indigestions sont les plus fréquentes, par la grande activité du système gastrique, qui porte les enfans à se gorger de matières succulentes. Plus ils sont rapprochés du moment de la naissance, plus leur faculté digestive est considérable, comme le prouvent leur accroissement rapide et le sentiment de la faim, si souvent renouvelé. Mais les sucs, trop abondans à cet âge, peuvent prendre des directions vicieuses, et plusieurs parties du corps sont sujettes à s'engorger, principalement si les forces digestives, venant à languir par l'effet même de leur trop grande activité, manquent de l'énergie nécessaire pour opérer la nutrition et l'accroissement. Que d'enfans à la mamelle, dont la santé se montrait florissante, sont tombés peu à peu dans la maigreur, ou ont été atteints d'une bouffissure non moins funeste par l'abondance des glaires qu'ont produites de mauvaises digestions!

Une des sources les plus fécondes de ces mauvaises digestions est la qualité vicieuse du lait dont on les alimente. Lorsque la mère n'a point le courage ou la force de remplir le premier devoir de la maternité, elle est forcée de recourir à des soins mercenaires. Dans ce cas, si le lait de la nourrice est trop vieux, il a trop de consistance, et la faiblesse des viscères du nourrisson ne peut le supporter; il produit de continuelles indigestions, et l'enfant, au lieu de profiter, dépérit. Une autre erreur, aussi grave et non moins commune, c'est de croire que le cri de l'enfant est toujours l'expression du besoin. Dès qu'il se plaint, on l'étouffe pour le faire taire, et lorsque ses gémissemens ne sont que le résultat du malaise que lui cause son estomac trop rempli, on aggrave le mal par de nouveaux alimens; on s'applaudit enfin de son silence, lorsqu'on n'a fait que le réduire à l'impuissance de donner de nouveaux signes de douleur. Nous pourrions étendre ces réflexions à l'infini, mais il vaut mieux enseigner aux parens les moyens curatifs et leur apprendre à sauver d'une mort prochaine les innocentes victimes de leur imprudence.

Lorsque les organes digestifs des enfans manquent du degré d'action suffisant, on doit s'efforcer de leur donner plus d'activité par l'emploi des fortifians. On parvient à ranimer leur système gastrique, autant par une nourriture propre à le réconforter, que par les médicamens. Ces derniers doivent être tirés de la classe des toniques, parmi lesquels se distingue éminemment le *toni-purgatif* par sa double qualité qui consiste à faire évacuer les glaires, qui fatiguent l'estomac des enfans, et à donner du ressort à cet organe. Combien d'enfans auraient été arrachés au trépas et rendus aux embrassemens maternels, si leurs mères leur avaient administré quelques gouttes de ce médicament!

§. V. — Coqueluche.

La coqueluche est une maladie des enfans difficile à préciser. On peut cependant la définir : toux redoublée et convulsive, ayant lieu par quinte et menaçant de suffocation. Les uns la regardent comme contagieuse ; d'autres ne lui attribuent pas même le caractère épidémique, et la rangent tout simplement dans la classe des toux spasmodiques, opiniâtres.

Quoique bien des médecins doutent de la contagion de cette maladie, nous jugeons à propos de faire observer à toute mère, vraiment mère, de ne point laisser son enfant en contact avec un autre enfant attaqué de la coqueluche, de ne point le faire cohabiter avec lui.

Nous n'assurons pas que la maladie soit contagieuse ; mais nous avons vu tant d'exemples d'enfans, habitant ensemble la même maison, et se trouvant successivement attaqués de la coqueluche, tandis que d'autres qui, sous le même toit, mais n'ayant aucun rapport avec eux, n'en étaient pas atteints, que la prudence doit faire un devoir de tout sacrifier en pareil cas, pour fuir de semblables voisinages.

Le même doute n'existe pas à l'égard de l'influence de l'air atmosphérique et du rôle qu'il joue par rapport à la coqueluche. Les auteurs s'accordent à reconnaître des épidémies de coqueluches, et l'existence de miasmes qui produisent cette contagion, dans l'air où règne l'épidémie. Il importe donc bien davantage encore à la mère qui veille en tremblant sur les jours de son fils, de le transporter loin du foyer d'une telle épidémie. Aucun obstacle ne doit l'arrêter, parce qu'il est de son devoir d'arracher à trois mois de souffrances aiguës, et quelquefois à des suites plus durables, un âge si faible et si susceptible d'impressions.

Les causes occasionnelles de la coqueluche sont la transition subite du chaud au froid, l'habitation dans les lieux humides et marécageux, une mauvaise nourriture, un lait malsain, la répercussion d'un exanthème, et surtout la plénitude humorale et l'encombrement des premières voies et des organes de la respiration.

La toux peut indiquer un rhume ordinaire, qui provient en général des changemens brusques de la température, dont l'influence attaque presque toujours l'organe pulmonaire et principalement les bronches.

La coqueluche, dans le commencement, semble se confondre avec cette maladie. Mais bientôt les symptômes en deviennent tout-à-fait alarmans, et en décèlent l'existence de la manière la moins équivoque. Toux convulsive, gonflement des yeux qui sont larmoyans, vomissemens périodiques : ces derniers signes prouvent que l'affection n'est pas un simple catarrhe. « Un des caractères les plus saillans de la coqueluche, lisons-nous dans le *Dictionnaire des Sciences médicales*, consiste dans les mouvemens d'expiration souvent interrompus, qui se répètent plusieurs fois, lorsque la maladie est interne, et auxquels succède une longue inspiration qui produit un son aigre et comme sifflant. » Tout le monde a observé ce symptôme, et nous le notons ici parce qu'il ne varie jamais.

La coqueluche ne se manifeste d'abord que par une toux sèche qu'on prendrait pour un rhume ordinaire, et qui dure environ quinze jours. Cette toux est accompagnée de lourdeur de tête et d'éternumens fréquens.

L'enfant pressent l'arrivée de l'accès par un léger chatouillement qui se fait sentir dans le gosier et qui l'irrite. On voit, pendant la durée de la seconde période, des enfans qui n'éprouvent pas beaucoup de fatigues de toutes ces attaques si réitérées, et qui retournent à leurs jeux après la cessation de l'accès ; d'autres qui n'en sont fatigués que pendant une quinzaine de jours, et qui se familiarisent ensuite avec cette maladie. Quoi qu'il en soit de toutes les variétés, dans les circonstances de la maladie, on remarque à l'instant où l'attaque commence, que le visage se boursouffle, que les yeux s'enflamment et paraissent humides, que l'orbite se gonfle, et que le cercle des yeux devient livide, que le cou s'enfle, et enfin que l'enfant semble menacé d'être étouffé par la violence du mal.

La troisième période commence lorsque la toux ne produit plus cet état d'angoisse qui caractérisait la seconde période, et qu'elle ne fait plus entendre le son aigre et sifflant. Elle cesse chez les uns en un petit nombre de jours; et chez les autres, la toux persiste encore plusieurs mois.

Telle est la description de la maladie : quant au traitement à employer, il nous suffirait d'énumérer tous ceux que les praticiens indiquent pour démontrer qu'aucun ne peut être efficace. Si un seul suffisait, ils n'en hasarderaient pas un si grand nombre. Mais ce serait perdre un temps trop précieux, que de transcrire ici les observations contradictoires de tant d'éditeurs de thérapeutique, et de remarquer que M. A., docteur en médecine à Paris, prescrit cette formule; que M. B., docteur à Montpellier, la réprouve et en prescrit une autre, etc., et que tous finissent par avouer que leur remède est souvent en défaut. Il est arrivé à ces Messieurs ce qui arrive à quiconque cherche à mettre ses idées à la place de l'observation, et le système à la place de la nature.

Cependant les enfans meurent, les parens se voient séparés de l'objet de leur tendre sollicitude, et le médecin tâche d'excuser son opiniâtre négligence en calomniant l'impuissance de son art,

Eh quoi! ce sentiment de strangulation qu'éprouve le malade, ces vomissemens et ces expectorations glaireuses, n'indiquaient-ils pas suffisamment la manière d'attaquer le principe morbifique? Ne faut-il pas se couvrir les yeux d'un bandeau volontaire, pour méconnaître la vérité de cette assertion?

Nous ne l'avons pas méconnue, nous, qu'une foule d'observations sont venues éclairer sur la nature de cette maladie désastreuse; nous, qui avons vu périr tant de jeunes enfans, parce qu'on nous a appelés à leur agonie; nous, qui avons vu, au contraire, revenir de la mort à la vie ceux que nous avons eu le bonheur de soigner à la seconde, et même à la troisième période : c'est le fruit de ces observations avec les détails que comporte la nature de cet ouvrage.

. Il faudrait être plus que de mauvaise foi pour ne pas convenir qu'une maladie produite par l'âcreté des humeurs et la plénitude des canaux digestifs, ne saurait être victorieusement combattue que par l'administration des purgatifs. Le purgatif prévient l'engorgement des poumons, en détruisant la constipation, un des symptômes les plus ordinaires de la maladie, et en ouvrant une voie aux fluides, qui menacent de remplir l'estomac; mais il faut avoir soin de ne l'administrer qu'après avoir fait prendre à l'enfant des boissons émollientes, mêlées à une infusion de miel émétisée, ou l'eau de gruau émétisée. Lorsque la coqueluche a disparu, les enfans restent souvent dans un état de marasme, qui pourrait d'autant plus faire croire que la maladie continue, qu'il

persévère; mais on s'assurera du contraire en obser-
vant que les enfans reprennent insensiblement leurs
forces.

Le tempérament de l'enfant doit être soigneusement étudié, et le régime qu'on lui prescrit, doit
être basé sur ces considérations. Si l'enfant est d'un
tempérament sanguin, on ne lui donnera qu'une
nourriture légère; le régime sera en partie animal,
et en partie végétal. On aura soin de lui refuser
toutes les substances de haut goût, café, liqueurs, etc.; ses habillemens ne doivent être ni
trop légers, ni trop épais; mais surtout qu'il dorme
paisiblement; qu'on évite d'effrayer son imagination
par tous ces contes absurdes, qui se reproduiraient
incontestablement à son esprit, par des rêves plus ou
moins prolongés. Si l'enfant, au contraire, est d'un
tempérament lymphatique, il faut suivre un régime
tout-à-fait opposé : substances animales, fort peu de
fruits, quelquefois du vin pur, des frictions aro-
matisées, pour lesquelles on ne saurait se servir
plus à propos de l'*essence éthérée balsamique*, que
nous prescrivons tous les jours avec le plus grand
succès à tous les malades dont la situation indique
des frictions. On peut même, de temps en temps,
lui administrer à l'intérieur une cuillerée à café de
cette *essence* précieuse, délayée dans un verre d'eau
sucrée.

Mais l'objet le plus important des précautions
qu'une mère doive prendre, c'est de débarrasser
l'enfant de cette affluence de glaires dont la pré-

sence est toujours dangereuse, et dont la fermentation est peut-être la cause immédiate de la coqueluche, ainsi que de toutes les indispositions qui
affligent le jeune âge. Elle ne doit jamais manquer
de faire ajouter dans une infusion de violettes et
de bourrache une légère dose de *toni-purgatif*.

Ceux qui auront bien médité nos principes, n'auront pas de peine à concevoir l'utilité de cette pratique; ils se souviendront que les rapports du canal
alimentaire avec les organes pulmonaires sont si
intimes, qu'il est impossible de dégager l'estomac
sans soulager la poitrine; et que nos médicamens
(cela soit dit en dépit de la prévention) sont les
meilleurs expectorans que l'on puisse administrer.

Que si enfin, par suite de la négligence de ces
principes, ou même en dépit de toutes ces précautions, la coqueluche venait à se manifester dans un
sujet, malheur à la mère qui attendrait, pour procéder à un traitement, la troisième, et même la
seconde période! Qu'importe que le mal que l'on
observe ne soit qu'une simple toux, un catarrhe ou
la coqueluche elle-même : supposez toujours que
c'est la coqueluche, et supposez-le à la moindre
toux. Si ce n'est qu'une toux, notre traitement en
délivrera le malade; nous en serons quittes pour
n'avoir remporté qu'un succès vulgaire.

Ainsi donc, atténuez les glaires par des boissons
chaudes, telles que nous les prescrivons : eau émétisée, infusion de bourrache, auxquelles nous faisons
ajouter une cuillerée de *toni-purgatif* dans chaque

verre, si la toux est trop opiniâtre, et cela jusqu'à ce que les symptômes aient disparu.

Les pédiluves et les maniluves bien chauds sont presque d'absolue nécessité, surtout pour favoriser la transpiration supprimée, si fâcheuse dans la coqueluche. Nous avons fait coïncider avec notre traitement l'usage d'un bain de pieds et de mains dans une suffisante quantité d'eau très-chaude, dans laquelle on ajoutait quelques poignées de plantes aromatiques, du sel et du vinaigre, et surtout quelques cuillerées *d'essence éthérée*, dont il est si utile de frictionner les bras et les couvrir avec de la flanelle.

Notre remède est principalement le *palladium* de l'enfance, parce que seul il peut en même temps dissoudre les glaires, rétablir l'équilibre des humeurs, donner de la tonicité aux voies digestives, sans blesser ni le goût, ni l'odorat, et que l'enfant qui l'aura pris une fois, le demandera même par friandise.

Dans nos consultations relatives à cette affection, nous avons presque toujours observé un sentiment de gêne et de constriction dans le larynx et la trachée-artère, une toux périodique suivie d'expectoration ou de vomissement de mucosités, accompagnée de hoquet, de rougeur du visage, de gonflement des veines de la tête et du cou, de difficulté de respirer. Les quintes revenaient irrégulièrement.

Nous avons vu un enfant chez lequel la coqueluche a duré près de deux mois. Nous avons cru devoir nous écarter de notre système relativement aux vomitifs, en administrant un grain de tartre antimonié de potasse, mélé avec douze grains d'ipécacuanha, et en établissant un vésicatoire sur un des côtés de la poitrine. Ici, comme nous l'avons déjà indiqué dans notre paragraphe sur le catarrhe pulmonaire, nous avons employé avec succès les frictions sur l'épigastre avec la pommade stibiée.

Les livres de matière médicale préconisent, dans cette affection, le musc, l'assa-fœtida, la ciguë, l'extrait de belladona. Nous les avons quelquefois employés dans les indications particulières où nous les avons crus utiles, sans cependant nous applaudir d'un succès complet. Nous avons combiné les substances propres à combattre cette maladie dans un sirop que nous faisons préparer *ad hoc* et qui à obtenu les plus heureux résultats.

§. VI. — Écrouelles ou Scrofules.

Nous ne prendrons point part à la querelle d'hérédité élevée, dans le monde médical, au sujet des écrouelles. En repoussant l'opinion vulgaire qui les croit contagieuses, nous adopterons celle des auteurs, qui attribuent leur origine, souvent à un mauvais lait étranger, à la disposition lymphatique dont on n'a pas arrêté la dégénération dès le principe; à l'habitation dans des lieux bas et humides, à des affections tristes, à une vie indolente. Cette maladie est particulière à l'enfance, et se manifeste assez ordinairement depuis l'âge de trois ans jusqu'à

sept, et quelquefois plus tard. Les principaux symptômes d'une constitution scrofuleuse, sont le gonflement de la lèvre supérieure, la rougeur du nez,
la faiblesse de la vue, le suintement des oreilles, la
pâleur et la mollesse de la peau.

Les écrouelles sont des tumeurs situées sous la
peau ; les glandes en sont ordinairement le siége, ou
plutôt ce sont les glandes elles-mêmes, grossies et
enflées par le séjour de la lymphe, qui est l'humeur
qui s'y prépare et s'y conserve. Les glandes des ais-
selles et du cou en sont les premières affections ;
mais quelque part qu'elles se manifestent, si vous
n'y remédiez promptement, elles envahissent bientôt tout le tissu cellulaire environnant.

La malignité du virus s'accroît avec d'autant plus
de force que la marche en est lente et presque occulte. Elle éclate enfin, et fait son éruption qu'il est
toujours fort difficile de réprimer. La marche de la
malignité n'est pas cependant tellement secrète
qu'elle puisse se dérober aux observations d'un œil
exercé. Le sujet, qui a des dispositions à cette affection, devient d'une faiblesse extrême, sans avoir
l'air d'être malade ; sa peau blanchit d'une manière
éclatante ; l'organisme est languissant ; la tête devient le siége de vives douleurs. Quelques aphthes
apparaissent dans la bouche : c'est alors que le virus
qui, jusqu'alors, sommeillait, menace de faire son
éruption ; c'est lorsque la sollicitude de la mère a
bien compris l'approche de ces symptômes, qu'il
importe de prévenir l'explosion par des moyens cu-

ratifs. Les médecins les moins partisans de notre méthode la prescrivent dans cette circonstance, et ce seul hommage suffirait pour la justifier aux yeux de tous; car étant reconnue efficace dans une maladie qui tient éminemment à la dépravation des humeurs, elle doit l'être pareillement dans presque toutes les affections qui affligent l'espèce humaine, puisque leur origine bien reconnue est cette même dépravation.

Les anciens, et presque tous les modernes, ont attribué aux purgatifs, dans les maladies scrofuleuses, des propriétés étonnantes, parce qu'ils ont considéré les évacuations stercorales comme éminemment favorables. Ils s'accordent tous, dans la nécessité de les répéter, non seulement jusqu'à l'entière disparition des humeurs, mais de plus jusqu'à ce que l'accroissement de l'enfant ait fait disparaître cette débilité que nous avons signalée, chose qui arrivera si l'on met en usage les moyens que nous venons de prescrire.

Parmi les nombreuses guérisons opérées par notre méthode curative, nous n'en citerons qu'une seule.

Le tuteur d'un enfant de famille amena dans notre cabinet de consultations son pupille, âgé de sept ans, et affecté de cette maladie. Des traitemens que divers médecins avaient employés pour la combattre, les ferrugineux, les sulfureux, les vomitifs, les anti-scorbutiques, n'en avaient pas triomphé. Le mal semblait se jouer de leurs efforts et se reproduire avec plus d'activité. Il avait au cou plusieurs tumeurs de couleur rougeâtre ; quelques-unes laissaient écouler une humeur séreuse ; celles qui s'étaient d'abord fermées, loin de se cicatriser, s'étaient rouvertes ; de nouvelles tumeurs s'ulcéraient auprès de celles qui étaient déjà en suppuration ; enfin, le malade éprouvait un malaise vague, qui lui rendait les alimens insipides et les jeux sans attraits.

Après avoir scrupuleusement observé sa constitution physique et morale, nous lui prescrivîmes, comme traitement préparatoire, l'air pur de la campagne, un exercice modéré, des distractions de tout genre, des alimens de facile digestion, des boissons amères et acidulées, des bains aromatiques, dans lesquels on devait jeter quelques poignées de sel marin et un demi-flacon d'*essence éthérée;* enfin, de légères frictions avec cette *essence.* Ce régime, en arrêtant, en diminuant même les progrès de sa maladie, rappela chez lui la gaîté, ce qui nous parut d'un heureux pronostic ; et nous ne balançâmes plus à lui faire administrer d'abord les *grains de santé du docteur Franck*, et les autres moyens que nous indiquons si souvent dans notre ouvrage.

Nous avons presque toujours remarqué, chez les enfans que leurs parens nous ont amenés pour demander notre traitement dans les scrofules, qu'ils avaient un tempérament lymphatique; qu'ils avaient mené une vie indolente, et qu'une mauvaise nourriture et des affections tristes n'étaient pas des causes étrangères à cette affection. Ils avaient presque tous la lèvre supérieure gonflée et gercée, les yeux ordinairement bleus et chassieux, une peau blanche, molle et flasque, de la nonchalance. Nous en avons vu qui avaient des tumeurs qui grossissaient, qui devenaient rouges et bleuâtres ; la suppuration était partielle. Chez plusieurs, les tumeurs se sont cicatrisées pour se rouvrir de nouveau. La déglutition était difficile, la respiration et la circulation étaient plus ou moins gênées. La marche de cette maladie a toujours été lente ; nous avons souvent prédit avec succès aux parens, qu'à l'époque de la puberté cette affection disparaîtrait, lorsque les symptômes nous faisaient présager cette terminaison.

Lorsqu'il a été possible d'envoyer les enfans à la campagne, l'insolation, l'exercice, des gilets de flanelle sur la peau, des frictions aromatiques avec l'*essence éthérée*, des bains avec une suffisante quantité de sel gris, des antiscorbutiques, tels que le houblon, la digitale, l'eau de goudron, ont merveilleusement précédé nos autres moyens curatifs.

§. VII. — Maladies cutanées des Enfans.

Une surabondance de fluides blancs, la mobilité du système musculaire, un excès de susceptibilité dans le système nerveux, et le rôle que joue le système digestif, caractérisent la constitution propre des enfans.

La peau est un des organes de la transpiration ; chacun sait combien les transpirations interceptées ou trop abondantes peuvent occasionner d'accidens graves et multipliés; il importe donc de la maintenir dans l'état qui doit la mettre en harmonie avec nos autres organes. La salubrité de la peau, chez l'enfant, dépend de la propreté, de l'habitude de se laver, d'une nourriture légère et proportionnée à la faiblesse de ses facultés digestives, d'un air pur et frais, car la pureté de l'air est pour cet âge une nourriture aussi nécessaire que les alimens mêmes; c'est une jeune plante qui languit et se décolore dans la serre; l'air extérieur peut seul lui rendre la vigueur et la santé.

Mais, si, par erreur ou par imprudence, on a négligé ces précautions indispensables, le système lymphatique devient alors le siége des maladies cutanées. Le cuir chevelu et la face en offrent le plus souvent les éruptions. Il se fait aussi des suintemens derrière les oreilles. Les médecins ont donné à ces diverses affections des noms plus ou moins scientifiques; il en est même qu'ils ont subdivisées en plusieurs classes, mais nous croyons inutile de faire avec eux assaut d'érudition. Comme les maladies cutanées ont toutes les mêmes causes, qu'elles s'annoncent par des symptômes peu différens, et doivent, de leur propre aveu, être soumises au même traitement, au même mode de curation, nous nous bornerons à des préceptes généraux.

Il serait dangereux d'arrêter ces excrétions, et de les dessécher par des lotions astringentes. Les accidens les plus graves seraient le résultat d'une telle imprudence. Ce sont des effets qui ne doivent disparaître qu'après leur cause; c'est donc cette cause qu'il faut combattre et détruire.

Si le système lymphatique était doué, chez les enfans, de plus d'activité, on verrait disparaître cette infiltration dans le tissu cellulaire, parce que les fluides blancs qui la produisent seraient reportés dans le torrent de la circulation. Tous les moyens que l'on emploie pour remédier à cette infiltration, comme les frictions, l'insolation, les divers genres d'exercices, agissent en augmentant le ton de l'organe cutané, et par une espèce de réaction, celui des organes situés plus profondément. La méthode curative, sanctionnée par notre expérience, consiste dans l'emploi des médicamens toniques et stimulans, particulièrement du *toni-purgatif*, qui, en fortifiant l'appareil digestif des enfans, empêche le fluide blanc de faire éruption, et le force d'entrer dans la circulation.

En général, nous avons appris, soit par nos consultations journalières, soit par notre correspondance, que l'usage fréquent d'un vin blanc dépuratif que nous avons prescrit aux enfans, en le faisant coïncider avec l'emploi des graines jaunâtres, dont il a déjà été question, faisait disparaître les maladies de l'enfance comme par enchantement. On trouvera dans cet ouvrage la manière d'employer ce vin et de faire usage de ces graines.

CHAPITRE IX.

Santé des employés. — Maladies auxquelles les expose le travail de bureau.

———

Après avoir démontré les causes et les effets des maladies qui accablent tous les individus livrés à la vie sédentaire, nous avons dû nous occuper particulièrement de la classe des employés, qui devient si nombreuse dans la capitale. Les administrations, les ministères, les compagnies d'assurances, les régies, les bureaux des banquiers, les comptoirs des négocians, etc., sont des foyers de maladies morales et physiques. Ce sont, pour ainsi dire, des hôpitaux par anticipation; et tel employé qu'on y admet surnuméraire avec toute cette énergie vitale qui lui promet une santé durable, voit chaque jour sa jeunesse se flétrir par l'inertie que commande sa place, et les infirmités précéder la vieillesse.

O vous donc qui, par goût, par calcul ou par besoin, avez embrassé la carrière bureaucratique, et qui désirez y goûter le repos bienfaisant des chefs, sans éprouver les maladies, triste apanage des employés subalternes, écoutez les conseils sévères de notre longue expérience, et que l'hygiène vous apprenne à concilier les intérêts de votre juste ambition avec ceux de votre santé et de votre existence.

La multitude s'imagine souvent que la santé gît dans le repos, et que l'homme qui n'a rien à faire, doit être le mieux portant et le plus heureux de son siècle. Elle s'abuse. Il faut avouer néanmoins que le vulgaire ne se trompe en général que sur les termes, et que lorsqu'il semble le plus opposé aux saines doctrines de l'hygiène, il n'y a souvent qu'un mot à changer pour qu'il ait raison. L'homme oisif se porte bien toutes les fois que, par un emploi sagement entendu des momens que la fortune laisse à sa libre disposition, il fait succéder le repos à l'exercice et l'exercice au repos. S'il agissait autrement, si son oisiveté devenait de l'inertie, tous les maux qui s'attachent aux habitudes d'inactivité viendraient l'assiéger au milieu de ses richesses, et il aurait à envier même la laborieuse médiocrité du robuste artisan. Dans ce sens, l'opinion du vulgaire est celle de la science; elle est dictée par la nature elle-même, qui nous prouve chaque jour que l'homme doit vivre de la même manière qu'elle l'a créé, c'est-à-dire dans le travail et l'exercice.

Or, la vie sédentaire de l'homme de bureau est loin d'être en harmonie avec le vœu de la nature. Assis pendant la plus grande partie du jour, c'est encore là le moindre inconvénient de sa profession; un danger plus grand consiste dans cette longue contention des facultés intellectuelles, dans ces détails fastidieux, dans ces calculs abstraits qui fatiguent l'esprit, même sans l'exercer.

En effet, si déjà les travaux attrayans de l'homme de lettres, si les méditations brillantes du poëte sont une source féconde d'infirmités et d'indispositions, que ne doit-on pas dire des travaux monotones des bureaux, où l'esprit et le corps se trouvent forcés à une égale inertie? Quelles sont les conséquences les plus habituelles de cet état? Les digestions deviennent difficiles et incomplètes ; la pituite et les flatuosités s'accroissent ; les sécrétions sont irrégulières ; les symptômes avant-coureurs de l'hypocondrie se manifestent ; la mémoire s'affaiblit, les idées s'éteignent ; l'employé éprouve des chaleurs de tête, des palpitations, un accablement général ; la mélancolie l'assiége ; le sang afflue vers les organes cérébraux ; de là les céphalalgies, et souvent même cet état voisin de la stupidité ; la moindre humeur une fois portée sur un point, y séjourne pendant des années, parce que tout tend à l'y fixer, et que la transpiration n'est pas assez abondante pour en débarrasser la partie affectée. La position du corps habituellement courbé peut nuire à la poitrine, et même vicier quelquefois le canal spino-cérébral ; d'où résultent les rhumes opiniâtres, les pulmonies ; la moindre disposition à l'asthme finit par en déterminer la présence et la durée.

L'air des bureaux, rarement renouvelé, la chaleur des poêles, des cheminées et des lampes, en exhalant une odeur nuisible, en répandant une clarté pernicieuse à la vue, produisent les maladies nombreuses dont nous avons présenté une analyse succincte, et rendent, comme nous l'avons observé, tous les employés pâles, valétudinaires, maigres, tristes, en les livrant à toutes les angoisses d'une santé faible et d'un estomac affaibli. Ajoutez à ces inconvéniens les affections morales, triste résultat des rivalités, des injustices, des *passe-droits*, des reproches, etc.; impressions pénibles, souvent répétées, que rien n'est capable d'effacer au milieu d'une uniformité pareille d'occupations et de pensées.

L'homme des champs, le laboureur, l'ouvrier même, oublient momentanément le chagrin dans la variété de leurs occupations; libres et maîtres d'eux-mêmes, ils peuvent se consoler de tout. Mais l'employé qui se lève pour courir à son bureau, qui se couche presqu'au sortir de son bureau, ne rêve que son bureau; heureux si le lendemain sera pour lui comme la veille, et s'il pourra s'acheminer encore une fois vers son bureau, où l'attendent l'ennui, la crainte et le dégoût. La nature n'a presque point de beaux jours pour lui; il ne doit les contempler que par la fenêtre de son bureau : c'est à travers ce prisme obscur qu'il entrevoit seulement tant d'éclat et de jouissances; bien plus, il n'a pas le temps, il n'a pas même le droit d'y penser. Et certes, ce que nous disons ici n'est point seulement applicable à l'employé subalterne; c'est au chef de division, c'est au secrétaire-général, c'est au ministre lui-même que nous nous adressons; et c'est dans l'intérêt de tous que nous allons énumérer les moyens hygiéniques dont notre expérience nous a révélé l'efficacité.

L'hygiène se réduit, pour l'homme de bureau, à ces deux théorèmes : 1° exercer le corps; 2° délasser l'esprit, c'est-à-dire obvier à deux graves inconvéniens de la place qui fatigue l'esprit et énerve le corps.

1°. Les employés, quels qu'ils soient, doivent choisir un logement éloigné de leur bureau, voisin d'un jardin ou d'une promenade ombragée par des arbres, et situé sur une élévation, s'il est possible ; car la pureté de l'air doit être pour eux la première, l'indispensable condition.

2°. Ils doivent déjeûner une heure avant de partir, et ne plus travailler après leur dîner. Malheur à eux s'ils dérangent leurs digestions!

3°. Leur table doit être saine, frugale, mais délicate. Les boissons alcooliques doivent leur être entièrement interdites.

4°. La propreté leur est nécessaire ; ils doivent changer souvent de linge, et prendre fréquemment des bains tels que nous les indiquons dans notre *Manuel de santé.*

5°. La société et les soirées récréatives leur deviennent indispensables. Mais qu'ils n'approchent jamais d'une table de jeu ; ils ont déjà trop calculé dans la journée : il faut qu'ils oublient les calculs avant de dormir. Ils ne doivent ni se retirer ni se lever trop tard.

6°. L'homme de bureau se promènera souvent, et tâchera de réparer d'avance, le matin, l'inertie qui l'attend dans le reste de la journée.

7°. Les exercices du corps succèderont efficacement aux travaux du cabinet ; il préférera surtout
les jeux de boule, de la balle, du billard, etc. ; et
le dimanche il ira saluer avidement les champs, les
coteaux, cette belle nature au sein de laquelle
l'homme est toujours sûr de puiser la noblesse de
l'âme et la vigueur du corps.

8°. La débauche est pour lui un fléau redoutable ;
mais que la société d'une épouse douce, aimable
et aimante, devienne un des besoins les plus urgens
de son existence. C'est à la tendre sollicitude de sa
compagne que nous confions le soin de calmer son
esprit par des consolations toujours nouvelles, de
le délasser de ses pénibles travaux et de lui rendre
un bonheur dont les fonctions de sa place semblent
devoir le priver.

9°. Comme, malgré toutes les précautions et tous
les préservatifs, les organes devront infailliblement
subir les inconvéniens de la vie sédentaire, les viscères s'engorger, et les humeurs se vicier de plus en
plus, il est indispensable que l'homme de bureau se
tienne le ventre libre, et qu'il prenne des laxatifs,
non pas régulièrement, mais dès que le besoin s'en
fera sentir. Des lavemens tels que nous allons l'indiquer dans l'observation suivante, et l'administration
des *grains de santé* une fois par semaine suffiront
pour cet effet.

Nous n'avons parlé ici que des dangers attachés à
la profession, et non de ceux qui naîtraient de cir-

constances étrangères [1]. Nous renvoyons à cet égard aux chapitres respectifs de cet ouvrage et à nos consultations journalières.

OBSERVATION.

Un employé d'une administration dans la capitale est venu nous consulter, et a justifié par ses assertions ce que nous venons d'énoncer. Nous avons reconnu en lui le développement de toutes les incommodités inhérentes à ses occupations. Il avait de plus une dyspnée qui tenait à une affection spasmodique qui provenait d'une cause rhumatismale, accompagnée d'une céphalalgie périodique ; il était encore sujet à ces coliques que Barthez appelle nerveuses. Nous avons obtenu un grand succès en lui prescrivant l'emploi de lavemens purgatifs [2] avec une lotion purgative spéciale qui n'a rien de commun avec le *toni-purgatif* dont il est si souvent question dans notre ouvrage. Le travail fluxionnaire qui fut fixé sur la partie intérieure du tube intestinal opéra une révulsion puissante, et dissipa les accidens auxquels était exposé l'employé consultant. Nous lui avons d'abord prescrit un lavement simple avant l'administration des lavemens purgatifs, qui

1 Il arrive fréquemment qu'une maladie aiguë est entée sur une affection chronique : le médecin arrive, il ignore les précédens, il fait la médecine symptomatique, souvent la médecine perturbatrice ; la maladie chronique se complique avec les symptômes d'irritation ; deux ennemis se présentent à la fois ; le malade succombe ; il eût vécu plus longtemps s'il eût employé notre méthode.

2 Les lavemens purgatifs sont des moyens puissans et variés avec lesquels nous avons combattu beaucoup d'accidens morbifiques et qui remplissent une foule d'indications ; ils ont une action locale très-énergique sur les gros intestins, en déterminant une vive irritation sur la membrane muqueuse qui tapisse leur intérieur. Les variations qu'ils suscitent dans la circulation artérielle et capillaire, dans les sécrétions et les exhalations, dans les facultés cérébrales, en un mot dans tous les actes de la vie, en sont les preuves, que le célèbre Hoffman a déjà fait valoir. (De Clysterum usu medico. *Med. Ration. System.*)

produisaient un merveilleux effet sur la surface intestinale par
des excrétions séreuses, glaireuses et bilieuses. Nous avions eu
soin de lui recommander une position horizontale inclinée sur le
côté droit, afin que le liquide médicinal s'introduisît plus aisément
dans toute l'étendue des gros intestins. Cette lotion [1] ainsi
employée a produit sur la membrane muqueuse des gros intestins une grande amélioration, et a déterminé des changemens
organiques remarquables. Les principes médicinaux contenus
dans cette lotion pénétrèrent dans tous les organes en exerçant
leur activité sur tous les tissus. Cet employé en fait usage une
fois par semaine, et s'en trouve à merveille.

[1] On trouvera des bouteilles de cette lotion purgative pour les lavemens rue d'Antin, n° 10.

Il faut avoir l'attention de ne pas s'adresser à la pharmacie, située
dans la même rue, et qui est presque vis-à-vis la maison n° 10, où il faut
absolument s'adresser.

CHAPITRE X.

Du Sommeil, des Songes, des Rêves, du Cauchemar. — Surdité. —
Vieillesse; Conseils hygiéniques aux vieillards.

§. Ier. — Du Sommeil, des Songes, des Rêves, du Cauchemar,

Le sommeil est une loi générale imposée à tous les êtres. Tout se fatigue, tout s'épuise; tout a besoin de repos, de réparation; c'est pendant le sommeil que la nature se recrée en quelque sorte. Sur la surface de la terre, dans ses cavités les plus profondes, dans les gouffres de l'Océan, dans le vague des airs, tout dort. Les végétaux eux-mêmes doivent au long sommeil des hivers leur durée et leur fécondité. Mais laissons là ces grands phénomènes qui nous sont étrangers; c'est dans l'homme seul que nous devons considérer ses causes et ses effets.

Le sommeil est à l'homme physique, ce que l'espérance est à l'homme moral; ôtez-lui l'un et l'autre, et ce sera le plus malheureux des êtres. Le sommeil est le repos du cerveau. Après douze ou seize heures de vie intensive sans interruption, nos organes éprou-

vent un sentiment de fatigue : la tête devient pesante,
l'intelligence moins active, les mouvemens plus lents,
tout annonce que la machine ne pourrait, sans danger,
supporter une tension plus longue; elle a besoin de
repos. Alors le sommeil vient à son secours; il fait
passer l'homme dans un état passif, mais il lui procure une espèce de trève avec les douleurs du corps,
et les peines de l'âme. Il le renouvelle en quelque
sorte, et ranimant dans tous les sens leur énergie
première, il les dispose à jouir plus activement des
objets qui vont les frapper. Après quelques heures
de néant apparent, l'homme renaît tous les matins,
jeune de force et de santé; ses impressions sont plus
vives, ses membres plus souples, sa conception plus
nette, ses idées plus grandes. Le matin est le temps
des illusions, pendant la journée ses facultés s'é-
moussent, le soir il a vieilli; et il a besoin, pour rajeunir, du sommeil bienfaisant, qui apporte l'oubli
des souffrances physiques et des peines morales; du
sommeil, puissant réparateur pour le corps fatigué
des travaux de la journée, et pour l'âme, souvent
blessée par de profonds chagrins.

Ce n'est point un sommeil agité, incomplet,
fatigué de songes, qui peut remplir le vœu de la
nature dans le grand œuvre de la réparation; il
lui faut un sommeil calme et profond, un repos
total des facultés physiques et intellectuelles [1]. On

---

[1] Selon M. Broussais, la cause du sommeil n'est ni dans l'absence
de quelques uns des stimulans ordinaires, ni dans la diminution de la

nous demandera peut-être quelle doit en être la durée?
elle varie suivant l'âge, le sexe, la constitution, la
profession et le degré d'exercice. Généralement parlant, on peut dire que sept ou neuf heures sont nécessaires aux personnes faibles, tandis que les tempéramens robustes n'ont besoin que de six à huit.
Trop courte, elle serait insuffisante; trop prolongée,
elle affaiblirait la sensibilité générale, la contractilité
musculaire. En habituant l'encéphale à l'inaction,
elle le rendrait incapable d'agir, et priverait l'homme
du plus beau privilège qu'il ait reçu de la nature,
celui de concevoir et d'émettre des idées. Les grands
dormeurs sont lourds, pesans, sans énergie; leur
imagination est paresseuse, leur corps ne l'est pas
moins; ils ne peuvent supporter le moindre travail;
tout les lasse, tout les fatigue. Comme ils font peu
de pertes, ils sont presque toujours surchargés d'embonpoint; leur existence n'est, en quelque sorte,
qu'une espèce de végétation.

Pour éviter cet excès, il ne faut pas tomber dans
l'excès contraire. Une veille prolongée réunit toutes
les causes délétères : dissipation des facultés vitales,
destruction des organes, accélération de la consomption, et retardement de la restauration. C'est

sensibilité à la suite d'une succession prolongée d'impressions. Elle est,
dit-il, dans un état de spasme qui refoule les fluides de la surface du
corps dans les viscères. Cependant le sommeil est en raison inverse de
l'âge; c'est pourquoi l'enfance est l'âge où l'on dort le plus. C'est sans
doute parce qu'alors les impressions, d'autant plus vives qu'elles n'ont
point été émoussées par l'habitude, donnent plus souvent aux nerfs le
besoin du repos.

une erreur bien fatale, que de croire prolonger sa vie en abrégeant son sommeil. On restera plus long-temps les yeux ouverts, mais on n'aura pas cette vivacité, cette énergie qui constitue la santé, et par conséquent la vie. Si le sommeil est trop court, si le cerveau n'a pas eu le temps de se remettre de la fatigue de la veille, il éprouve un malaise qui le rend incapable de se livrer avec fruit à de nouveaux travaux. Les idées sont moins nettes, les sensations moins vives, les mouvemens moins actifs. Nous di-sons plus : l'insomnie peut, à la longue, produire des affections cérébrales, telles que l'hypocondrie, l'hys-térie, l'épilepsie, la mélancolie, les inflammations du cerveau et de ses annexes.

Il est incontestable que la période de vingt-quatre heures, communiquée à tous les êtres par le mouve-ment journalier de la terre sur elle-même, agit puis-samment sur le système organiqne de l'homme ; elle lui occasionne, vers la chute du jour, un mouvement fébrile, que le vulgaire nomme fièvre du soir, et dont les suites naturelles sont la lassitude, l'envie de dormir, et toutes les crises qui s'opèrent par l'éva-poration pendant le sommeil. Cette crise quotidienne est nécessaire à la conservation de l'homme ; elle est déstinée à séparer, à épurer nos sucs, et c'est vers minuit qu'elle s'opère. Celui donc qui, sourd à la voix de la nature qui l'invite alors au repos, ne se couche que vers le matin, renonce volontairement aux avantages qui devaient en résulter. Sa crise ne sera jamais qu'imparfaite, son corps ne sera jamais parfaitement purifié. Nous pourrions, à l'appui de cette assertion, citer les incommodités continuelles, les douleurs rhumatismales, les atteintes de goutte qui roviennent d'un pareil régime. Nous pourrions en opposition faire valoir les heureux exemples de ceux qui cèdent au vœu de la nature, et leur dire : presque tous les centenaires se couchent et se lèvent de bonne heure.

Le sommeil du jour est donc moins salubre que celui de la nuit. C'est encore une erreur que de croire que, pris immédiatement après le repas, il puisse faciliter la digestion. Nous en appelons à ceux même qui ont contracté cette habitude pernicieuse : ne s'éveillent-ils pas avec la bouche pâteuse, et ne dorment-ils pas plus mal la nuit? Ces raisons suffiraient pour le faire proscrire.

Il ne nous reste plus qu'à indiquer les moyens de se procurer un sommeil sain et paisible. Nous les puiserons dans la nature. Une chambre à coucher tranquille et retirée, toujours ouverte pendant le jour, et où l'air ne soit altéré, ni par l'odeur des mets, ni par une chaleur factice; une couche plutôt dure que molle, un exercice modéré, le calme de l'âme, la sobriété, des alimens de facile digestion, des boissons peu excitantes, l'usage des bains et de la promenade : tels sont les conseils que nous dicte l'expérience. Quant aux substances médicamenteuses qui l'opèrent, telles que l'opium et les narcotiques, elles ne doivent jamais être présentées à l'homme en état de santé; elles ne sont faites que pour procurer au malade quelques instans de non souffrance et l'oubli de ses douleurs.

Nous ne terminerons point ce paragraphe sans nous occuper d'une observation spécieuse que l'on pourrait nous faire. Nous avons défini le sommeil, le repos de l'encéphale, et nous avons démontré qu'il devait être complet pour être réparateur. Or il est des cas où, dans le sommeil, le cerveau n'est pas dans une inaction complète. Nous voulons parler des songes : non pas de ces songes pénibles qui sont les effets d'une maladie déclarée, ou les symptômes d'une affection qui nous menace ; mais de ces songes agréables, qu'on éprouve dans un état de santé florissante, et qui ne causent aucun sentiment de fatigue. L'amant est heureux, le chasseur atteint sa proie, le gastro-nome jouit des délices de la table, l'homme de lettres obtient des succès. Tous ces rêves prouvent que les sens, loin d'être complètement inactifs pen-dant le sommeil, peuvent s'exercer encore sans que celui-ci soit interrompu. Leur cause, nous l'avouons, est difficile à déterminer : cependant, comme ces songes sont presque toujours la reproduction d'idées fortement conçues la veille, ou d'objets ardemment désirés et non obtenus, ne pourrions-nous pas pré-tendre, avec quelque espèce de raison, qu'ils ne sont qu'une suite de la crise dont nous avons parlé, qu'un heureux effort de la nature pour s'en débar-rasser en les complétant, et se livrer ensuite tout entière et sans obstacles au grand œuvre de la répa-ration ? En effet, ces songes légers sont presque toujours suīvis d'un sommeil profond et bienfaisant. Aussi ne laissent-ils aucune trace désagréable au réveil.

Enfin, pour donner une solution plus satisfaitante, nous dirons avec l'illustre *Cabanis*, que les sens ne se reposent, ni simultanément, ni d'une manière également intense. Le toucher, par exemple, est celui de nos sens qui repose le plus tard et qui repose le plus légèrement. La vue, au contraire, est le premier sens qui a besoin du repos. Un homme qui commence à s'endormir ferme d'abord les yeux, entend encore, puis n'entend plus, mais sent un mouvement étranger et donne des signes de l'impression qu'il éprouve; il est du reste sensible à l'approche d'un corps odorant. Ces exemples sont à la portée de tout le monde.

En conséquence, si tous les sens sont dans un repos simultané, nous n'aurons aucun rêve. S'ils se succèdent dans l'ordre du repos, nous aurons des rêves plus ou moins bizarres, selon que nous aurons plus ou moins de sens endormis. Car la vérité n'étant que le résultat du témoignage de tous les sens ensemble, et l'homme, dans la veille même, se trompant toujours quand il n'ajoute foi qu'au témoignage d'un seul sens, et qu'il ne le vérifie pas par celui d'un autre compétent pour juger, il est évident que les mêmes causes agissant dans le sommeil, il en résultera les mêmes erreurs que nous appellerons, dans ce cas, des rêves.

De même que si nous nous contentons de voir de

loin une tour, elle nous paraîtra ronde, de même
nous prendrons le stuc à la simple vue pour du
marbre, et dans la veille nous croirons voir une
ombre, un fantôme dans un lieu où nos mains
s'assureront de l'existence de tout autre objet; de
même encore, pendant la nuit, un seul de nos sens ne
reposant pas, errera d'objet en objet que les autres
sens ne vérifieront pas; et alors, lentement étendu sur
notre couche, il nous sera loisible de nous croire un
instant sur le trône, sur le champ de bataille, ou,
ce qui est encore plus rare en réalité, dans le cercle
de véritables amis.

Cabanis avait conclu, de tous ces principes, que
la folie et le délire ne sont eux-mêmes qu'un sommeil incomplet et permanent. Mais revenons à notre
sujet.

La plupart des causes qui peuvent déterminer
l'insomnie, peuvent aussi, en agissant à un plus
faible degré, rendre le sommeil assez léger, assez
incomplet, pour disposer à différentes espèces de
rêves ou de rêveries. L'usage insolite du thé, du
café, des boissons spiritueuses, surtout de l'opium
donné à petites doses, excite même le cerveau au
point de transformer le sommeil en une espèce de
rêverie, qui devient quelquefois une agréable irritation.

Les causes extérieures qui peuvent occasionner
différens rêves sont très-nombreuses. Telles sont,
pour plusieurs personnes, les plus petites différences dans la manière d'être couché; un lit trop

chaud, l'impression subite du froid, la compression de quelques parties, la position involontaire du corps de manière à occasionner une sensation pénible, un bruit insolite dans la chambre où l'on dort, en un mot tout ce qui peut exciter le sens du toucher ou celui de l'ouïe, sans provoquer l'activité spontanée de l'entendement, ce qui occasionnerait nécessairement le réveil en sursaut, et non pas le rêve ni la rêverie.

Les causes internes des rêves sont beaucoup moins nombreuses que les causes externes. La plus fréquente, la plus manifeste de toutes, c'est l'irritation même du cerveau, une augmentation d'action ou l'engorgement de ses vaisseaux, les divers genres d'ébranlement et d'émotion qui peuvent affecter ce viscère pendant le sommeil, soit aux approches, soit pendant le développement de plusieurs maladies.

Il faut rapporter à ces causes intérieures les divers genres d'impression ou de travail morbide plus ou moins pénibles, l'oppression, l'embarras, la difficulté dans l'action du cœur et des gros vaisseaux, le trouble nerveux de ces organes, opéré par une autre maladie ou par des passions convulsives, plusieurs états fébriles, plusieurs lésions organiques des viscères du bas-ventre et de l'estomac, en particulier, l'état spasmodique de ce dernier ; les distensions gazeuses, une digestion pénible, une constipation opiniâtre, enfin les nombreuses aberrations de sensibilité qui se rapportent à l'hypocondrie et à l'hystérie.

Les congestions sanguines, l'inflammation latente et chronique des différens organes, l'irritation générale, soit nerveuse[1], soit vasculaire, qui précède ou qui accompagne le flux menstruel chez la plupart des femmes, la plénitude de la vessie, la présence d'un calcul dans ce viscère, l'inanition, la continence forcée, l'atonie, le défaut de sensibilité et de tonicité des organes de la reproduction, à la suite de l'exercice immodéré de ces organes, se lient également à des sensations intérieures qui deviennent souvent l'occasion et le point de départ de plusieurs rêves très-singuliers.

Les rêves considérés sous le point de vue de leur interprétation médicale, et dans leur rapport avec l'état de santé ou la nature des maladies, se partagent naturellement en deux classes, les rêves non morbides et les rêves morbides. Ces derniers, les seuls dont il doive être question ici, présentent un grand nombre de différences et de variétés, dont les plus tranchées peuvent rentrer sous ces trois titres : 1° les rêves par une irritation fébrile ou non fébrile; 2° les rêves qui annoncent un état morbide de différens viscères, comme de l'abdomen et de la poitrine; 3° les rêves qui annoncent une disposition morbide plus ou moins grave de l'encéphale.

1 « Dans les rêves, dit Buffon, on voit beaucoup, on entend rarement, on ne raisonne point, on sent vivement, les images se suivent, les sensations se succèdent, sans que l'âme les compare ou les réunisse; on n'a donc que des sensations et point d'idées, puisque ces idées ne sont que les comparaisons des sensations. »

Les premiers, quoiqu'ils n'aient aucun des caractères du cauchemar, sont les plus fréquens. Plusieurs, qui surviennent pendant un sommeil laborieux et troublé, annoncent une irritation fébrile. Ils décèlent, dans celui qui les fait, un excitement, une souffrance générale d'autant plus fatigante et plus opiniâtre, qu'ils se développent pendant des maladies dont la marche est plus embarrassée et la solution plus difficile. Dans les fièvres intermittentes, la frayeur, l'anxiété convulsive dans les rêves, le reveil en sursaut, annoncent que la maladie sera longue, qu'elle se rattache à une affection organique, et que l'on doit être très-circonspect dans l'usage des fébrifuges. Quelquefois ces rêves précèdent et annoncent le délire dans les fièvres continues. Les congestions sanguines, l'irritation vasculaire, les dispositions hémorragiques, sont ordinairement précédées par des rêves dont le sujet a quelque rapport avec cette situation.

Les états morbides des viscères de la poitrine ou du bas-ventre, occasionnent un assez grand nombre de rêves, dont la marche et le sujet présentent souvent une liaison avec leurs causes occasionnelles. Ces songes, qui arrivent fréquemment pendant le premier sommeil, se rencontrent presque toujours dans les maladies du cœur ou des gros vaisseaux, les affections aiguës ou chroniques de la poitrine, les digestions laborieuses, les phlegmasies chroniques, les congestions sanguines, les névroses partielles du bas-ventre.

Lorsque ces maladies ne sont point encore très-avancées, et lorsque des observateurs superficiels ne les soupçonnent même pas, de pareils rêves suffiraient déjà pour éveiller l'attention sur leurs premiers développemens. Dans ces rêves, aussi pénibles qu'alarmans, on se voit tout à coup, après un concours et une succesion de circonstances et de scènes diverses, sur les bords ou dans le fond d'un précipice qu'on ne peut franchir, ou dans un lieu sombre, sous des voûtes étroites, qui menacent de vous écraser. L'irritation particulière qui dépend de l'embarras gastrique, suffit dans un grand nombre de circonstances pour occasionner aussi des rêves pénibles. Les anxiétés d'une digestion laborieuse, le météorisme actif, les distensions gazeuses plus ou moins fortes, les différens modes et degrés d'oppression qui, dans l'hypocondrie et l'hystérie, peuvent résulter du spasme plus ou moins fort, plus ou moins étendu, du canal intestinal, produisent une foule de rêves très-fatigans, et dont les nuances, si on les observait dans les nombreuses modifications de ces maladies, présenteraient toutes les variétés dont est susceptible le *cauchemar* ou l'*incube*, maladie dont M. Alibert a fait un genre de la famille des pneumoses.

Le cauchemar le plus pénible, celui qu'on doit regarder comme le véritable incube, le cauchemar absolu ou complet, est sans doute le rêve suivi et gradué, dont la principale circonstance consiste dans l'apparition d'un monstre, d'un animal effrayant, d'une figure d'homme ou de femme, qui s'approche graduellement du lit, vient s'appuyer sur la poitrine du rêveur, et lui fait éprouver l'oppression la plus pénible.

Les variétés du cauchemar sont principalement le complet et l'incomplet, le direct et l'indirect, celui du mouvement et celui des pensées. Les personnes valétudinaires, mais plus particulièrement celles dont les digestions, habituellement laborieuses, se prolongent pendant le sommeil avec un sentiment d'angoisse ou d'oppression; les hypocondriaques, les femmes hystériques fournissent de nombreux exemples de ces différentes espèces de cauchemar, que l'on désigne trop généralement sous le nom de rêves pénibles. On regarde avec raison le cauchemar complet et absolu comme le plus pénible, comme le plus douloureux de tous les rêves. Il n'est pas étonnant que l'on ait pensé qu'il pouvait devenir, dans certaines circonstances, une cause de mort subite.

Quel traitement peut-on indiquer pour les rêves morbides? Il faut distinguer ceux qui sont produits par une irritation fébrile, et ceux dont la cause n'est point fébrile; ceux qui, comme les cauchemars, ont lieu avec une oppression essentielle, et ceux qui sont sans oppression essentielle, et qu'on nomme *rêves pénibles;* enfin les rêves dans les névroses, que précèdent certaines fièvres ataxiques, l'apoplexie, l'épilepsie, les premiers accès d'hystérie. Nul doute que notre méthode raisonnée et dans des circonstances opportunes, ne prévienne ces rêves, ou ne les empêche de revenir. S'ils proviennent d'une cause fébrile, il est très-utile avant et après les accès, en donnant une issue aux matières qui favorisent la congestion sanguine; s'ils ne sont pas accompagnés de fièvre, et qu'ils soient produits par l'embarras du canal alimentaire et intestinal, en désobstruant les canaux engorgés par de laborieuses digestions, il donnera plus de liberté aux actions des autres organes, et surtout à celle de l'encéphale, qu'irrite toujours le travail et la gêne des organes inférieurs. En général, point d'excès, le ventre libre, et un usage modéré, mais soutenu, de nos médicamens, tels sont les procédés hygiéniques par lesquels on prévient, on guérit [1] les rêves morbides : bien entendu pourtant que, s'ils proviennent d'une inflammation, le *toni-purgatif* ne sera administré qu'avant ou après cette cause occasionnelle; car nous ne saurions trop répéter que dans toutes les phlegmasies ce médicament est contre-indiqué.

---

[1] Nous connaissons plusieurs individus qui se sont délivrés de rêves fatigans par l'usage d'une infusion de sauge sucrée, dans laquelle ils ajoutaient une cuillerée de *toni-purgatif;* ils prenaient une tasse de cette infusion, le matin en se levant et le soir en se couchant. Quelques uns aiment mieux ajouter cette même dose dans une tasse de thé; les personnes nerveuses, en général, préfèrent une infusion de tilleul; elles ont remarqué que la dose d'une cuillerée à café sur chaque tasse d'une de ces infusions lui communiquait une saveur très-agréable.

§. II. — De la Surdité.

On appelle ainsi une maladie qui attaque l'organe auditif, et qui affecte une ou les deux oreilles; l'enfance et la vieillesse y sont plus sujettes que l'âge mûr. Le premier symptôme qui l'annonce dans son commencement, est la difficulté de suivre une conversation vive et animée, ou d'entendre, avec la mème netteté, le chant et l'accompagnement d'un morceau musical. Ce premier degré de surdité est souvent accompagné de bourdonnement ou de céphalalgie. La tête a moins de liberté, est moins disposée à l'étude des sciences abstraites, et la mémoire s'affaiblit.

La surdité varie sous plusieurs rapports chez les différens individus. Il en est qui sont tellement sourds, qu'ils ne peuvent plus se prêter à la conversation, et qui néanmoins peuvent faire leur partie dans un concert. Pour d'autres, la musique et les paroles ne sont qu'un bruit confus, quoiqu'ils entendent parfaitement les sons les plus faibles, quand ils sont isolés. Il en est qui recouvrent momentanément l'ouïe au milieu des bruits les plus tumultueux et les plus éclatans; d'autres peuvent suivre une conversation, qui se tient à voix basse, et lorsque le silence règne autour d'eux.

La surdité commence souvent insensiblement, et quelquefois elle envahit tout à coup le sens de l'ouïe; elle fait ensuite des progrès qui varient beaucoup. Tantôt elle augmente peu à peu jusqu'à l'abolition complète de l'organe attaqué; tantôt, après être restée long-temps stationnaire, elle empire subitement; tantôt, après avoir augmenté sans relâche pendant plusieurs années, elle laisse, pendant un temps considérable, un reste d'audition; malheureusement ce cas est rare! Le plus souvent, la surdité augmente dans la vieillesse; elle s'accroît à l'époque de la cessation totale du flux menstruel. Elle est momentanément plus intense au retour de chaque évacuation périodique, après des inquiétudes d'esprit, à la suite de repas copieux, de courses rapides, et dans les temps humides et froids. Elle diminue, et quelquefois cesse complètement, dans des circonstances opposées.

Tantôt cette maladie est isolée, tantôt elle existe avec d'autres affections, qui en sont ou la cause, ou l'effet, ou qui dépendent avec elle de la même cause. L'ouïe se trouve affaiblie par une attaque d'apoplexie, plutôt que la vue, le goût et l'odorat. La diathèse scrofuleuse, les affections catarrhales, les maladies cutanées, et particulièrement les dartres, ont souvent, avec la surdité, une étroite liaison.

De toutes les maladies dont nos sens sont affectés, celles qui attaquent celui de l'ouïe sont les plus difficiles à guérir. Les signes d'incurabilité sont principalement ceux qui annoncent que l'encéphale est principalement affecté. On peut regarder comme irrémédiables, les surdités qui, sans lésion appa-

rente dans le conduit auditif, sans aucun dérangement de la santé, se développent insensiblement
vers le déclin de l'âge, augmentent par degrés, et
sans être interrompues par des améliorations mo-
mentanées qui, malgré leur peu de durée, sont
toujours d'un bon augure. Il en est de même de la
surdité, quand elle est un résultat de l'apoplexie,
des maladies fébriles aiguës, de celles surtout qui
sont caractérisées par des symptômes nerveux très-
variables, ou par la prostration extrême des forces
musculaires. La surdité qui survient immédiatement
après un coup sur la tête, après une forte explosion
de la foudre ou de l'artillerie, doit être rangée
dans la même catégorie.

Les causes prédisposantes de la surdité, les moins
douteuses, sont une disposition héréditaire, les transpirations abondantes de la tête, qui diminuent ordinairement quand l'âge décline; les professions qui
augmentent l'afflux du sang vers la tête, par le
brusque refroidissement du corps, par la gêne de la
respiration, comme la natation et l'art du plongeur;
et celles où l'oreille se trouve souvent frappée de
fortes détonations, ou fatiguée par des bruits violens
et continuels.

Les causes par lesquelles cette maladie peut être
déterminée, sont : 1° les phlegmasies des membranes
qui revêtent l'intérieur des cavités de l'organe, soit
que ces phlegmasies s'y développent primitivement,
soit qu'elles s'y propagent à la faveur de la continuité
des tissus, ou par sympathie, comme dans les corysas

et les angines; 2° les maladies aiguës, et surtout les exanthêmes, les maladies fébriles, nerveuses et adynamiques, l'hydrocéphale aiguë, l'apoplexie; les coups à la tête, l'explosion de la foudre et de l'artillerie, un accouchement laborieux, une salivation excessive, les scrofules et la siphilis.

Plusieurs physiologistes divisent les différentes espèces de surdités en deux classes. La première comprend toutes celles qui sont produites par un état morbide du conduit auditif ou de la caisse, tels que les écoulemens puriformes, l'engouement cérumineux ou purulent, l'élargissement, les excroissances ou l'oblitération du conduit; celles qui résultent d'un état pathologique de la membrane du tympan, telles que sa rupture, ou son épaisissement; celles qui dépendent de la disjonction, de la perte ou de l'ankilose des onglets; celles qu'on peut attribuer à l'engouement, à l'ulcération, à la carie de la caisse, à un épanchement sanguin dans la première des deux cavités; enfin, toutes celles qui résultent de l'engouement ou de l'oblitération des trompes d'Eustache.

A la seconde classe appartiennent les surdités produites par une altération des nerfs acoustiques.

On peut former une seconde classe des surdités qui surviennent dans le cours ou au déclin des maladies fébriles, des surdités métastatiques, symptomatiques, pléthoriques, siphilitiques, scrofuleuses, herpétiques, etc.

Ce n'est que dans ces cas de surdité que les purgatifs pourraient trouver une heureuse application ; ce qu'il serait absurde de prétendre dans les surdités organiques.

Parmi les nombreux individus qui sont venus nous consulter sur leur surdité, et auxquels nous avons prescrit différens moyens curatifs, nous avons observé que l'injection de l'eau tiède avait produit souvent de bons effets ; nous avons aussi vu réussir deux gros de sulfure de potasse dans une pinte d'infusion de camomille ; nous avons enfin obtenu, presque toujours, des résultats satisfaisans, de l'application d'une douche continue dans le cas d'épaisissement de la membrane.

C'est aux savantes recherches de M. Itard qu'il faut avoir recours, pour connaître toute la ressource des injections dans le conduit auditif ; il admet aussi les purgatifs comme de puissans auxiliaires : sa méthode de traitement est donc absolument conforme à la nôtre. Voici les conséquences qu'on peut déduire des considérations et des faits exposés dans l'ouvrage de M. Itard.

1°. Une cause assez fréquente de surdité est l'interception des sons par l'engouement de la cavité tympanique, ou de son conduit guttural.

2°. Les surdités qui dépendent d'une pareille cause, peuvent être guéries par un traitement rationnel, qui consiste à porter immédiatement dans cette cavité interne de l'oreille les moyens propres à la désobstruer.

3°. Des trois voies qui peuvent servir à l'introduction de ces moyens désobstruans, et qui sont l'apophyse mastoïde, le conduit auditif, et la trompe d'Eustache, l'une présente des dangers, l'autre de graves inconvéniens, et la troisième des difficultés seulement.

4°. Comparant ensuite les avantages respectifs de ces trois méthodes, d'après les succès qu'on en a obtenus, on trouve que les succès, fort équivoques par la première, assez rares par la seconde, offrent, par la troisième, une proportion de plus d'un tiers de guérisons, ce qui établit évidemment la préférence à donner aux traitemens par la trompe d'Eustache.

5°. Les moyens médicamenteux, introduits dans l'oreille par cette dernière voie, peuvent recevoir une extension inconnue jusqu'ici; ils peuvent être détersifs, astringens, excitans, à l'état de liquide, de corps denses, de vapeurs.

En général, le traitement de la surdité dépend de la recherche attentive des causes, des symptômes et de l'état des parties affectées. Il faut chercher d'abord à s'assurer si la lésion du sens auditif est une maladie circonscrite dans l'organe, ou si elle tient à une disposition morbide d'un des grands systèmes. Dans ce dernier cas, il faut s'attacher à combattre et à détruire cette cause genérale. A cet effet, il faut observer ce que la cessation ou la diminution de la maladie primitive produit sur l'organe de l'ouïe. Si l'on n'obtient aucun résultat avantageux, il y a lieu de supposer une lésion locale quelconque, soit dans le voisinage, soit dans les rapports sympathiques de

l'organe, tels que l'état des amygdales ; le travail de
la dentition, un catarrhe chronique de la membrane
pituitaire ; alors on traite la maladie en ramenant les
parties affectées.

Nous avons prescrit avec succès à un individu
atteint de bourdonnemens, précurseurs d'une surdité
commençante : 1°. l'emploi de la fumée de tabac
qu'on insufflait dans les oreilles ; il aspirait souvent
cette fumée par la bouche afin de la refouler vers
les trompes d'Eustache ; il en était de même du trèfle
d'eau employé de cette manière ; 2°. une quantité suffisante de rue fraîche, mise écrasée dans le
conduit auditif, et souvent mâchée par une autre
personne qui souffloit avec force dans le conduit
externe des oreilles ; 3°. un petit morceau de camphre,
enveloppé dans une quantité suffisante de coton et
qu'on plaçait dans le même conduit après l'avoir
arrosé de quelques gouttes d'huile d'amandes amères ;
4°. il a acheté une bouteille d'*essence éthérée* de trois
francs, qu'il faisait vaporiser à la chaleur de l'eau
bouillante dans laquelle il plongeait la fiole et dont il
dirigeait le gouleau vers la conque des oreilles. Ce
mode de traitement, que nous avons fait coïncider
avec nos évacuans, ont déterminé une grande amélioration, et il se ressent à peine de temps en temps
des bourdonnemens qui occasionnaient une légère
surdité.

§. III. — Vieillesse ; conseils hygiéniques aux vieillards.

Que les vieillards se rassurent : nous nous garderons bien de ranger leur âge au nombre des maladies. Mais que, d'un autre côté, ils n'exigent pas de nous ce qu'ils n'oseraient exiger de la nature ; c'est-à-dire de reculer, par un moyen quelconque, l'arrivée de la vieillesse. Il est aussi impossible à l'homme de retarder la marche de l'âge, que l'approche de la mort ; et tout le monde sait que le fameux Paracelse, qui portait au pommeau de son épée une panacée contre la vieillesse et la mort, fut frappé à l'âge de quarante ans, au milieu de sa sécurité.

Après tout, qu'a de si redoutable la vieillesse ? La perte des plaisirs bruyans de la jeunesse ? Mais elle ne les désire plus, puisqu'elle ne les sent plus ; et nos besoins seuls peuvent donner lieu à des regrets. L'affaiblissement de cette vivacité d'esprit, qui est le caractère de l'âge mûr ? Mais cette qualité est éminemment compensée par la justesse du jugement qui est le propre de la vieillesse ; et d'ailleurs tous les vieillards ne manquent pas de vivacité. L'absence de la vigueur du corps ? Mais le vieillard en a-t-il besoin ; tous les âges se pressent autour de lui, pour le dispenser des fatigues d'un autre âge ; et la vénération qui l'environne vaut bien, sans doute, les forces de Samson. Le voisinage de la mort ? Cette crainte doit être celle de tous les âges, et les berceaux de l'enfance paient plus souvent ce tribut que les fauteuils de la vieillesse. D'ailleurs le sage *attend la mort sans la désirer ni la craindre;* il songe seulement à diminuer, autant qu'il est possible, les peines et les douleurs de la vie.

Sans doute, la vieillesse a des inconvéniens : l'organisme diminue chez les vieillards, les cartilages tendent à se solidifier, et partout les mouvemens ont moins de légèreté et de souplesse; les os diminuent et la taille décroît; la circulation est plus lente; l'acte de la respiration a moins d'énergie; les sens perdent chaque jour de leur irritabilité, la peau de ses formes et de sa mollesse; les rides, en ajoutant à la gravité diminuent les grâces de la physionomie; le goût s'émousse; l'odorat quelquefois se flétrit; la bouche se dépouille de ses molaires, qui, non seulement en faisaient l'ornement, mais encore composaient l'appareil le plus complet de la trituration. Voilà bien des maux acquis; mais quels biens le vieillard a-t-il perdus ? Certes, si nous faisions, avec autant de détails, le dénombrement des maux qui affectent le plus ordinairement les autres âges, le vieillard le plus mécontent de sa position serait forcé d'avouer qu'après tout, sa vieillesse n'a pas beaucoup perdu. Le vieillard est très-peu exposé aux maladies aiguës, à ces crises violentes qui ont tant de fois menacé ses jeunes ans. On dirait que son extérieur a tout cédé aux organes intérieurs, et que le canal alimentaire s'est fortifié, à mesure que les grâces de l'âge se fanaient sur la surface cutanée. Il digère lentement, mais il élabore bien; il ne suffira pas aux excès de son ancien temps, mais il ne cherchera pas à en faire; il n'enfantera pas de prodiges, mais il se préservera des écarts.

Pourquoi donc, nous demanderont les vieillards, pourquoi donc venez-vous nous donner des conseils hygiéniques, si notre âge nous a délivrés de tant de maux ?

Ecoutez, leur répondrons-nous : en vous détaillant les avantages de votre sort, nous n'avons pas prétendu vous regarder comme invulnérables. Faites avec nous une réflexion qui vous paraîtra bien juste : vous avez vu l'épaisseur de notre volume, et les maladies nombreuses que nous y avons décrites avec autant de soin que nous en avons été capables. Eh bien! presque toutes ces maladies se dirigent contre un âge qui n'est pas le vôtre. Mais si la vieillesse les éprouve moins fréquemment, c'est l'âge auquel elles sont le plus dangereuses. Dans de nombreux paragraphes nous avons donné des règles aux trois âges; permettez-nous d'en consacrer un à vous consoler, et à vous instruire sur les moyens de vous préserver de tous ces maux.

De toutes les causes qui conduisent à la mort, la vieillesse est la plus inévitable; cependant, loin de ralentir sa marche, on semble mettre tout en usage pour précipiter la succession des périodes de la vie.

Ce n'est point à la vieillesse prématurée, mais à la vieillesse vénérable, suite nécessaire d'un grand âge, et que toutes les nations, même les plus sauvages, entourent de soins et de respects, que ces conseils sont adressés.

Quoiqu'elle soit l'image de l'hiver, et que la nature épuisée semble avoir marqué cette époque pour son repos éternel, cette vieillesse, bien ménagée, peut, en quelque sorte, prolonger notre existence, et procurer au corps, par sa faiblesse même, une force d'inertie qui ralentit la dissipation du peu de forces qui lui sont accordées. C'est pour lui aplanir cette route, et rendre ses efforts moins pénibles, que nous traçons ici un tableau succinct de ses différens organes et des moyens d'y conserver, le plus long-temps possible, ce reste de feu sacré, principe de l'existence.

Tous les organes d'un vieillard qui a dépassé soixante-dix ans, sont dans un état de dépérissement qui augmente chaque jour pendant ses dernières années. L'irritabilité de chacun des systèmes de l'économie animale s'épuise et décroît, la puissance nerveuse a perdu la plus grande partie de son énergie, les sens commencent à s'éteindre, les organes des facultés intellectuelles meurent successivement, il n'y a plus dans les tissus assez de force pour une réaction salutaire ; les tégumens se refusent aux sueurs critiques, les convalescences sont longues et difficiles. Pendant que les organes affaiblis ne peuvent triompher des congestions dont ils sont le siége, un plus grand nombre de maladies les assaillent, et ces maladies sont presque toujours chroniques. Alors les catarrhes, les maladies des voies urinaires, la goutte, le rhumatisme, etc.

Organes digestifs. — Ce sont les derniers organes qui vivent en nous; leur action ne cesse qu'avec la vie. Ce sont ces mêmes organes qui élaborent tout ce qui doit s'identifier avec nous; et du bon ou mauvais succès de leur opération, dépend la quantité, et même la qualité de notre restauration. Leur état de bien-aise, ou de malaise, influe tellement sur celui des autres organes qu'on ne saurait y apporter trop de soins. Sans bonnes digestions, point de santé : tout notre système organique se dérange et périt; mais ces mêmes organes n'ont plus, chez les vieillards, la vigueur primitive : l'état de faiblesse de leur estomac leur défend l'excès de l'alimentation. Ils doivent également éviter le trop et le trop peu. La tempérance est pour eux une loi impérieuse : uniformité dans l'heure et le nombre des repas; sobriété, surtout dans ceux du soir; alimens simples et de facile digestion, tels que des potages, des viandes rôties, des végétaux herbacés, des fruits cuits ou bien mûrs, etc.; une lente mastication, éviter les substances trop rafraîchissantes, et préférer enfin celles qui produisent une alimentation tonique et réparatrice. Par conséquent, les assaisonnemens sagement ménagés, pourront leur être permis : en favorisant l'action des organes gastriques, ils activent leur énergie; il en est de même des vins généreux; mais ils doivent en user avec modération. A leur

âge on n'abuse de rien impunément : le moindre
excès leur devient pernicieux.

L'haleine du vieillard, plus viciée que celle du
jeune homme, corrompt plus vite l'air respirable.
Il ne peut donc rester long-temps dans un appartement clos et peu spacieux, sans s'exposer à l'impression d'un air qu'il vient de rendre, lui-même, insa-
lubre et malsain. Il peut obvier à cet inconvénient,
en ouvrant souvent les fenêtres ; il fera mieux encore
de sortir de sa prison, et d'aller sur le penchant de
la colline, jouir de la chaleur vivifiante du soleil,
et respirer avec l'air de l'atmosphère le parfum
qu'exhalent les végétaux aromatiques.

Autant on doit, à cet âge, rechercher les bienfaits d'un ciel sec et tempéré, autant on doit fuir
l'influence de la fraîcheur et de l'humidité ; les
rhumatismes, les catarrhes, et autres phlegmasies
chroniques, en sont les funestes résultats. Mais il
n'est point de constitution atmosphérique plus dangereuse pour les vieillards, que le froid intense ; ils
sont alors frappés par les pleurésies, les péripneumonies, et autres maladies mortelles ; on ne peut
essayer de prévenir ces terribles fléaux, que par la
chaleur des habits, et le feu des cheminées, infiniment préférable à celui des poêles. En un mot, pour
conserver aux organes respiratoires du vieillard,
la vigueur et l'élasticité nécessaires pour leurs fonctions, il faut, outre les accidens que nous avons
signalés, éviter les variations de l'atmosphère.

Organes excrétoires. — Perdre et réparer successivement, tel est le secret de notre existence; l'un est presque aussi nécessaire que l'autre. Parmi les substances que les organes digestifs reçoivent pour opérer notre réparation, toutes ne sont pas également propres à s'identifier avec notre être; elles contiennent des portions vitales, elles contiennent aussi des portions délétères. Si les substances corrompues séjournent dans le corps, elles communiqueront aux nouvelles leur influence maligne; de là naîtront l'acrimonie, les glaires, la corruption des sucs, etc. Sans une sécrétion bien établie, point de véritable état de santé; la peau et le tissu cellulaire sont en grande partie chargés de ce soin. L'activité de la peau, sa perméabilité met notre corps à l'abri d'engorgemens et de maladies, dans les poumons, dans le bas-ventre; elle le préserve des fièvres gastriques, de l'hypocondrie, des rhumes, des catarrhes, de la phthisie, etc.; mais la peau du vieillard, sèche, aride, presque impénétrable, assiégée par des éruptions chroniques, doit se prêter difficilement à ces excrétions nécessaires; plus ses fonctions sont lentes, plus il importe de favoriser les évaporations succédanées, dont la répercussion de la périphérie à l'intérieur pourrait occasionner les plus graves accidens. Les meilleurs moyens d'y parvenir, et de rendre à la peau sa souplesse et sa perspiration, sont les bains tièdes, dans lesquels on ajoute un demi-flacon d'*essence éthérée*, les lotions fréquentes, les frictions avec cette même essence, les vêtemens moelleux ; enfin tout ce qui peut entretenir une chaleur douce et bienfaisante.

Si nous nous sommes davantage attachés à la peau, on ne doit pas négliger les autres organes sécrétoires : l'exhalation muqueuse de la pituitaire pourra être favorisée par l'usage du tabac en poudre, aiguisé avec *la poudre capitale de Saint-Ange* [1]. Les urines, qu'on ne saurait rendre trop fréquentes, la défécation surtout, dont on doit faciliter l'évacuation au moins journalière, méritent aussi la plus scrupuleuse attention. Les *grains de santé* sont utiles, sous ce rapport, aux vieillards.

Organes nerveux. — Plus l'homme approche du terme de sa carrière, plus il doit éviter les secousses et les mouvemens trop violens ; ses plus grands ennemis, à cette époque, sont la tension des nerfs, l'agitation du cerveau, le choc des passions, l'excès des travaux littéraires ; nous disons l'excès, car il serait cruel de les proscrire entièrement, et de condamner l'homme intellectuel à une mort anticipée, pour prolonger la végétation de l'homme physique. D'ailleurs, d'heureux exemples, anciens et modernes, nous autorisent à cette indulgence. Mais du moins que l'étude ne soit pour eux qu'un objet de distraction, qu'un moyen d'entretenir cette gaîté douce, ce contentement habituel qu'on doit chercher à faire naître

[1] Nous avons conseillé avec succès la mixtion d'une portion d'un quart de poudre capitale, telle que nous l'indiquons dans notre ouvrage, mêlée avec le tabac dont les vieillards font usage. (*Voyez* le paragraphe *Eternument.*)

chez les vieillards dont on voudra conserver l'existence.

Organes musculaires. — Le mouvement est la
base de la santé et de la durée de l'existence ; un
corps inerte est dans un état de mort. Dans l'homme,
le mouvement n'est autre chose que le jeu des
muscles ; mais comment peut-il avoir lieu, si ces
muscles se solidifient, si, faute d'humidité, ils acquièrent une roideur qui les empêche d'être mis en
action. Leur conserver leur contractilité, retarder
leur solidification, tel est le double but qu'on ne
doit jamais perdre de vue. Un exercice modéré, des
promenades journalières, la chaleur solaire, le goût
des jardins, la culture des fleurs, concourent puis-
samment à reculer le terme fatal. Tant que le vieillard pourra faire usage de ses membres, il devra se
livrer à quelque exercice actif proportionné à ses
forces ; lorsqu'enfin la décrépitude lui interdira l'u-
sage de se mouvoir, nous lui conseillons encore de
prendre quelques exercices passifs, tels que la voiture ou tout autre gestation, et de se faire porter
dans des lieux où il puisse, en plein air, jouir de
l'aspect du soleil et être réchauffé de ses rayons vi-
vifians.

Le vieillard doit éviter les habitations peu aérées
et humides ; le séjour de la campagne lui convient,
sous tous les rapports ; il doit faire de l'exercice avec
modération, mais régulièrement. Ses habits doivent
être tels, qu'ils le mettent à l'abri des changemens
brusques de la température ; l'abus des plaisirs vé-

nériens et des jouissances de la table doit lui être rigoureusement interdit. Ils lui sont presque toujours mortels, et il nous serait facile de citer une foule de vieillards pour qui le lit dè l'hyménée est devenu un lit de mort. Cependant on doit savoir que l'agrément des banquets d'amis, de compagnons d'enfance, et les propos joyeux que le vin enfante, peuvent rentrer, comme moyens auxiliaires, dans le régime du vieillard, en tant que ces moyens engendrent la gaîté, qui est le spécifique de la vieillesse. Les bains tièdes conviennent également aux vieillards.

La saignée générale doit leur être absolument interdite; les vomitifs sont presque toujours contre-indiqués : ils produiraient des secousses trop violentes, et la vieillesse est l'âge du repos. Dans aucune des indispositions familières à cet âge, on ne doit chercher à affaiblir; il est cependant nécessaire de purifier, d'expulser les humeurs morbifiques, dont le séjour serait d'autant plus dangereux, que l'organisme, à cet âge, jouit d'une moindre tonicité.

Les vieillards ne doivent jamais négliger ce moyen thérapeutique; le *toni-purgatif* doit leur être prescrit à tous les changemens de saison, s'ils se portent bien, et toutes les fois qu'ils éprouvent de l'embarras dans les viscères destinés à la digestion. Une dose suffira, et ils l'accompagneront de beaucoup plus de précautions que les personnes moins âgées. Ils éviteront de s'exposer ce jour-là à une température froide, et de se livrer à un exercice trop longuement continué. Qu'ils laissent là toutes les drogues dont on charge ordinairement leur estomac, et dont ils aiment tant à faire usage. Les drogues affaiblissent : le régime fortifie. Les drogues sont la ressource d'un double commerce : de celui qui les ordonne et de celui qui les vend. Le régime, accompagné d'un léger purgatif, suffit à la vieillesse pour détourner toutes les maladies que le sort n'a pas marquées comme les dernières; car il n'est point de remède contre la mort.

C'est surtout l'usage de l'*essence éthérée balsamique* que nous devons leur recommander, avec la manière dont ils doivent s'en faire frictionner. Cet admirable médicament leur communiquera une nouvelle vigueur en relevant leurs forces abattues.

En général, les excrétions doivent être favorisées dans la vieillesse par le purgatif et par les lavemens [1], parce qu'elles tendent constamment à séjourner dans leurs intestins, et qu'elles peuvent y causer de dangereuses affections. On doit exciter la transpiration par les frictions, quelques bains, l'application de vêtemens de flanelle sur la peau, et surtout par les soins de la propreté.

Mais c'est surtout à l'exercice que les vieillards doivent se livrer. Par ce moyen, ils reculeront l'envahissement de la matière obstruante qui tend à solidifier leurs tissus, et à en détruire les fonctions. La marche, les travaux manuels, et tous les exercices

---

[1] Nous avons indiqué l'usage de trois cuillerées de notre lotion purgative dans un lavement, à un vieillard qui s'en félicite tous les jours.

compatibles avec leur âge, éloigneront leur *pétrification*. S'ils ont un jardin, ils feront bien de le cultiver pendant quelques heures, au lieu de passer la plus grande partie de la journée dans leur fauteuil ou dans leur lit. Qu'ils exercent leurs membres, s'ils veulent en conserver l'usage. Un vieillard oisif, surtout un vieillard replet, est menacé de tous les fléaux de la vieillesse ; mais le travail que nous recommandons, est un travail facile, salubre, et proportionné à l'âge et aux forces des vieillards.

Il serait trop long de mentionner ici plusieurs lettres qui nous ont été adressées par des personnes avancées en âge qui ont fait l'essai du *toni-purgatif* d'une manière qui nous était inconnue. Les unes en ajoutent une cuillerée, soit dans un verre d'eau, soit dans une infusion de violettes, ou tout autre ; ce qui leur constitue une tisane extrêmement agréable. M. de C... nous mande qu'à dîner il en a fait servir après le café, à chacun de ses cinq convives, un petit verre à liqueur, sans les avoir prévenus ; M. de C.... ajoute qu'ils ont été dans la persuasion que c'était de la liqueur à la rose de Mme Amphoux, de la Martinique. Il ne manque pas lui-même d'en avaler un petit verre avant sa soupe.

CHAPITRE XI.

Douleurs. — Maladies siphilitiques. — Maladies des cuisiniers
et des cuisinières.

---

§. Ier. — Douleurs.

DOULEUR! ce mot a une signification trés-variée
et très étendue, qu'il ne nous appartient pas de
suivre dans toutes ses variations. Nous ne considé-
rerons la douleur que sous le rapport médical,
proprement dit, comme une sensation incommode,
qui cause du désordre dans notre économie, occasionne le dérangement de notre santé, et nous annonce des orages.

On peut mieux sentir la douleur que la définir.
C'est, aussi bien que le plaisir, un des élémens de
notre conservation. Si celui-ci nous donne la conscience du bien-être de la vie, celle-là nous avertit
des dangers qui peuvent la compromettre. Si le
plaisir nous fait aimer l'existence, la douleur nous
fait craindre de la perdre.

Souvent la douleur change de place, et se porte
tantôt sur les nerfs, tantôt sur les muscles; alors

elle varie de désignation, selon les siéges qu'elle choisit. Souvent elle est périodique et revient à des époques déterminées, en se portant de nouveau sur les parties qu'elle avait déjà attaquées; d'autres fois elle est fixe, parce que la dépravation des humeurs s'est accumulée sur un seul point.

Ce qui caractérise le plus l'affection que l'on nomme *douleur*, c'est le vague dans lequel elle est presque toujours; car, en causant des maux très-vifs, elle n'engendre souvent ni gonflement, ni tumeur, ni inflammation.

La douleur est physique ou morale. Dans la première, la sensibilité animale est attaquée, et ce genre de douleur dépend de l'altération d'un organe, susceptible de transmettre au cerveau l'impression qu'il a reçue. La douleur morale est celle qui tire son origine de nos passions, soit débilitantes, soit excitantes. Les rapports intimes qui existent entre le physique et le moral, sont la cause des influences qu'ils exercent réciproquement l'un sur l'autre.

La douleur physique est susceptible d'une infinité de nuances ou de modifications, et ses causes sont très-multipliées. On peut les diviser en externes et en internes.

Les causes externes émanent de tous les objets qui nous environnent, des accidens imprévus qui nous frappent, des instrumens que l'art chirurgical fait pénétrer à travers nos organes, pour remédier à certains désordres; enfin, de tout ce qui peut faire naître quelque point d'irritation sur quelque partie de notre corps : tels sont les compressions, les contusions, les meurtrissures, les brûlures, les coups, les chutes, les plaies, les écorchures, les piqûres, les ruptures, etc.

Le siége de la douleur se trouve dans tous les appareils organiques dont l'ensemble compose l'économie humaine : tels sont les systèmes nerveux, cutané, séreux, synovial, muqueux, musculaire, fibreux, cellulaire, glanduleux, osseux, vasculaire, cartilagineux et pileux.

Le système séreux paraît le plus susceptible de sentir vivement l'aiguillon de la douleur, quoique les membranes qui le composent, ne reçoivent aucun nerf, et que le savant Haller leur ait refusé la sensibilité. Ce système est attaqué par toutes les causes qui peuvent faire naître l'inflammation : telles sont les plaies, les contusions, etc.; une lésion de la membrane muqueuse des intestins, qui se communique à la musculeuse, et consécutivement à la séreuse; l'imprudence de s'exposer à un air frais, quand le corps est en sueur; de boire à la glace quand on a chaud; de tarir un écoulement humoral, habituel; de répercuter une affection cutanée. Que de pleurésies doivent leur naissance à ces dernières causes!

Il est des causes de douleur qui sont communes à tout le système muqueux : ce sont, en général, celles qui peuvent léser l'organisation de ce système.

Les effets de la douleur ne se bornent pas toujours à la partie qui en est le siége. Souvent ils étendent leur influence à toute la machine, troublent plus ou moins l'harmonie de ses fonctions, et finissent même à la longue par épuiser les sources de la vie. Ainsi les digestions languissent ou se suspendent, la circulation s'accélère et se précipite, la respiration ne peut s'exercer librement; certaines sécrétions diminuent ou s'arrêtent, quand d'autres deviennent plus actives; le désordre, qui s'introduit dans la nutrition, s'oppose à la réparation des pertes et des forces vitales, surtout lorsque la douleur prolonge sa durée : de là, la maigreur, le marasme, la consomption, une débilité extrême; les fonctions des sens éprouvent fréquemment des aberrations ou des illusions particulières; ils repoussent ou trouvent insipides les objets qui les flattaient peu de temps auparavant; les facultés intellectuelles participent souvent à ce trouble général. Les mouvemens volontaires sont tantôt remplacés par des spasmes, des frémissemens, tantôt frappés d'une telle faiblesse, que le malade, réduit à une inaction forcée, reste, en quelque sorte, enchaîné sur son lit de douleur. Pour comble de tourmens, le sommeil fuit sa paupière, ou ne la ferme que pour le laisser en proie aux rêves les plus pénibles et les plus sinistres.

Nous invitons nos lecteurs à lire notre dissertation sur les frictions journalières, et leur utilité pour soulager les douleurs. Combien d'exemples ne pourrions-nous pas citer d'individus qui, ayant appris, à notre bureau de consultations, l'emploi et les effets salutaires de *l'essence éthérée balsamique*, ont appliqué, avec le plus grand succès, sur des parties affectées de rhumatismes, des morceaux de flanelle, de coton ou de laine, imbibés de cette précieuse essence! C'est à l'exemple du docteur Pinel et de M. Dupuytren, premier chirurgien du Roi, que nous avons adopté cette méthode; elle nous a toujours réussi.

Ses succès sont trop connus, pour qu'il soit nécessaire de citer les nombreuses observations que notre expérience nous a déjà fournies pour la guérison des douleurs par la méthode que nous indiquons.

Le traitement des douleurs est susceptible d'une foule de modifications et de méthodes particulières, qui sont relatives à la nature de cette sensation pénible, à son siége, à ses innombrables variétés, que nous ne pouvons pas traiter dans ce volume. Nous avons dû nous borner à de courtes généralités, et nous renvoyons aux divers paragraphes qui ont quelque analogie avec celui-ci, tels que celui de la goutte et du rhumatisme.

Parmi le nombre d'observations que nos consultations journalières nous mettent à portée de faire, nous allons seulement transmettre à nos lecteurs les deux suivantes :

Un individu, âgé d'à peu près cinquante-cinq ans, s'est présenté dernièrement à notre bureau de consultations, pour demander un traitement contre des douleurs vagues, dont il ne pouvait fixer l'origine, ni déterminer le

siége précis. Cependant, nous avons conclu, par les renseignemens qu'il nous a donnés, et par l'exploration de
son pouls et la percussion de son bas-ventre, que ses digestions languissaient ou se suspendaient. Tantôt la circulation s'accélérait ou se précipitait ; sa respiration ne pouvait s'exercer librement ; certaines sécrétions s'arrêtaient
ou diminuaient, tandis que d'autres devenaient plus actives ; le désordre qui s'introduisait dans la nutrition,
s'opposait à la réparation des pertes et des forces vitales,
surtout lorsque les douleurs dont il se plaignait prolongeaient leur durée ; la maigreur était survenue ; la débilité
était imminente. Les fonctions des sens éprouvaient chez cet
individu des aberrations ou des illusions particulières ; sa
mémoire ne s'occupait point des douleurs précédentes, si ce
n'était pour les trouver inférieures aux douleurs présentes ;
son imagination même paraissait en doubler l'intensité,
d'où résultait un chagrin plus ou moins concentré ; son
sommeil était troublé par des songes et des rêves fatigans
et sinistres. Nous avons pensé qu'une affection organique
du cœur était la source de tous les symptômes, puisque
le cerveau et le cœur vivent dans les liens d'une étroite
dépendance, que l'action de l'un est absolument nécessaire
à l'accomplissement des fonctions de l'autre. La personne
dont il est question désirait être absolument guérie ; mais,
hélas ! que ne pouvait-elle voir que les douleurs ne devaient cesser qu'avec l'affection dont elles étaient le symptôme ! Des excrétions alvines pouvaient-elles exercer une
influence favorable en soulageant le malade ? Ici nous
avons été guidés par une expérience raisonnée. N'avons-
nous pas vu souvent une phlegmasie accompagnée d'un
état inflammatoire, être guérie par des révulsifs vers le
canal intestinal ? Il n'y avait d'ailleurs dans le cas présent

ni tension, ni pulsations pénibles, ce qui nous détermina à lui prescrire, avec des modifications, les médicamens dont il est si souvent question dans les autres paragraphes de cet ouvrage ; il leur fut redevable de sa guérison.

Une dame, avancée en âge, tourmentée par des douleurs inouïes, vint aussi nous consulter. Nous avons dû lui demander quelle était l'impression antérieure qui avait déterminé cette cause irritante. Nous avons examiné s'il y avait pulsations, élancemens et tiraillemens successifs. Nous avons rangé les douleurs dont cette dame se plaignait dans le genre chronique, puisqu'il n'y avait pas rougeur, et que la partie douloureuse était sans chaleur, sans tension ni gonflement apparent; la douleur revenait par accès rapprochés plus ou moins longs, et souvent irréguliers, quelquefois périodiques. Cette dame se plaignait de douleurs de tête, de reins, d'estomac, etc.; mais comme les effets de la douleur ne se bornent pas toujours à la partie qui en est le siége, qu'ils étendent sympathiquement leur influence sur toute la machine, et troublent plus ou moins l'harmonie de ses fonctions, nous avons attribué la cause des plaintes de cette dame, à une suppression de menstrues, provoquée par des chagrins domestiques, et à celle d'un écoulement séreux et muqueux. Ses douleurs étaient vives, irrégulières. Cette dame nous désignait plusieurs de ses amies qui avaient été soulagées par le traitement que nous leur avions prescrit. Elle s'est soumise pendant un mois à exécuter les ordonnances que nous avons cru devoir lui prescrire; elle vient de nous apprendre le succès de nos prescriptions médicales. Elle s'applaudit surtout de l'usage de l'*essence éthérée* en frictions sur la colonne vertébrale, qu'elle a fait mixtionner avec un quart d'huile d'amandes amères.

§. II. — Maladies siphilitiques.

Les poisons physiques sont soumis à la vindicte des lois; les tribunaux sévissent contre ceux qui les présentent à leurs semblables avec connaissance de cause; mais les poisons contagieux qui se communiquent d'individu à individu, exercent impunément leurs ravages. Que disons-nous ? loin d'être traité de crime, le *mal vénérien* n'est qu'une *galanterie*. Peut-on appeler ainsi un fléau qui infecte les sources de la vie, corrompt le germe de l'existence, et brise les liens les plus sacrés de l'humanité?

La siphilis se gagne de tant de manières, se présente sous des formes si variées, si multipliées, qu'elle ne peut être susceptible d'une définition bien exacte.

D'ailleurs, il n'entre pas dans le cadre de cet ouvrage de la faire connaître par l'énumération de ses symptômes et de ses différentes modifications; encore moins de parler de son origine, de ses progrès, de ses variations, des divers moyens de communication.

Lorsqu'il y a inflammation et ulcération des muqueuses, c'est la blennorrhagie. La sécrétion plus abondante du mucus, mais sans inflammation, c'est la blennorrhée. Lorsqu'on croyait que la matière de l'écoulement était de la semence, on lui donnait le nom de gonorrhée; les malades qui éprouvaient un sentiment de chaleur, de brûlure, l'appelaient chaude-pisse. Les muqueuses, affectées le plus souvent, sont celles du canal de l'urètre et du prépuce, chez l'homme; du vagin et du canal de l'urètre, chez la femme; du rectum, du nez et de l'œil, dans les deux sexes.

Peut-on par des moyens quelconques, se préserver de la contagion vénérienne?

Quand on a découvert dans la vaccine le préservatif de la petite-vérole, on espérait aussi y trouver celui de la siphilis; mais la réflexion a prouvé combien cette attente se trouvait peu fondée. La petite-vérole ne pouvait avoir lieu qu'une fois, le principe contagieux s'épuisait par l'éruption; s'il y a eu des exceptions, elles ont été très-rares. L'expérience a démontré que le virus vaccin neutralisait ou anéantissait tellement celui de la variole, que rien ne pouvait plus le rappeler; mais le virus de la siphilis peut être repris dix, vingt fois, par la même personne, et y développer les mêmes symptômes. La présence même d'un virus ancien n'en exclut pas un nouveau. Combien de fois n'a-t-on pas vu des malades, attaqués de bubons, de pustules, d'ulcères du nez et de l'arrière-bouche, de caries, d'exostoses, gagner des chancres primitifs, des pustules muqueuses, en s'exposant à une nouvelle contagion?

Existe-t-il des moyens extérieurs préservatifs de ce virus? Plusieurs auteurs se sont occupés de cette question; s'ils l'avaient résolue affirmativement, elle aurait pu devenir un très-grand bienfait. Les uns ont conseillé des lotions avec une décoction de romarin, de sauge, de camomille bouillie dans du vin blanc avec du miel rosat; les autres disent qu'il faut d'abord se laver et uriner de suite après le coït, et prescrivent la décoction suivante : gentiane, aristoloche, santal bleu, santal rouge, bois d'aloës, corne de cerf, feuilles de scordium, de bétoine, de scabieuse, de roses rouges, de gaïac; de chacune demi-once dans deux pintes d'eau. On trempe des linges dans cette décoction encore trouble, et on les applique sur la partie qui a été exposée à la contagion. On conseille enfin des fumigations avec une partie des mêmes substances.

Le traitement de la *siphilis* doit varier suivant la nature de la maladie, suivant son intensité, suivant la constitution des malades, suivant les régions, et suivant les complications. Les mêmes médicamens peuvent aussi subir des modifications dans leur préparation, et être donnés sous différentes formes.

Le mercure [1] est depuis long-temps reconnu pour le spécifique de la siphilis, comme le soufre est le spécifique de la gale; l'un et l'autre ne détruisent pas toujours le principe du mal. On peut objecter contre la propriété du mercure, que plusieurs espèces de siphilis ont résisté à ce remède. S'il y a plusieurs cas d'exception, ils tiennent souvent à des causes étrangères.

Toute méthode fixe, générale et suivie par habitude, est mauvaise dans beaucoup de cas. Le besoin

---

[1] Nous avons remarqué tant d'inconvéniens dans l'administration du mercure, soit en lotions, soit en frictions, que nous y avons renoncé, pour adopter un sirop dont nous avons éprouvé des effets étonnans.

de la saignée n'est point absolu pour un traitement ;
il n'est que relatif. Si le malade est jeune, fortement
constitué, on peut le saigner, surtout si le symptôme
de la maladie est un chancre inflammatoire, un bubon
phlegmoneux, ou un testicule engorgé et douloureux.
Il en est de même des purgatifs. Presque toujours,
pendant les périodes d'un traitement quelconque, la
langue est chargée, la bouche mauvaise ; c'est alors
qu'il importe d'exciter des évacuations alvines. Ce
moyen doit toujours être mis en usage par les individus qui se livrent à l'intempérance, et dont les
organes digestifs ont besoin d'être nettoyés. C'est
alors que notre méthode est employée avec succès,
soit dans le cours du traitement, quand il survient
des indications, soit à la fin, pour évacuer les saburres, résultat des fatigues des remèdes et des mauvaises digestions.

Presque toujours, pendant l'espace d'un traitement anti-siphilitique, la constipation survient et
se prolonge quelques jours ; cet inconvénient doit
être combattu par le *toni-purgatif*, si toutefois il
n'y a pas d'inflammation. Mais lorsque le virus invétéré s'est partagé dans quelques organes, qu'un traitement imparfait a laissé un reliquat de symptômes,
soit dans l'arrière-bouche, soit même dans les organes
génitaux, c'est alors que notre méthode a produit des
effets merveilleux en expulsant par le canal de l'anus
ce reste impur, qui se transforme de mille manières.
On ne peut nier que les différens robs sudorifiques
ne parviennent à guérir cette maladie, en expulsant

le virus par les voies de la transpiration. Pourquoi n'en serait-il pas de même d'un médicament propre à l'expulser de l'économie animale par le canal des intestins? Du reste, notre expérience journalière confirme notre assertion; mais ici nous ne pouvons révéler le nom des individus des deux sexes qui ont confirmé ce que nous avançons.

La discrétion nous le défend; mais elle ne nous empêche pas de transmettre ici le résultat de nos observations relativement à l'effet de ce médicament sur les divers individus qui se sont présentés à notre bureau de consultations.

Parmi les malades attaqués de maladie siphilitique récente, comme chancres, bubons, pustules, il y en a quelques uns dont les symptômes ont été guéris, d'autres dont les symptômes ont été seulement diminués. En général les symptômes consécutifs se sont montrés moins opiniâtres, et il y a toujours eu quelques améliorations.

Un relevé exact que nous avons conservé, établit la proportion suivante. Douze malades, ayant des symptômes variés, après avoir employé les bains et quelques autres moyens analogues, furent mis à l'usage du *toni-purgatif* : trois éprouvèrent une grande amélioration; il n'y eut aucun changement sur quatre; il parut de l'exaspération dans trois malades, mais il faut l'attribuer à des circonstances d'un régime mal entendu; deux enfin purent se flatter d'une guérison complète par la cessation entière des symptômes.

D'après ces faits, il paraît évident que le *toni-*.

purgatif n'est point un anti-vénérien proprement dit, il ne peut être le spécifique d'une siphilis récente. Cependant, en avouant son inefficacité en certains cas, nous devons faire valoir ses succès dans beaucoup d'autres.

Un malade nous fut adressé par un chirurgien d'une petite ville. Depuis plus de dix mois, il portait au prépuce un large et profond chancre, qui n'avait pu être guéri par les préparations mercurielles. Il avait de plus les glandes inguinales tuméfiées. Nous crûmes devoir mettre ce malade à l'usage du sirop dépuratif, dont nous avons parlé. Bientôt l'ulcère diminua d'étendue, se détergea, et fut cicatrisé au bout de cinq à six semaines; la tuméfaction des glandes disparut.

Un malade vint nous consulter pour une pustule ulcérée sur le front et le nez; elle s'était fermée plusieurs fois, puis était revenue pendant et après l'usage du mercure et des sudorifiques. Tandis qu'il se reposait de la fatigue des médicamens, nous nous décidâmes à lui faire prendre ce même sirop. L'ulcère pustuleux se détergea, se cicatrisa en peu de temps, et le sujet, auparavant faible et sans énergie, reprit sensiblement des forces à mesure qu'il employa le médicament. Nous n'avons pas la connaissance que le mal se soit manifesté de nouveau.

Nous pourrions citer ici, mais nous nous contentons d'indiquer sept autres observations semblables, à quelques modifications près; elles ont été suivies d'un même succès. Nous devons ajouter en même temps que les vieilles siphilis, les siphilis dégénérées ou compliquées d'autres virus, après avoir résisté à l'action des mercuriaux, ont guéri avec une promptitude étonnante par l'usage de ce médicament. Un seul fait en fournira la présomption.

Un individu, âgé de vingt-cinq ans, avait été attaqué de la siphilis. Employé dans une maison de commerce où il avait une réputation de bonne conduite, il s'était adressé, pour cacher cette honteuse maladie, à l'un de ces charlatans qui prétendent la guérir par une simple tisane, nommée *anti-siphilitique*. A peine quinze jours s'étaient écoulés, que la blennorrhagie avait disparu. Notre confiant jeune homme se croyait guéri, lorsque quelques jours après, il lui survint des douleurs dans la région des aines, une inflammation et une ulcération des muqueuses du canal de l'urètre et du prépuce ; bientôt après, les accidens devinrent plus nombreux et plus graves. Étonné, affligé de ces nouveaux symptômes, il se rendit à notre bureau de consultations médicales. Après l'avoir exhorté à prendre courage et patience, après avoir bien observé son tempérament, nous lui prescrivîmes les bains, un régime rafraîchissant, ensuite un traitement analogue à l'intensité de sa maladie. Quant aux autres médicamens dont il devait faire usage pendant ce traitement, pour se guérir de la constipation et avoir le ventre libre, nous lui ordonnâmes celui du *toni-purgatif*, mais surtout après le traitement, pour expulser, par l'anus, les restes impurs de la maladie. Le malade s'est scrupuleusement conformé à nos avis, et il a été guéri.

Notre expérience journalière nous ayant démontré

soit l'insuffisance, soit les inconvéniens d'un traitement mercuriel, nous avons administré avec le plus
grand succès ce nouveau sirop auquel n'ont pas résisté les maladies siphilitiques. Une infinité d'observations que nous pourrions relater ici, nous confirment le succès de ce sirop dans lequel il n'entre
aucun atome de mercure. Nous indiquerons aux
malades l'officine pharmaceutique où ils pourront
s'adresser.

§. III. — Maladies des Cuisiniers et des Cuisinières.

Nous eussions pu consacrer plusieurs paragraphes
de notre ouvrage à la description des maladies auxquelles différentes professions exposent les individus
qui les exercent; tels sont les amidoniers, les bouchers, les boulangers, les chandeliers, les chanteurs,
les charbonniers, les cordonniers, les corroyeurs,
les danseurs, les doreurs sur métaux, etc. Il n'entrait
pas dans le cadre de notre ouvrage de faire des descriptions détaillées des maladies de chaque profession. Qu'il nous suffise aujourd'hui d'entretenir nos
lecteurs des affections morbifiques chroniques des
cuisiniers et des cuisinières, parce que nos observations particulières ont constaté l'efficacité de notre
doctrine pour cette classe utile de la société. Dans
un siècle où la gastronomie a fait, de la table, le
premier lien de la societé, le proverbe usé, *point
d'argent, point de Suisse*, pourrait être remplacé par
un autre plus moderne, *point de cuisiniers, point*

d'amis; le cuisinier, véritable soutien de la gastronomie, doit donc être l'objet d'une attention toute
particulière.

Qu'on ne prenne pas ceci pour une plaisanterie.
La cuisine a eu ses *grands* hommes, et la postérité a
conservé les noms de Vatel et de Béchamel, dont
l'un s'est immortalisé en se donnant la mort, et l'autre
en apprêtant à la crême le turbot et la morue. Il n'en
est pas, il est vrai, de l'art culinaire comme de tous
les autres; ceux qui s'y distinguent, sont tout au plus
connus de leurs contemporains. On jouit avec délices
du résultat de leurs travaux, sans leur tenir compte
des jouissances qu'ils procurent; ils ne retirent guère
de leurs fatigues continuelles qu'une santé délabrée,
une vie courte et valétudinaire. Ils passent leurs plus
beaux jours dans le feu, et leurs derniers momens
dans l'abandon; mais l'auteur du Cid ne fut pas plus
heureux; Jean-Jacques est mort presque délaissé; ce
rapprochement ne doit-il pas être un motif de consolation? D'ailleurs, s'ils n'existent que de leur vivant,
si leur nom périt avec eux, raison de plus pour chercher à prolonger leur existence, en leur consacrant
un paragraphe.

L'art de la cuisine a été porté en France, dans ces
derniers temps, à un grand degré de perfectionnement. La ville de Paris n'est-elle pas le centre de la
bonne chère, comme elle l'est de la littérature, des
sciences et des arts? Les *artistes* qui se dévouent à
la profession de cuisiniers, ne sont-ils pas plus exposés
que les autres à plusieurs incommodités inhérentes à

leur position? Entourés journellement de substances nutritives de diverses natures, consacrant leur existence à préparer, assaisonner, déguster les compositions créées par le *génie de l'art*, les cuisiniers absorbent sans cesse les particules qui s'échappent de ces mets ; leur embonpoint en reçoit un notable accroissement, ils sont en général plus exposés aux engorgemens abdominaux ; ils n'ont pas le teint fleuri des bouchers. Le feu des fourneaux, les émanations des substances combustibles, surtout du charbon, nuisent prodigieusement à leur santé ; leurs cuisines étant peu aérées, quelquefois situées dans des souterrains, comment l'air, qui y circule avec peine, entraînerait-il les gaz, les odeurs nuisibles? Est-il étonnant que les maux de tête, les pesanteurs dans les membres, les douleurs rhumatismales, les atteignent de bonne heure?

Il résulte du genre d'occupations de ces soutiens de la gastronomie, que le sang se porte vers la tête, qu'ils sont plus exposés aux accidens de l'apoplexie, et qu'ils périssent des suites d'un art qui fait les délices des autres hommes.

L'intérêt, le devoir d'un vrai cuisinier, d'une cuisinière, exigent une sévère surveillance des vases qui servent à leurs opérations alimentaires. Le cuivre, qui en fait la base, est sujet à s'oxider. N'a-t-on pas vu souvent des coliques violentes, des vomissemens, l'empoisonnement même, être le résultat de l'oxidation du cuivre, dans lequel on laisse séjourner les alimens?

Quoique les cuisiniers soient à portée de manger beaucoup, la plupart d'entre eux touchent à peine aux alimens qu'ils ont préparés avec tant de soins. Au milieu des mets les plus appétissans, ils sont sans désirs, presque sans appétit. Comment remédier à cette fâcheuse apathie? Faire de l'exercice, s'arracher souvent à leur cuisine, respirer le grand air, boire souvent de l'eau fraîche, à laquelle ils ajouteront quelques gouttes d'*essence éthérée* : ils se procureront ainsi l'appétit qui leur manque.

Un des grands soins de l'*artiste* de bouche consiste à conserver sa langue et son arrière-bouche dans un grand état de pureté. N'est-ce pas son organe le plus essentiel à la dégustation, et sans lequel il n'existe pas de génie culinaire?

Médecin, membre du jury dégustateur, lié en cette qualité avec l'auteur de l'*Almanach des Gourmands*, M. Grimod de la Reynière, si bien pénétré des difficultés et du grand mérite de l'art des Apicius, combien de fois ne l'avons-nous pas vu conseiller aux maîtres de maison d'inspecter souvent l'organe du goût des cuisiniers? « Pour peu que leurs » ragoûts, disait-il, pèchent par trop ou par trop peu » d'assaisonnement, il y a lieu de douter que leur » palais soit en bon état. » Ce grand maître de l'art gastronomique préconisait à cette époque les *grains de santé du docteur Franck*, comme un des moyens les plus puissans d'arriver à ce but. Oui, sans doute, il faut purger souvent les cuisiniers, pour rendre à leur palais toute la virginité dont il a besoin pour confectionner avec succès les mets savans qui font de leur art, *le plus utile et le plus délicieux de tous.* Nous avons adressé un flacon de *toni-purgatif au fameux et spirituel* gourmand, qui nous a répondu que « tous les grands artistes culinaires devraient se » munir d'une provision de ce médicament, véritable » conservateur de la pureté de l'organe dégustatif, » puisqu'il fait disparaître les mucosités destructives » de l'organe du goût [1]. »

Si la nécessité d'une purgation périodique, et si l'excellence de cette précaution est indispensable pour un bon cuisinier, combien les individus subordonnés à n'employer que des cuisinières, doivent en sentir l'importance pour des personnes du sexe, dont la bonne santé exerce une influence si directe sur les viandes, les légumes, les assaisonnemens, en un mot, sur tous les alimens qu'elles préparent, et dont la dégustation leur est soumise avant d'apparaître sur nos tables !

Les cuisinières ne peuvent être trop surveillées sous le rapport de leur toilette de propreté, et bien que nous les perdions de vue pendant l'apprêt des mets qui paraissent sur nos tables, notre sécurité et notre sévérité de dégustation doivent exiger une inspection journalière de la part d'une bonne maîtresse de maison. Celle-ci pense à sa toilette de luxe,

----

[1] Le *Nouvel Almanach des Gourmands* de l'année 1827, par A. B. de Périgord, a renouvelé la même recommandation à ses nombreux lecteurs. C'est une idée fort ingénieuse de nous avoir rappelé ces grands principes consacrés, et de les présenter dans un cadre fort spirituel.

et néglige souvent de donner des conseils d'une propreté exquise à sa cuisinière dont les plus minces détails doivent être exactement inspectés. Elle doit lui indiquer des lotions fréquentes aux mains et aux pieds ; elle doit l'obliger de prendre un bain général au moins une fois le mois. Lorsque sa cuisinière se plaindra de maux de tête, auxquels elle est souvent exposée, les bains de pieds avec du sel, une quantité suffisante d'*essence éthérée*, seront un des meilleurs moyens d'y remédier. Elle lui administrera de temps en temps quelques doses de la liqueur purgative dont il est question dans cet ouvrage ; la cuisinière l'avalera avec d'autant moins de répugnance qu'elle éprouvera un goût délicieux de rose qui lui parfumera la bouche. Prenez ces précautions, et nous vous répondons que vous aurez alors une cuisinière dont *l'humeur sera enjouée, l'esprit ouvert et libre, le palais fin, et l'œil sûr.*

La table étant, sous le rapport salubre, gourmand et social, une matière inépuisable, il nous aurait été facile d'ajouter un grand nombre de réflexions à celles qu'on vient de lire, et de parler plus longuement des maladies des cuisiniers ; mais ils trouveront dans les autres paragraphes les articles généraux qui peuvent leur être applicables.

Nous connaissons une maîtresse de maison qui fait avaler à sa cuisinière huit *grains de santé* le mercredi, afin de la mieux disposer à son dîner du jeudi, jour de réception chez elle.

MANIÈRE D'EMPLOYER LE *TONI-PURGATIF*.

IL importe que la digestion soit terminée avant de prendre la dose de ce médicament, convenable à tel ou à tel tempérament; l'heure de la journée est indifférente : l'estomac ne connaît point les horloges. Il est nécessaire cependant qu'il se soit écoulé un espace de cinq à six heures, après un repas modéré; c'est pourquoi nous conseillons de prendre le *toni-purgatif*, le matin de très-bonne heure.

Plusieurs personnes, notamment les Anglais, préfèrent en faire usage le soir avant de se coucher; c'est alors, disent-ils, que plusieurs médecins de leur nation ont coutume d'administrer les purgations, afin que l'estomac et le canal intestinal, exerçant des fonctions automatiques, se débarrassent plus facilement des matières bilieuses et glaireuses qui interrompent les fonctions digestives. Il est vrai que dans cet intervalle de repos, le cerveau n'agissant pas sur l'estomac, les purgations opèrent beaucoup mieux; mais il est vrai aussi que l'on est exposé à être éveillé par les effets du médicament, inconvénient qui n'a pas lieu le matin.

Le malade n'a pas besoin de s'abreuver de tisanes, de se débiliter l'estomac par des boissons quelconques, avant l'usage du *toni-purgatif*. Nulle saison, à la rigueur, ne s'oppose à son usage : cependant une température douce est plus favorable. Ce médicament possède un avantage inappréciable, c'est qu'il n'est altérable dans aucun climat.

Les doses, après qu'on aura remué la bouteille, seront mesurées avec une cuillère à soupe, et réunies dans un verre ordinaire, bien propre; elles doivent toujours être proportionnées au tempérament des personnes, et au besoin plus ou moins urgent qu'on éprouve de se procurer des évacuations. Chez les uns, trois cuillerées sont suffisantes; chez les autres, quatre cuillerées sont nécessaires pour obtenir l'effet désiré : deux cuillerées sont la dose ordinaire des enfans d'un à trois ans; une dose qui opère avec lenteur, ne doit être répétée que d'après le mode indiqué ci-dessus.

Si la première dose n'a pas produit des évacuations suffisantes, et que le malade éprouve les mêmes symptômes; que la langue soit chargée, pâteuse, que l'estomac soit encore embarrassé, que l'appétit soit languissant, on augmentera l'usage d'une cuillerée, et même de plus dans la suite, si le besoin l'exige ; car il est souvent préjudiciable de ne prendre que de faibles doses, qui ne procurent que des évacuations insuffisantes.

Si une dose, augmentée et portée successivement jusqu'à quatre cuillerées, et même cinq, ne produisait 'pas au moins six évacuations, il vaudrait mieux réitérer de temps en temps la même dose plutôt que d'outre-passer cette quantité de cinq à six cuillerées.

Aussitôt que ce médicament fait ressentir ses effets, c'est-à-dire que la dose a opéré plusieurs fois, le malade doit faire usage soit du bouillon coupé, soit du bouillon aux herbes, du petit-lait, d'un thé léger, d'une infusion de tilleul avec ou sans sucre : mais il est nécessaire que ces diverses boissons soient tièdes, pendant la durée des évacuations.

Lorsque l'estomac est débarrassé et qu'il n'y a plus ni renvoi ni rapport, le malade prend un bouillon gras, ou un léger potage, si toutefois il ne sort pas d'une longue maladie ; et, une heure après, il peut faire usage des alimens dont il a contracté l'habitude, en préférant néanmoins les viandes légères, tels que les poulets ou les viandes rôties, selon son goût et son appétit, les alimens gras ou maigres, et en s'abstenant de ceux qui seraient trop salés ou d'une digestion pénible. Il peut user de la boisson à laquelle il est accoutumé, sans s'interdire l'usage modéré d'un bon vin trempé avec l'eau. Il doit éviter l'intempérance et les autres excès de tous les genres. S'il n'éprouve aucune appétence pour les alimens solides, il aura soin de ne pas négliger de prendre de bons bouillons dans lesquels on aura fait bouillir une poule, car c'est le seul moyen de réparer les déperditions qui ont eu lieu par les voies inférieures,

Le malade éprouve quelquefois une altération après avoir mangé, ce qui arrive quand on commence l'usage du *toni-purgatif;* alors, il boira de l'eau avec un peu de vin; ou une orangeade, une limonade légère, ou un verre d'eau sucrée, à laquelle il ajoutera deux ou trois gouttes d'*essence éthérée* (ce qui vaut toujours mieux).

Le malade n'est pas condamné à garder le lit, pas même la chambre, pendant les effets du remède, à moins que des circonstances impérieuses d'une situation physique ou morbifique ne l'obligent à rester chez lui. Il pourra vaquer à ses occupations habituelles, sans néanmoins trop se fatiguer; il aura seulement l'attention de se vêtir chaudement, et convenablement selon la température.

Si le malade éprouvait des évanouissemens assez forts pour lui faire rejeter la dose du *toni-purgatif*, ou s'il lui survenait des douleurs imprévues, il ferait usage d'un morceau de sucre, arrosé avec quelques gouttes de l'*essence éthérée*, et la purgation serait réitérée le lendemain à des doses proportionnées au besoin, ou même en les diminuant.

On ne peut s'attendre à déraciner une maladie chronique, qui quelquefois date de plusieurs années, par l'usage d'une simple dose; on éprouvera quelquefois, après plusieurs doses, quelques malaises, de l'affaiblissement, des incommodités qu'on n'avait pas l'habitude de ressentir : mais cette situation ne devra point inquiéter.

Il est souvent utile de suspendre pendant quelques jours le traitement, ou de ne reprendre les doses qu'après le repos que les circonstances auront exigé; lorsqu'une maladie est récente, l'espace de huit à dix jours est suffisant, en alternant avec des boissons appropriées et analogues à la maladie qu'on veut combattre.

Nous connaissons un grand nombre d'individus qui ont la bonne habitude, après avoir pris trois cuillerées du *toni-purgatif* et fait usage des boissons indiquées, de prendre le lendemain une tisane quelconque, à laquelle ils ont ajouté une cuillerée de ce médicament sur la quantité de quatre verres à peu près de cette même tisane : c'est une potion laxative dont ils ont souvent fait précéder, accompagner et suivre l'usage de ce médicament.

Bien des personnes ont éprouvé, dans leurs maladies, des effets merveilleux de l'usage de trois ou quatre cuillerées de la *lotion purgative*, qui n'a rien de commun avec le *toni-purgatif,* ajoutées à un lavement : c'est une méthode que nous ne saurions trop recommander. En effet, nos consultations journalières nous démontrent que des individus, qui ont suivi la méthode de prendre trois lavemens successifs, à la suite l'un de l'autre, et surtout en mêlant à chaque lavement trois à quatre cuillerées de cette lotion, ont éprouvé un bienfait signalé dans presque toutes les infirmités pour lesquelles ils s'étaient adressés à notre bureau consultatif.

En commençant le traitement d'un malade, il est important d'avoir égard à la plus ou moins grande intensité, à l'espèce, à l'ancienneté de sa maladie, parce que les doses doivent être proportionnées, d'après le type raisonné de ces diverses circonstances. En effet, les évacuans qui produisent un résultat ostensible , réclamant la circonspection qu'exigent les organes sur lesquels ils agissent, et la sensibilité de chaque individu n'étant pas facile à connaître, c'est à la personne qui fait usage la première fois de nos médicamens , à tâtonner, pour ainsi dire, jusqu'à ce qu'elle ait trouvé la quantité précise des doses qu'il convient de lui administrer. Celui qui est familiarisé avec notre méthode, possède un grand avantage sur celui qui ne la connaît point encore. Ses effets dépendent de l'abondance des matières qui séjournent dans l'estomac et le canal intestinal , et des dispositions de la constitution organique, puisqu'ils n'agissent pas de même sur tous les individus.

Si le malade, de quelque âge que ce soit, évacue autant que les autres personnes, il ne faut ni s'en étonner ni diminuer la dose; s'il reçoit le soulagement espéré, il faut réduire cette dose à une moindre quantité.

L'action des *purgatifs* est quelquefois retardée par des circonstances imprévues; elle est toujours subordonnée au tempérament, à l'âge et au sexe; elle est tardive chez les uns, accélérée chez les autres. Les uns éprouvent des effets évacuans au bout d'une heure, et même après une première dose ordinaire; chez les autres, les évacuations ne se manifestent quelquefois qu'après trois, quatre, et même cinq heures, que la dose a été prise. Les uns sont débarrassés au bout de quelques heures de l'effet de leur dose ; les autres l'éprouvent plus lentement pendant douze heures, et quelquefois davantage. Comment ne pas admettre la dissemblance des tempéramens ? Elle résulte nécessairement ou de la sensibilité et des diverses impressions qui lui sont inhérentes, ou de la surabondance plus ou moins grande des humeurs à évacuer ; ces variations sont si multipliées, qu'il est impossible d'en fixer le résultat dans un mode quelconque d'ordonnance médicale, ou de formule magistrale.

Les personnes qui auront commencé un traitement pour combattre un genre des maladies chroniques, dont nous avons parlé dans notre ouvrage, pourront se livrer aux diverses occupations que leur position sociale exige, pendant l'intervalle où la dose de ce médicament aura cessé d'agir ; mais il est important de leur faire remarquer qu'une fatigue quelconque, physique ou morale, leur est interdite, et que ce n'est que comme agrément, ou comme une utile diversion, que nous indiquons l'occupation. Ces mêmes personnes sont dispensées de garder le lit, si leur état de maladie ne les y oblige pas, et même de séjourner dans la chambre, surtout dans le beau temps, ou lorsqu'elles n'ont pas à redouter l'action de la température, ou l'intempérie des saisons.

Dans le cours du traitement d'une maladie quelconque, et particulièrement des maladies chroniques, dont nous n'avons pas prétendu nous écarter, les doses purgatives peuvent cesser d'opérer, autant pendant le cours de leur emploi que dans le commencement, parce que le canal alimentaire ne peut toujours être dans le même état de plénitude. Comme l'essentiel est de guérir et de détruire la cause des maladies, les gens du monde doivent se laisser instruire, et non dédaigner les vérités consignées dans notre ouvrage. Combien n'avons-nous pas vu d'individus, rejetant nos maximes, périr pour avoir prêté l'oreille aux préventions irréfléchies que notre système a provoquées chez quelques médecins contempteurs de tout ce qui n'émane pas de leur bouche ou de leur plume ! Doivent-ils être crus sur leur parole, ou d'après les succès qu'ils obtiennent ?

Quand une dose est insuffisante pour expulser suffisamment la plénitude humorale, il arrive quelquefois que le malade éprouve des malaises qu'il n'eût point ressentis, si la dose eût été plus considérable, parce que cette faible dose a mis les humeurs en mouvement sans les évacuer ; c'est donc dans ce cas qu'il est nécessaire d'administrer une dose plus forte et plus volumineuse.

Quelle est la boisson la plus convenable quand on a pris la dose ou les doses dans une juste proportion ? Pendant que le *toni-purgatif* opère, on ne doit prendre aucune boisson, pour ne pas s'exposer à le rendre par le vomissement ; mais aussitôt que le malade ressent le besoin d'aller à la garde-robe, il doit avoir recours aux boissons dont nous avons déjà parlé. Chez quelques personnes, une demi-pinte est suffisante; chez quelques autres, une plus grande quantité est nécessaire. On divisera cette boisson en verres ou demi-verres, surtout pour humecter la bouche, lorsqu'on éprouve de la soif ou de l'altération. Cette boisson, comme nous l'avons déjà dit, peut se composer d'un thé léger, de bouillon aux herbes, de petit-lait, d'eau sucrée, d'eau panée ou colorée avec un peu de vin. Le tout sera pris tiède pendant l'effet de la dose.

Pour ce qui est du régime indiqué pendant les divers traitemens auxquels les malades sont assujettis, nous ne manquerons jamais d'observer l'âge, le sexe, le tempérament, le genre, l'espèce et l'intensité de la maladie : c'est la vraie base de l'art de guérir ; ce qui réussit, en effet, chez les uns, ne réussit point chez les autres. Nous dirons néanmoins, dans le cas présent, que si le malade prenait des alimens avant que son estomac eût été débarrassé, ce viscère pourrait les rejeter, faute d'avoir acquis les forces digestives pour les assimiler convenablement. Le malade jugera, mieux que personne, le moment où il doit prendre un bouillon gras ; c'est surtout lorsqu'il n'éprouve plus aucun rapport ou renvoi à la bouche, ou plus sûrement encore lorsque la disposition de l'estomac, pour recevoir la nourriture, ne s'y oppose pas. S'il ne vient pas d'éprouver les atteintes d'une maladie aiguë, il prendra un po-

tage composé selon son goût, ou une soupe quelconque, ou bien il peut laisser un intervalle entré
le bouillon et le potage. S'il éprouve de l'appétit, il
n'y a pas un grand inconvénient à le satisfaire, pourvu
que ce soit avec la prudence que peut exiger sa situation; mais il vaut mieux multiplier ses repas que de
prendre une grande quantité d'alimens à la fois : peu
et souvent. Une nourriture salubre est indispensable;
point de fruits crûs, abstinence de légumes et de salades; les alimens âcres, trop salés ou de haut goût,
les échauffans, les irritans, doivent être sévèrement
interdits.

Il est inutile de dire que les liqueurs doivent être
absolument bannies de notre traitement. C'est, selon
nous, le plus funeste présent que la chimie ait pu
faire à l'espèce humaine, que la distillation des liqueurs spiritueuses. Il est plus nécessaire alors que
dans toutes les autres circonstances de la vie, de
s'abstenir d'en faire usage les jours où l'on a pris le
toni-purgatif.

Dans le cas imprévu où un malade, après avoir
pris trop tôt des alimens solides ou même une soupe,
rejetterait ces alimens ou cette soupe au-dehors par
le vomissement, il n'y aurait pas d'inconvénient à
en réitérer une moindre quantité quelque temps
après. En général, l'usage de bouillons, même aux
herbes, est préférable à toutes les tisanes débilitantes dont les malades abusent souvent, même pendant la convalescence.

Lorsqu'un malade est obligé de répéter les doses

évacuantes, il est nécessaire de profiter de l'intervalle qui existe entre une dose et la digestion du bouillon ou de la soupe : plus le repas est léger, plus tôt il est digéré, et plus tôt la dose évacuante peut être répétée. Si le malade n'a pris qu'une soupe, deux heures suffisent pour répéter la dose évacuante.

Quels sont donc les soins généraux les plus appropriés à l'emploi du *toni-purgatif?* La propreté est une des premières bases de la santé : c'est surtout lorsqu'un malade a été soumis à des évacuations, que la plus grande propreté est nécessaire; il est donc important d'employer les mesures les plus convenables pour qu'il ne puisse être incommodé par les déjections alvines. Le linge doit être très-souvent changé. Le sommeil, ce grand réparateur des déperditions, sera respecté et protégé par toutes les précautions analogues. Un malade fatigué après les évacuations, est plus susceptible de recevoir des affections morales qu'il est important de lui épargner ; on doit donc l'encourager, et lui procurer les agrémens que sa position sociale lui permet. Comme l'air qu'il respire influe plus puissamment qu'on ne croit sur ses habitudes physiques, on ouvrira souvent les fenêtres pour renouveler l'air, en prenant néanmoins des précautions, afin qu'il ne puisse en être incommodé. Cette mesure est tout aussi importante pour les personnes qui entourent le malade que pour lui-même.

Comment un purgatif aussi agréable au goût n'aurait-il

pas obtenu un grand succès? En avalant la cuillerée de *toni-purgatif*, les papilles nerveuses de la bouche ressentent une impression de liqueur à la rose, si séduisante, que l'on pourrait l'appeler le nectar purgatif des dames et du jeune âge. Combien cette manière de se purger n'est-elle pas préférable à toutes les médecines connues jusqu'à présent, puisqu'on croit prendre un verre de bon vin vieux d'Alicante, en avalant la dose indiquée?

CHAPITRE XII.

Convalescence.

L'homme, rendu à la vie après de grandes crises, n'est point encore rendu à la santé. La nature ne brusque jamais rien; ses transitions sont toujours sagement ménagées. Mais, reprenant insensiblement ses forces, sortant lentement du domaine des douleurs, le malade se renouvelle à son insu. Ses organes, qui ne pourraient suffire à la santé, si elle succédait inopinément à la maladie, en remplissant chaque jour, au contraire, de simples fractions de leurs fonctions précédentes, se trouveront bientôt propres à fournir leurs données dans tout leur complément.

Ce temps, qui tient le milieu entre la maladie et la santé, ainsi que ces premiers jours de l'année qui ne sont plus l'hiver, mais qui ne sont pas encore le printemps; ce temps enfin où l'on existe presque sans végéter, se nomme convalescence.

La convalescence n'appartient plus à la thérapeutique, mais à la science hygiénique. En d'autres termes, le malade renonce à la pharmacie, pour ne plus écouter que des conseils, et ne plus user que de précautions.

Les signes qui annoncent la convalescence sont si évidens, qu'il n'est presque pas nécessaire de les indiquer. Un sentiment délicieux de bien-être, qui succède aux crises de la maladie, l'assurance du regard, un certain air de gaîté, un commencement d'appétit, la disparition de l'enduit de la langue, l'état naturel des évacuations, etc., sont autant de phénomènes sur lesquels il est impossible de se méprendre.

La nature de la convalescence varie selon les différens climats, les saisons, l'influence de l'air atmosphérique, les professions, et le genre de maladies qui l'ont précédée. Elle est bien plus pénible, bien plus longue en hiver qu'au printemps, en automne qu'en été, à cause de la durée des pluies, du froid et de l'inconstance de la température ; le voisinage des lieux marécageux et humides lui est entièrement contraire. Elle la rend longue, et souvent dangereuse.

On observe, en général, que le convalescent éprouve un appétit très-vif, qu'il est tourmenté par le besoin de manger, et qu'il cède quelquefois à ce besoin jusqu'à se donner des indigestions, d'autant plus fâcheuses qu'elles provoquent des rechutes : or, chacun connaît le danger d'une rechute.

Malgré cette vivacité d'appétit, la digestion ne se fait qu'avec lenteur chez le convalescent. Le canal intestinal, doué d'une plus grande faculté absorbante, éprouve de la constipation, à laquelle succède le plus souvent la diarrhée.

Le système cutané, doué à son tour d'une grande énergie, absorbe beaucoup ; de là l'enflure des pieds et des mains, qui, dans une bonne convalescence, disparaît ordinairement la nuit. Un signe de bon augure chez les femmes, c'est l'apparition du flux menstruel, surtout si la seconde succède périodiquement à la première.

La respiration est moins facile dans le convalescent que dans l'homme sain; l'exercice produit même chez lui une certaine anhélation non ordinaire; sa voix est moins forte, et sa parole plus lente.

L'imagination du convalescent est sans énergie, son jugement est lourd, sa mémoire faible et quelquefois nulle. Les sens ne sont point à l'abri de cet état d'affaiblissement du système. La vue est trouble, l'ouïe est dure, l'odorat est d'une susceptibilité telle que la moindre odeur l'irrite et le blesse.

Les influences atmosphériques incommodent sans cesse les convalescens; le moindre changement dans la température, ou dans la pesanteur de l'air, les fatigue; on les voit s'exposer avec plaisir aux rayons solaires, tandis que l'homme sain, même à l'ombre, a de la peine à supporter la chaleur.

De toutes ces observations, il est aisé de voir quelles sont les précautions qui conviennent aux convalescens.

La température doit toujours être pour eux entre 14 et 15 degrés au-dessus du zéro (thermomètre de Réaumur). On doit leur procurer cette température en hiver, et ne les laisser sortir que par un temps sec et doux. La trop grande chaleur, en provoquant des sueurs extraordinaires, peut retarder à

son tour les convalescences; il faut tâcher de les pré-
cautionner contre son influence. Mais surtout on
doit éviter de leur faire respirer cet air chargé d'é-
manations délétères, qui s'élèvent des lacs, des étangs,
des marais, et des substances végétales et animales
en putréfaction. De légers vêtemens doivent leur être
fournis; leur lit ne doit être ni trop dur ni trop mou;
ils doivent fuir les lits de plume, et changer fréquemment de linge.

Quelquefois l'usage de l'eau sucrée, aiguisée d'une
goutte d'*essence éthérée*, produit de bons effets; point
de vin pur, il est trop excitant, mais du vin sobrement
mélangé d'eau. Les liqueurs alcoholiques doivent être
sévèrement proscrites. Que la nourriture soit peu abondante et toujours bien apprêtée ; un exercice réglé,
qui active la circulation sans fatiguer par des sueurs,
et la promenade surtout, doivent être spécialement
recommandés au convalescent. Hommes de lettres,
n'allez pas, en sortant presque du tombeau, vous
replonger dans ces méditations dont vous avez
failli être les victimes. L'attention soutenue du convalescent ne peut que lui être fatale. L'étude n'est pas
nuisible pour l'homme en santé, mais elle est funeste
à la convalescence. On a vu des lettrés convalescens
ne reprendre leurs occupations ordinaires que pour
retomber dans des tourmens dont la mort a été le
terme.

Le convalescent doit fuir le tumulte, qui fatigue
les nerfs, avec autant de soin que les affections et
les chagrins, qui, en accablant l'esprit, usent les

ressorts des organes. Il a besoin d'être caressé plutôt que gouverné : c'est un enfant qui renaît à la vie; il faut lui fournir des distractions douces et agréables, charmer son ennui par la musique, les jeux, les spectacles, etc.

L'état de constipation pendant la convalescence, serait d'autant plus nuisible, que le tube alimentaire, affaibli, ne pourrait par lui-même recouvrer la tonicité propre à expulser les matières.

Il sera bon, quand cet état se manifestera chez le convalescent, de lui donner des alimens qui relâchent, tels que des pruneaux, et l'usage réitéré des lavemens émolliens. Si tout cela ne suffisait pas, on aurait recours à une dose légère de *toni-purgatif;* car, dans la convalescence, il ne faut procéder qu'avec réserve. Les frictions avec l'*essence éthérée* ne doivent point être oubliées. C'est un moyen très-efficace pour appeler les forces et l'action au dehors, pour accélérer le mouvement progressif du sang dans les veines, et pour ramener l'action languissante de la circulation.

Nous avons employé, avec un succès inouï, les frictions sur la colonne vertébrale des convalescens, avec une mixtion d'une partie d'huile d'amandes amères ou de savon, dissoute dans une petite quantité d'eau chaude, et d'une proportion donnée de l'*essence éthérée.* Les médecins qui, comme nous, les ont prescrites, ont observé que les convalescences étaient moins longues et le rétablissement plus prompt, puisque les forces revenaient avec célérité.

. Un individu, qui avait éprouvé les longueurs d'une fièvre maligne (pour me servir d'une expression à la portée de tout le monde), était accablé, et sa convalescence était aussi longue que sa maladie avait été pénible; il ne pouvait récupérer ses forces. Ce ne fut qu'avec bien de la peine qu'il se transporta à notre bureau de consultations pour nous demander un moyen de rétablir promptement sa santé. Nous avons cru devoir lui prescrire des bains légèrement chauds, dans lesquels on ferait dissoudre six livres de sel gris, et auxquels on ajouterait un petit flacon d'*essence éthérée*. Nous lui avons prescrit la recette suivante : Prenez gelée de corne de cerf, huit onces; sucre, deux onces; amandes douces épluchées et pilées, une once; eau de fleurs d'oranger, une once; huile essentielle de citron, quatre gouttes. Nous lui avons recommandé d'en faire une gelée, et d'en prendre une cuillerée toutes les heures. Il s'est parfaitement trouvé de cet analeptique, il est revenu au bout de huit jours, en se félicitant de nos conseils, et surtout en s'applaudissant d'avoir fait faire des frictions sur la colonne vertébrale avec l'*essence éthérée* mixtionnée avec l'huile d'amandes amères.

Il a fait ensuite usage de la préparation suivante, tout à la fois pectorale et nutritive, qui convient surtout aux convalescens.

Pour la composer, prenez quatre cuillerées à bouche de farine de maïs,[1] délayez à froid, ajoutez une chopine de lait bouillant, mettez du beurre, du zeste de citron et du sucre à volonté; faites réduire le tout jusqu'à la

---

[1] C'est à tort que l'on préfère souvent au maïs des fécules exotiques, qui coûtent fort cher et qui ne possèdent pas toujours ses qualités analeptiques, vraiment précieuses pour les estomacs délabrés.

consistance de la bouillie, délayez alors quatre jaunes
d'œufs, battez le blanc en neige, versez dans un plat
beurré, mêlez le tout, et faites cuire à petit feu, en vous
servant, s'il est possible, du four de campagne.

MANIÈRE DE FAIRE USAGE

DES GRAINS DE SANTÉ.

CE purgatif bienfaisant n'a aucun mauvais goût, pourvu qu'on avale les grains ensemble ou séparément dans les premières cuillerées de soupe, en dînant et en soupant. On les enveloppe avec le pain, le riz, le vermicelle, la semoule, ou mieux encore dans une cuillerée d'eau ou de bouillon. La dose est de huit, et même plus, suivant l'âge et le tempérament ; et quatre suffisent pour les enfans au-dessous de sept ans. On mange à son ordinaire, et le lendemain matin les évacuations bilieuses et glaireuses se succèdent. L'usage de ces grains, à petite dose, est salutaire à la santé, surtout dans les engorgemens des viscères du bas-ventre, et dans les constipations. Cet excellent remède n'exige ni régime ni tisane ; il se conserve toujours sans jamais perdre aucune de ses propriétés. Il est utile de boire quelques tasses de thé léger dans la soirée. Quarante à cinquante grains, dissous dans l'eau bouillante et pris dans un lavement, opèrent des effets merveilleux dans les maladies aiguës et chroniques. Administrés de cette manière aux enfans, ils tuent les vers ascarides. La dose doit être proportionnée à leur âge. On peut prendre ces grains dans les premières cuillerées de café, de chocolat, de lait, ou bien avant le dîner ou le souper. Une infusion de thé avec l'écorce de citron, dans la matinée, sera une boisson très-appropriée.

Trente grains, dissous dans le vin chaud qu'on étend sur du coton, appliqué sur l'estomac, ont opéré de bons effets.

La *Gazette de Santé*, du 21 mars, recommande l'usage de ce remède dans cette saison.

MANIÈRE D'EMPLOYER

L'ESSENCE ÉTHÉRÉE BALSAMIQUE[1],

POUR CONSERVER LA SANTÉ.

1°. Cette teinture nervino-tonique a la propriété de maintenir la fraîcheur, la propreté de la bouche, la blancheur des dents. Les lèvres et les gencives deviennent plus fraîches, plus vermeilles. Le Journal des Modes en a consacré la vogue justement méritée, en l'appelant *Nouvelle fontaine de Jouvence*.

2°. Elle est utile aux personnes d'un tempérament débile, en frictions pour le tissu de la peau, pour la transpiration et la conservation de la santé, en stimulant les appareils organiques.

3°. Lorsqu'on emploie les frictions sur l'estomac avec les mains humectées de cette Essence, la digestion s'opère plus rapidement, l'appétit se rétablit, et les fonctions des viscères abdominaux s'exécutent plus facilement.

4°. Son usage journalier rend l'haleine douce. Quelques gouttes dans l'eau parfument et adoucissent la peau après la barbe. En lavant ainsi la figure et les yeux, elle fortifie la vue.

5°. Cette Essence, inspirée par les narines, devient salutaire, et surtout en frottant la région des tempes. La dose d'une ou

---

[1] C'est la teinture anti-spasmodique du docteur Chrestien, de Montpellier, perfectionnée par les membres du bureau des Consultations médicales.

deux cuillerées, dans un lavement, fournit un excellent curatif. Combien de coliques, de maux d'estomac n'ont-ils pas été guéris par l'application d'un morceau de mie de pain imprégnée de cette Essence !

6°. Il est utile de faire dissoudre dans une petite quantité d'eau bouillante une dose suffisante de savon, et mêler avec trois quarts de cette Essence, pour frictionner les parties du corps qui en seront susceptibles. Ces frictions sur les extrémités inférieures et sur les bras ont été d'un secours inouï dans plusieurs maladies aiguës et chroniques. Plusieurs observations prouvent qu'elles ont été un moyen préservatif contre quelques maladies, et surtout contre les fièvres intermittentes, putrides et malignes.

7°. Les personnes sédentaires suppléeront au défaut d'exercice en frictionnant la surface du corps avec cette Essence, le matin en se levant, et le soir en se couchant, en la mêlant avec un quart d'huile d'amandes amères. C'est de cette manière qu'elle a été employée par M. Dupuytren, premier chirurgien du Roi, pour soulager les douleurs.

8°. Dans les congestions cérébrales, les maux de tête, un bain de pieds très-chaud avec deux poignées de sel gris, un filet de vinaigre, une quantité d'eau suffisante, aiguisée avec un demi-flacon de cette Essence, détourne l'irritation, et prévient les apoplexies foudroyantes, en se frictionnant les jambes et les pieds avec cette Essence seule et chauffée.

9°. Dans les rhumes et dans les catarrhes, il est urgent d'en faire chauffer une quantité suffisante, et d'en frotter les pieds en les enveloppant avec des morceaux de flanelle ou de laine, avant de se mettre au lit. La transpiration alors se rétablit.

10°. Des compresses de flanelle ou de coton, arrosées de cette Essence chaude, appliquées sur les douleurs rhumatismales, les dissipent, et préviennent les accidens qui en sont la suite, en fortifiant le tissu des organes. Le docteur Pinel l'employait de cette manière.

11°. Plusieurs médecins et chirurgiens l'ont employée avec succès, à la dose d'une petite cuillerée dans un verre d'eau sucrée, dans les circonstances où le vin de quinquina est indiqué. Le docteur Jeanroi avait observé que la dose d'une cuillerée, dans la même quantité d'eau, neutralise les glaires pituiteuses, qu'elle est un bon stomachique, et qu'elle débarrasse des vents et des flatuosités.

12°. En versant une bouteille d'Essence dans un bain, même d'eaux minérales, plusieurs individus ont été guéris de maladies chroniques et nerveuses. Elle peut même, au besoin, suppléer aux bains. Il est souvent utile de la modifier, avec moitié d'une eau de guimauve, surtout lorsqu'on frictionne les enfans cacochymes, ou bien avec quelques cuillerées d'huile d'olive, et mieux encore d'huile d'amandes douces ou amères.

13°. Les médecins l'ordonnent avec succès pour combattre les toux glaireuses de la poitrine, à la dose d'une demi-cuillerée dans un verre d'eau sucrée prise à petites doses. Cette Essence, approuvée d'ailleurs par la Société de médecine, est à l'usage des cours de France et de Russie.

14°. Une considération qui doit déterminer pour son usage, c'est qu'elle a été perfectionnée par un des pharmaciens les plus distingués de Paris, selon la prescription des membres du comité des Consultations médicales.

15°. En faisant usage de cette Essence intérieurement, mixtionnée, comme il est dit ci-dessus, dans un verre d'eau sucrée, et en s'en faisant frotter les reins, les émissions involontaires de semence des organes génitaux ont été supprimées, en tonifiant ces parties, et surtout en appliquant sur les reins un un morceau de flanelle imbibé de cette Essence.

N. B. On peut s'adresser, pour les renseignemens relatifs à cet ouvrage et aux médicamens y mentionnés, aux bureaux de la poste.

PROPRIÉTÉS ET MANIÈRE D'EMPLOYER

LA POUDRE CAPITALE.

CETTE poudre est excellente pour soulager souvent quelques maux de tête, certains étourdissemens qui peuvent provenir d'une humeur répercutée dans le cerveau; quelques incommodités qui affectent les organes de l'oreille, de la vue, et surtout de l'odorat, ont disparu par l'usage de cette poudre. Il est nécessaire de respirer par le nez, une prise de temps en temps dans la journée, comme on prend une prise de tabac, surtout le matin en se levant. Nous avons souvent conseillé d'en ajouter quelques prises dans une tabatière; alors le tabac acquiert plus d'énergie et d'activité. Nous la faisons préparer à la manière anglaise par un des bons pharmaciens de la capitale, et nous en procurerons des boîtes aux personnes qui nous en demanderont.

MANIÈRE D'EMPLOYER

LA LOTION PURGATIVE

EN LAVEMENS.

Les malades ne doivent pas négliger, soit le jour qu'ils ont pris les doses du *toni-purgatif*, soit dans d'autres circonstances, d'avoir recours aux lavemens avec une décoction de graines de lin, ou de quelques poignées de farine de seigle dissoutes dans l'eau chaude destinée aux lavemens, à laquelle on ajoute deux cuillerées d'huile et trois ou quatre cuillerées de notre lotion purgative. Ces lavemens ainsi composés ont produit chez quelques individus l'effet d'une purgation, et de notables soulagemens à des malades qui étaient trop débiles pour être évacués différemment.

PROPRIÉTÉS

DU

VIN DÉPURATIF ANTI-SCORBUTIQUE,

ET MANIÈRE D'EN FAIRE USAGE.

Ce vin possède toutes les qualités du meilleur vin de quinquina sans en avoir les inconvéniens. Il est plus économique, il est propre à combattre toutes les débilités de l'estomac et du canal intestinal, en aidant à la digestion, et surtout à purifier le sang et à le faire circuler avec plus d'aisance. Il guérit parfaitement les fièvres intermittentes; les individus qui ont le teint blafard et pâle en font usage avec le plus grand succès. Les femmes obvient aux inconvéniens de leur âge critique; les jeunes personnes du sexe combattent les pâles couleurs en provoquant la menstruation; les enfans d'une disposition scrofuleuse ou d'un tempérament lymphatique, exposés à avoir des tumeurs indolentes, ont été guéris par l'usage de ce vin.

Il suffit d'en avaler un petit verre à liqueur le matin en se levant, un autre entre le déjeûner et le dîner, un autre entre le dîner et le souper, et souvent même immédiatement avant dîner. Il est utile de boire par-dessus un verre d'eau. Les marins l'emploient avec le plus grand succès dans les voyages de long cours.

Les individus atteints de maladies lymphatiques, et dont le système digestif est dans un état d'atonie, doivent faire usage de ce vin plus abondamment. Le matin en se levant, une cuillerée mêlée avec une infusion de thé, de sauge ou de tilleul, à volonté, une cuillerée avant le déjeûner et une avant le dîner produisent des effets merveilleux.

Il est surtout utile dans les maladies de l'enfance; alors la dose doit être proportionnée à leur âge.

PROPRIÉTÉS

DES GRAINES JAUNATRES,

ET MANIÈRE DE LES EMPLOYER.

Ces graines sont un remède propre à combattre plusieurs maladies chroniques. Des expériences nombreuses en ont constaté l'efficacité reconnue par plusieurs médecins distingués de la capitale ; mais c'est surtout dans le dérangement des fonctions de l'estomac et du canal intestinal, dans les congestions sanguines vers le cerveau, dans la faiblesse de la voix, dans l'asthme, la toux, dans les indigestions, dans les vents et les flatuosités du bas-ventre, dans les sécrétions faibles de la bile, dans les engorgemens du foie et des autres viscères, dans la constipation accidentelle ou habituelle, dans les rhumes, le rhumatisme chronique, la perte de l'appétit, la faiblesse du système nerveux.

Il est utile d'en faire usage dans les maladies scrofuleuses et lymphatiques de l'enfance ; dans les maladies scorbutiques,

Ces graines sont aussi précieuses pour prévenir que pour guérir une infinité de maladies.

Elles sont utiles pour les personnes qui se livrent à l'étude et aux occupations du cabinet, et surtout pour les personnes avancées en âge.

Ces graines sont également applicables aux maladies particulières des femmes; elles fortifient tout l'appareil organique. Elles ont réussi là où beaucoup d'autres moyens avaient été employés inutilement; leur usage n'exige ni régime ni tisane.

Il faut les avaler sans les briser ni les mâcher, et boire par-dessus quelques gorgées d'eau sucrée; généralement on peut prendre trois doses par jour sans intermission, la première une heure avant le déjeûner, la seconde une heure avant le dîner, et la troisième avant de se mettre au lit. On peut la prendre aussi presque immédiatement avant les repas; la quantité doit être proportionnée par l'effet qu'elles peuvent produire. Cette quantité nécessaire pour chaque dose doit dans tous les cas être déterminée par des essais, et réglée par le jugement de la personne qui en fait usage; en général, une ou deux cuillerées à café pour chaque dose produiront l'effet désiré, et pour quelques constitutions, de plus faibles doses peuvent suffire.

On peut les prendre même le jour qu'on ferait usage des grains de santé, ayant soin de les avaler un quart d'heure avant.

La persévérance dans l'usage de ces graines, pendant l'espace de plusieurs mois, manquera rarement de convaincre le malade de leur efficacité et de leur vertu singulière, soit en effectuant une cure complète, soit en apportant un soulagement réel et de longue durée.

CHAPITRE XIII.

HYGIÈNE ABRÉGÉE;

ou

PRÉCEPTES GÉNÉRAUX POUR CONSERVER LA SANTÉ

ET PROLONGER LA VIE.

DE tout temps et chez tous les peuples, dans l'état de nature, comme dans l'ordre social, le premier besoin de l'homme fut de prolonger son existence; l'instinct de sa conservation le fit sentir au sauvage avant que la réflexion le révélât à l'homme civilisé. On devrait donc faire de l'hygiène une étude approfondie, puisqu'elle est essentiellement conservatrice.

Il ne faut pas la confondre avec la médecine curative : celle-ci, occupée de rappeler la santé, n'examine presque jamais assez si les moyens qu'elle emploie ne fatiguent pas l'organisme, si les ressorts qu'elle remet en jeu ne céderont pas bientôt à l'extrême tension qu'elle leur donne.

L'hygiène, au contraire, toujours compagne fidèle

de la nature, ne cherche qu'à favoriser sa marche, en assurant ses pas. Elle sait qu'un degré de force trop considérable peut, aussi bien qu'un épuisement total, précipiter le cours de la vie; sa pratique sûre et sans danger doit donc l'emporter sur la médecine curative qui nous livre à plus d'un hasard.

L'état de santé est le premier bien de l'homme: quels trésors pourraient nous dédommager de sa perte? Quelle vie que celle qui s'écoule dans les angoisses et dans les douleurs! de quelle utilité l'homme malade peut-il être à ses semblables, à son épouse, à ses enfans! quels services peut-il rendre à son prince et à sa patrie! quelles entreprises peut-il tenter? quelles palmes peut-il essayer de cueillir! L'insensibilité du cercueil est préférable au lit de douleur sur lequel languissent tant de malheureuses victimes des infirmités humaines.

Rien n'est donc préférable à la santé, mais pour la conserver ou la recouvrer, n'écoutons que la nature : reconnaissons que nos maux sont presque toujours notre ouvrage, et qu'il nous serait facile de les éviter. Il suffirait, pour y parvenir, de bien se connaître soi-même, d'étudier nos points de contact avec tout ce qui nous environne, de calculer l'effet des alimens et des boissons, l'influence de l'air que nous respirons, et celle de ses divers états de chaleur et de froidure, de sécheresse et d'humidité, de pureté et de corruption; d'observer avec soin tous les rapports des objets physiques et moraux, des sécrétions et des excrétions, du travail et du repos, des peines et des plaisirs, du calme de l'âme et des passions qui trop souvent l'agitent. Cette science pratique, c'est l'hygiène. Nous allons en développer quelques principes.

Hygiène, instrument de morale! hygiène, *sage gouvernement de la vie*, tu devrais être l'objet constant des méditations de l'homme, des veilles studieuses du savant; cependant l'indifférence te dédaigne. Ah! nous n'avons pas du moins ce reproche à nous faire! jeune encore, professeur au Lycée de Paris [1], nous portions notre tribut sur tes autels sacrés, et aujourd'hui que l'âge et l'expérience ont étendu le cercle de nos idées, nous te consacrons encore nos derniers travaux.

MAXIMES APHORISTIQUES.

L'hygiène est une partie importante de la philosophie pratique. Sans l'observation de ses préceptes, la durée de la vie s'abrège.

---

[1] Le cadre de cet ouvrage ne nous a permis de présenter au lecteur qu'une analyse succincte de notre cours d'hygiène, destiné à un public non médical. Ce ne peut être que dans des consultations orales ou par écrit que nous pouvons transmettre des détails qui intéressent la conservation de la santé, et qui peuvent être applicables à tel ou tel individu.

Le premier auteur de la science hygiénique est Hippocrate. Quatre siècles après lui, Celse vint, qui donna seulement un meilleur ordre aux matériaux laissés par ce grand maître. Galien, les Arabes, l'école de Salerne, et les savans du moyen-âge, n'ont fait que répéter Hippocrate, avec sa simplicité de moins, et des subtilités de plus.

L'homme n'est ni un point isolé dans l'espace, ni un être indépendant de tout ce qui l'entoure : il faut l'étudier dans les localités qu'il habite, dans les fluides qui l'entourent et le pressent, dans sa profession, dans sa position sociale, dans les amis qu'il fréquente, dans les habitudes qu'il s'est créées et qui lui donnent chaque jour une nouvelle existence.

Chaque âge a des conditions et des différences qui lui sont inhérentes; en les parcourant l'homme change de proportions, non seulement dans sa stature, mais encore dans les rapports mutuels des systèmes organiques, dans le développement des organes et des viscères, dans l'importance et l'activité de leurs fonctions, dans le caractère et l'abondance des produits qui en résultent, par conséquent dans tout ce qui constitue les indices sur lesquels on juge de la différence des tempéramens.

****

L'homme est un être double : il est moral, il est physique. Il se porte bien tant que l'harmonie règne entre ses deux existences. Le dérangement de l'une entraîne presque toujours celui de l'autre.

****

Ainsi que le cours de l'année, l'homme a ses quatre saisons. Dans son printemps, il y a surabondance, et dans son hiver il y a privation ; dans l'un il commence, il n'est pas complet ; dans l'autre il finit, il y a pénurie, et dans tous les deux il exige les mêmes ménagemens et la même surveillance.

****

Aux deux extrémités de la vie, l'homme est chancelant et faible. Prodiguez-lui des consolations et des distractions : la vieillesse en a surtout besoin ; elle a plus que l'enfance, le souvenir. La femme soutient et guide les premiers pas de l'homme ; au terme de la course, on retrouve encore les soins tendres et délicats d'une femme.

****

La loi stricte et précise du besoin n'est pas faite pour ceux qui jouissent d'une santé robuste, mais pour ceux qui sont dans la nécessité de veiller avec une attention rigoureuse sur eux-mêmes.

Donnez de l'air à vos demeures : ne les encombrez pas d'habitans. Occupez, même en été, des chambres à cheminée, afin que l'air y circule avec plus de force et de liberté. Préférez un appartement au midi. Que les plafonds en soient élevés.

Habitez de préférence le voisinage des jardins et des bois. Les plantes, en s'emparant des gaz délétères, sont le plus utile épurateur que l'homme doive aux bienfaits de la nature.

Ne dormez pas au milieu des parfums, ne gardez jamais des fleurs dans vos appartemens : les odeurs fortes asphyxient ; sous ce rapport il aurait eu raison, le Sybarite de Montesquieu, dont l'épiderme trop délicat était blessé par une feuille de rose.

Mettez une règle invariable dans les heures de
vos repas; et prenez toujours une mesure à peu
près égale d'alimens. Barthole, jusqu'à un âge très-
avancé, jouit d'une santé robuste, *en pesant chaque
jour ses alimens.* Galien fut toujours bien portant
parce qu'il fut sobre. Voltaire, qui poussa si loin
une vieillesse féconde en chefs-d'œuvre, était valétudinaire au berceau. Voltaire vécut sobre et réglé.

Si vous saviez, laborieux artisans, combien votre
appétit, provoqué par l'exercice, combien la tonicité de votre estomac, dont rien ne dérange les
fonctions, et l'heureuse habitude que vous avez
contractée de la frugalité, sont préférables aux
goûts blasés du riche et du voluptueux, vous ne
formeriez jamais le désir de vous asseoir à leur
table. Ces hommes que vous croyez si heureux
forment un désir bien plus raisonnable, ils ambi-
tionnent votre appétit et vos faciles digestions.

L'ordre dans le repas est la base du régime diététique; gardez-vous de le changer : les mets salés
et épicés conviennent mieux au commencement du
repas. Le dessert n'est pas à sa place; les fruits
tempèrent et rafraîchissent; il faut les manger isolément. La soupe nourrissante ne devrait être man-

gée que le soir ou le matin, jamais avant les grands
dîners. Privez-vous des entremets sucrés.

gée que le soir ou le matin, jamais avant les grands

Toutes les fois que l'estomac est chargé, que la
bouche est pâteuse, que la bile ne coule pas, que
des accès d'hypocondrie vous surprennent, que la
tête éprouve des vertiges, que des palpitations de
cœur se manifestent, n'hésitez pas, employez notre
méthode. Plus vous tiendrez votre estomac libre,
moins vous serez sujets aux maladies.

Le sucre[1] est nourrissant, mucilagineux ; il n'est
pas dissolvant. L'eau pure et fraîche convient à tous
les âges, à toutes les constitutions : « *Bois de l'eau,*
» dit le célèbre Dubois aux jeunes gens qui le con-
» sultent ; *bois de l'eau,* te dis-je ! » Dumoulin, le
Dubois médical de son temps, s'écriait en mourant :
« Je laisse deux grands médecins après moi, *la diète*
» *et l'eau.* »

[1] C'est une erreur vulgaire de croire que le sucre est un sel dissolvant ; il nourrit, il adoucit. Ainsi un verre d'eau sucrée après les grands
repas n'est pas préférable à l'eau pure qui donne du ton à l'estomac,
et de là à tout l'organisme. L'eau aide à la digestion, dissout les matières excrémenticielles. Les buveurs d'eau mangent beaucoup, digèrent
bien, et parviennent à la vieillesse. C'est encore une erreur commune
que celle des personnes qui enlèvent au café ses principes amers et aromatiques en y ajoutant une grande quantité de sucre, c'est comme s'ils
buvaient un verre de sirop.

N'épargnez rien pour que vos boissons soient sans aucun mélange. Les poisons signalés par Orfila ne sont pas ceux qui font le plus de victimes. La mauvaise qualité des alimens et des boissons, ainsi que l'intempérance, sont les sources les plus fécondes des maladies. Variez vos mets, variez vos boissons, rien d'exclusif dans les substances alimentaires. L'estomac est capricieux, il ne s'accommoderait pas d'une nourriture constamment uniforme [1].

La différence la plus importante entre les temps modernes et les temps anciens, pour l'usage des boissons, est dans l'emploi des liqueurs spiritueuses, inconnues avant le moyen-âge. La distillation est, selon nous, le plus funeste présent que la chimie ait fait à l'espèce humaine.

L'usage du thé et du café est utile relativement.

---

[1] Le *Journal des Débats* du 23 août 1826 nous parait avoir mal interprété cet aphorisme. Si nous avons dit : *Variez vos mets, variez vos boissons, rien d'exclusif dans les substances alimentaires ; l'estomac est capricieux*, etc. etc. Ces paroles ne contredisent nullement notre aphorisme où il n'est question en effet que de l'heure des repas et d'une nourriture à peu près égale. Quant à Barthole, nous n'avons dit que ce qui est mentionné dans sa vie.

L'une ou l'autre de ces boissons peut remplacer, dans leurs effets moraux, les liquides vineux, sans avoir les mêmes inconvéniens pour les organes.

⁂

Un grand nombre de personnes ont l'habitude, pour favoriser les fonctions digestives, de prendre du thé et du café. La première de ces boissons a une manière particulière d'exciter, dont l'effet ne se fait bien sentir que quelques heures après le repas. Quant au café [1], liqueur amère et aromatique, sa faculté stimulante est bien connue : personne n'ignore que son infusion, prise peu de temps après l'alimentation, développe l'activité du système digestif, et donne à l'âme un surcroît d'énergie qui favorise toutes les opérations de l'esprit : aussi est-il recherché des gens de lettres et des artistes.

⁂

L'homme qui abuse est cacochyme à vingt ans ; il est vieux à trente. A soixante ans l'homme sage et modéré jouit encore des bienfaits de l'existence.

---

[1] Tissot, en parlant du café, emploie ces expressions d'un homme de lettres : *Le café tue en caressant.* Mme de Sévigné avoit cru devoir prédire que *Racine passerait comme le café.* La nature et le bon goût ont donné de beaux démentis au médecin de Lausanne et à la muse du style épistolaire. Voltaire a vécu caressé par le café et la gloire ; le café a triomphé comme Voltaire, qu'il avait inspiré tant de fois.

Pour l'adolescent et pour le vieillard, l'amour est une sirène qui charme et nuit à ceux qu'elle subjugue : l'un a besoin de toutes ses forces pour croître, l'autre pour se conserver ; l'offrande qu'ils apportent sur l'autel de Vénus, ils l'ont ravie à celui d'Hygie.

L'âge viril n'est pas fait pour la solitude : la continence n'est pas dans la nature ; la débauche du célibat énerve ses forces ; un mariage bien assorti les maintient et les accroît.

Isolés l'un de l'autre, l'homme et la femme ne retrouvent plus que les désavantages attachés à leur constitution respective. La force de l'homme devient égoïsme ; la sensibilité de la femme égarement.

L'âge modifie tous les organes, modifions aussi nos habitudes et nos désirs. Hommes de soixante ans, femmes de cinquante, le médecin ne doit point vous flatter ; permettez qu'il vous répète : la santé la santé avant tout ! le reste en ce monde est une chimère.

⊕⊕⊕⊕⊕⊕⊕⊕⊕

Secondez la marche de la nature ; aidez le développement de ses plus précieuses facultés : qu'une nourriture saine et abondante, un exercice fort et soutenu, des jeux, des danses, des courses à la campagne, facilitent le passage de l'enfance à la puberté.

⊕⊕⊕⊕⊕⊕⊕⊕⊕

Environnez de bonheur ces jours consacrés à de si douces mais si passagères illusions, à de si charmans prestiges et à tant d'espérances trop souvent illusoires ; diminuez par les mouvemens physiques les vives agitations morales. La danse est souvent un moyen efficace. Ce n'est pas sans raison qu'on se plaît dans cet exercice à la fin de l'hiver, à cette époque où il est presque toujours nécessaire de rappeler la transpiration, et d'accélérer la circulation des fluides.

⊕⊕⊕⊕⊕⊕⊕⊕⊕

Mères, nourrissez vos enfans. Combien de femmes sont punies d'avoir méconnu à cet égard les lois de la nature, dédaigné les avis des médecins et les conseils de Rousseau !

⊕⊕⊕⊕⊕⊕⊕⊕⊕

Quel beau rôle est réservé à la femme dans l'ordre social, comme épouse, comme mère, comme consolatrice de toutes les infortunes ! Nous avons dit que le plaisir était quelquefois un remède ; nous pourrions bien plus le dire encore de la bienfaisance et de la vertu.

*

Auprès d'un malade, la femme est un second médecin. Ce dernier cherche à seconder la nature : la femme le console par la douceur de ses paroles et par ses soins ingénieux.

*

L'homme peut embrasser tous les genres de vie, peut s'imposer impunément toutes les privations ; mais dans la conformation de la femme, la nature, essentiellement conservatrice des espèces, a eu un but tellement déterminé, que, sans de grands dangers, elle ne peut s'y soustraire.

*

Ce n'est pas impunément que la femme se lie par des vœux téméraires ; ce n'est pas impunément surtout que, par des études trop profondes, elle concentre sa vie dans la tête. Des maladies cruelles l'en punissent : la femme est destinée par la nature à devenir épouse et mère.

Les destinées de l'un et de l'autre sexe sont les conséquences de leur constitution physique. Ces différences entre les hommes et les femmes, sous le rapport de la santé, indiquent sur quels principes doit être fondée la direction de leur éducation physique, intellectuelle et morale. Ces différences ne sont pas moins saillantes, si on les observe dans les maladies les plus familières à l'un et à l'autre sexe.

Plus faible que l'homme, en général, la femme doit s'observer davantage : tous les excès pour elle peuvent être plus dangereux.

C'est au relâchement de son tissu cellulaire que la femme doit la blancheur et la douceur de son teint et la beauté de ses formes. Ce relâchement lui apprend combien elle devrait craindre l'influence des saisons, les variations de l'atmosphère; et pourtant elle s'y expose avec une imprudence qui tient du délire.

Un auteur ingénieux fait successivement promener l'âme dans toutes les parties du corps : aux enfans il la place dans les jambes, dans la tête aux savans, dans l'estomac aux gourmands, aux amans dans le cœur. Osons le dire : l'âme de la femme est tout entière dans chacun de ses organes.

L'homme sait faire un plan avec plus de sagesse et ordonner avec plus de fermeté; la femme a la conception prompte, l'imitation facile, l'imagination active, mais l'attention fugitive : l'homme approfondit davantage et juge plus solidement.

L'homme gouvernera plus sûrement un Empire; mais la femme dirigera avec plus de tact et d'intelligence un ménage et des enfans. L'énergie est l'apanage de l'homme; la grâce est celui de sa compagne.

Dans les enfans, l'accroissement est le but exclusif de la nature : ce sont les organes de la nutrition, ce sont les voies digestives qui doivent occuper toute votre attention. C'est par des toniques qu'il faut presque toujours augmenter l'action des glandes et des vaisseaux lymphatiques. (*Voyez* le chapitre VIII sur les maladies des enfans.)

⁕⁕⁕⁕⁕⁕⁕⁕

Le berceau de l'enfant réclame toute votre sollicitude ; mères, rappelez-vous sans cesse que de votre conduite, de vos soins doit dépendre l'existence future de l'être à qui déjà vous avez donné la vie.

⁕⁕⁕⁕⁕⁕⁕⁕

Plus les enfans sont près de leur naissance, moins leurs différences constitutionnelles sont apparentes. Chez eux le système lymphatique prédomine généralement sur tous les autres systèmes vasculaires, et c'est surtout dans le tissu cellulaire que cette prédominance est très-marquée : la masse des liquides est aussi en grande proportion relativement aux solides.

⁕⁕⁕⁕⁕⁕⁕⁕

Faites-lui respirer un air pur; ne l'emprisonnez pas dans des maillots étroits qui compriment si douloureusement ses membres délicats : craignez encore de procurer à ses organes un développement trop hâtif; il produirait sur lui l'effet que la sève opère sur les fleurs qui, naissant avant le temps, ne sont qu'éphémères, inodores et décolorées.

⁕⁕⁕⁕⁕⁕⁕⁕

Gardez-vous d'assujettir vos enfans à des

études prématurées, et des occupations trop sédentaires. La première étude est d'assurer leur existence,
la première occupation de fortifier le physique. La
santé est d'une nécessité absolue, le latin et le grec
ne sont que des nécessités relatives. Un peu moins
de latin, un peu moins de grec, mais un peu plus
de santé.

●●●●●●●●

Les sciences ne s'acquièrent qu'aux dépens de la
santé. Ne regardez donc pas comme accessoires
les soins hygiéniques que vous devez prendre pour
les cultiver avec succès, et conserver la santé, si
nécessaire au bien-être de la vie [1]. Sachez que l'éducation physique influe sur l'éducation morale, que
le travail trop prolongé, les sévérités inutiles, les
punitions révoltantes, flétrissent pour toujours les
enfans que vous rendez ineptes, croyant en faire des
savans.

[1] L'enfance, dit l'auteur de l'excellent ouvrage de l'*Essai sur l'emploi
du temps*, n'est point, comme on l'a souvent répété, l'époque la plus
heureuse de la vie. Elle est exempte, il est vrai, des inquiétudes, des
embarras et des chagrins qui poursuivent l'homme dans les autres périodes de l'existence; mais elle n'a une certaine conscience d'elle-même
que pour sentir sa dépendance et sa faiblesse; elle est une sorte de végé
tation, et, pour ainsi dire, de vie passive et négative. L'homme, en gé
néral, est beaucoup plus heureux dans l'âge mûr, car alors nous pouvons
jouir de l'entier développement de nos facultés : nous avons par conséquent plus de moyens et d'instrumens de conservation et de félicité.
Mais la jeunesse paraît être évidemment l'époque la plus favorable au
bonheur. Le corps a plus de vigueur et de force; l'esprit plus de nerf et
d'activité; l'âme plus de chaleur et d'énergie, plus de générosité et de
noblesse; la vie offre plus d'avenir et d'espérance.

Vainement on voudrait proscrire le mode de l'enseignement mutuel. Interrogez ces jeunes élèves dont l'instruction rapide ne leur a pas coûté une seule larme, et vous serez étonnés de les voir réunir à la noblesse de l'âme, aux qualités du cœur, la vigueur du corps et le développement des facultés intellectuelles. Tout le secret consiste à exciter l'esprit en fortifiant leur tempérament par un exercice modéré et d'agréables distractions.

La nature, en imposant aux femmes les grandes et pénibles fonctions de la maternité et de l'allaitement, semble avoir voulu dispenser les jeunes filles de la fatigue des choses abstraites, d'études sévères, d'occupations sérieuses qui n'exercent la mémoire qu'au dépens du jugement.

Rappelez-vous, institutrices, que vous devez former des mères de famille, et que peu de femmes savantes embellissent les jours de leur époux et de leurs enfans.

L'instruction ne doit commencer qu'à huit ans : elle doit durer jusqu'à vingt : c'est alors que finit l'éducation des maîtres, et que doit commencer l'éducation du monde. La violence que la première fait subir à la nature, n'en triomphe jamais qu'imparfaitement.

Si la discipline austère paralyse, par la crainte et la terreur, le développement de vos jeunes élèves; si vous accablez leur adolescence de sévérités toujours renaissantes, vous verrez bientôt se faner les roses de leur teint. Pour leur conserver une santé forte, un esprit libre, l'humeur enjouée, toujours égale, un heureux caractère, ne mettez pas en oubli nos principes hygiéniques sur l'éducation physique et morale des jeunes personnes[1] : la santé est le premier des biens; nous la préférons à la beauté.

Les enfans n'ont ni passé ni avenir; mais, plus heureux que nous, ils jouissent du présent. Ne pressez pas le développement de leurs facultés intellectuelles; redoutez d'en faire des *prodiges;* les *phénomènes* de dix ans sont presque toujours des hommes médiocres à vingt, et des êtres stupides à quarante ans.

---

[1] Nous recommandons le pensionnat de demoiselles, rue des Batailles, n° 17, à Chaillot, dirigé par madame Grand-Champ. C'est dans cette maison, située en bon air, qu'une éducation physique et morale bien entendue concourt si utilement à la santé des jeunes élèves.

Ayez pour les vieillards les mêmes soins que pour l'enfant lui-même; prodiguez des égards, des attentions à la vieillesse de celui qui a tout prodigué à votre enfance.

Les plantes ne croissent pas sous toutes les latitudes; le castor ne vit que dans les marais; l'isard sur les sommets escarpés; l'homme seul se multiplie sous toutes les zones: mais son tempérament change avec les lieux: pour certaines maladies, il n'est qu'un seul remède, le changement de localités.

Dans les hauts lieux l'âme a plus d'action et d'énergie, le corps plus de force et plus d'élasticité. L'air vif et raréfié qu'on respire sur les montagnes convient aux personnes robustes.

Vous, que l'amour de la science, le désir de raffermir une santé chancelante, ou le besoin de sensations nouvelles amènent sur les montagnes, hâtez-vous d'adopter les coutumes, et, si vous le pouvez, les mœurs pures et patriarcales de ceux qui les habitent.

Une atmosphère chargée de vapeurs malfaisantes est souvent mortelle : elle l'est surtout dans les pays desséchés par un soleil brûlant : que de Français ont été en Italie les victimes de leur mépris pour le redoutable *cattiva aria !* Contre ce fléau il n'est qu'un remède, la fuite.

On peut mépriser les conseils d'un homme : il ne faut jamais dédaigner ce qu'a adopté une nation entière. Prenez le manteau en Espagne, car il est vrai le proverbe qui dit : *les coups d'air en tuent plus que les coups de canon.*

Nul doute que les formes du gouvernement[1] n'influent sur la santé des individus; que l'Anglais, fier et provocateur, n'ait un autre tempérament que l'Égyptien tremblant sous la verge du pacha. Hip-

[1] Indépendamment de l'influence qu'exercent les différences des constitutions, des saisons, des localités, des habitudes, des âges, des sexes, etc., sur la prolongation de notre existence, serait-ce un sophisme que de prétendre que le mode des gouvernemens ne lui est pas étranger ? Cependant le calme des monarchies et la verge de fer du despotisme doivent agir d'une manière contraire, sur le moral comme sur le physique de l'homme, et produire des effets bien différens.

Il est hardi sans doute de répondre à cette grande question : Quel serait le gouvernement le plus convenable à la santé? Mais l'expérience ne démontre-t-elle pas que le plus conforme à la nature est toujours le

·pocrate n'a-t-il pas dit que l'Asiatique est né pour le despotisme, et l'Européen pour la gloire et la liberté?

Le gouvernement représentatif, les journaux, les tribunes, les discussions animées des salons et des lieux publics mettent en jeu tous les ressorts de la pensée; le sang doit affluer à la tête[1]; les apoplexies doivent être plus fréquentes à Londres et à Paris, qu'à Vienne et à Moscou.

Lé séjour des grandes villes, le spectacle des vices et des passions attristent l'âme; la vie champêtre et

meilleur? Dans cet état, l'homme, libre de crainte, en respectant les lois, fort de leur protection, pourra poursuivre la carrière qu'il se sera tracée; et l'avenir pour lui sera doux et paisible. Le calme n'est-il pas le baume de l'existence? Mais, hélas! le repos est rarement un patrimoine; c'est le plus souvent la conquête de l'homme fort.

Si, dans tous les temps et dans tous les climats, les gouvernemens ont influé sur l'économie de notre système, combien cette grande vérité n'est-elle pas encore plus frappante à une époque où nous avons vu passer devant nous les événemens de trente siècles! Nous avons donc plus reçu[1], plus supporté de commotions, en faisant successivement l'essai de tous les régimes. Car, enfin, ne devons-nous pas reconnaître un grand développement des qualités intellectuelles résultant, 1o des révolutions qui ont mis tout en question; 2o d'une forme de gouvernement, où chacun s'associe aux grands intérêts nationaux; 3o de la grande impulsion qui a été imprimée aux sciences et aux arts?

[1] Les causes dont nous parlons ont imprimé à tout l'organe cérébral et sensitif un surcroit remarquable d'activité et d'irritabilité. Lorsque les circonstances dont elles ont été accompagnées ont excité vivement les passions de l'âme, leur continuité a dû produire l'afflux du sang vers le cerveau : de là les apoplexies foudroyantes. C'est une observation qu'on a eu malheureusement trop d'occasions de faire chez les individus qui ont exercé des fonctions publiques.

le goût des jardins contribuent beaucoup à la durée de notre existence. Un air pur, une nourriture simple et frugale, les exercices du corps, l'ordre dans toutes les actions, le spectacle de la nature communiquent à l'âme du repos, de la sérénité et de la gaîté.

En voulant donner à l'homme et à sa compagne une existence immortelle, où les plaça le Créateur? Dans un jardin. Qui n'a pas lu le délicieux épisode où Delille chante le bonheur du paisible vieillard bornant son ambition aux murs de son enclos?

Toujours à la campagne on est moins pauvre de temps et d'argent; on y est plus riche par une vie active; on y économise deux trésors qui, dans le sein des villes populeuses, s'écoulent inaperçus.

L'homme n'a pas été créé pour méditer sans cesse, mais pour travailler et agir. L'oisiveté le fatigue, l'inaction le rend malade.

Une étroite sympathie existe entre le cerveau et

l'estomac. Si la tête est trop fortement occupée, les digestions deviennent laborieuses et pénibles : combien de gens qui, après leurs repas, ne peuvent point se livrer à la lecture, même la plus superficielle! Malheur donc à celui qui ne veut plus exister que par la pensée, qui sacrifie tout aux travaux de l'esprit! Il court après la gloire, et, sans l'atteindre, souvent il perd la santé; son corps s'use, son génie s'éteint. A trente ans, Pascal croyait toujours voir un gouffre de feu sous ses pas : hommes de lettres, lisez et tremblez!

●●●●●●●●

Que l'homme de bureau, le savant qui médite, le prêtre qui prie, la vierge du monastère, ne s'abusent pas sur les dangers d'une vie trop sédentaire! Les conseils de notre expérience pourront en diminuer les fâcheux effets.

1°. Que leur demeure soit aérée, leur nourriture légère et frugale.

2°. Que leur chambre soit à l'abri de l'humidité, et qu'aucun lien ne gêne les articulations.

3°. Que leurs méditations ou leurs prières n'excèdent pas une heure. Des mouvemens habituellement doux, et quelquefois rapides, devraient immédiatement leur succéder.

4°. Les spectacles, la musique, les chants, les plaisirs de la conversation reposent et soulagent la tête.

5°. Si les matinées sont consacrées au travail,

abandonnez du moins le reste de la journée à des délassemens agréables.

6°. Promenez-vous après vos repas, et n'oubliez jamais que l'hypocondrie est fille de la solitude.

⁂

Le cerveau est le siége des organes qui produisent les qualités morales et les facultés intellectuelles. O vous dont l'existence n'est presque qu'intellectuelle, redoutez une érection permanente du cerveau ; craignez les engorgemens de ces organes. Cette terrible maladie est plus facile à prévenir qu'à guérir.

⁂

Que de gens qui languissent d'une *vanité blessée*, d'une *prétention déçue*, d'une *ambition rentrée*, d'un *porte-feuille perdu*, d'une *excellence évanouie*, etc. etc.! Nous leur dirons : ne consultez pas Hippocrate, mais lisez Epictète.

⁂

La vanité blessée fit mourir Racine, rendit Pope hargneux, Virgile hypocondriaque ; elle fit tomber Hogard en démence, et Swift en imbécillité ; elle empoisonna les jours du Dominicain, assassina Winckelmann, et tua Fourcroy.

⁂

Les passions sont à la fois le mobile de nos actions et le fléau de la vie : la modération est celui de la force et de la sagesse.

Suivant les calculs d'un auteur moderne, la vie moyenne de chaque homme donne à peu près trois années de bonheur, encore sont-elles pour ainsi dire perdues dans soixante à quatre-vingts ans de misère, d'ennuis, de dégoûts et d'infirmités. Il n'y a de bon pour lui que le milieu de sa carrière, rempli de sollicitude et de travaux. Combien le bipède de Platon a de quoi s'enorgueillir !

La profession d'un homme est toujours une partie constitutive de son état hygiénique. Les professions engendrent des habitudes, et placent l'homme dans des conditions qui font partie de son existence.

Chaque profession doit suivre un régime particulier : il faut une nourriture solide à la main qui travaille ; il en faut une délicate et peu substantielle à la main qui écrit, à celle qui éternise sur la toile des traits passagers et chéris. Il faut une plus grande quantité de nourriture aux jeunes gens qu'aux hommes d'un moyen âge, et surtout aux vieillards.

Les digestions sont d'autant plus actives que le corps prend plus d'accroissement.

Dans presque toutes les situations de la vie, l'exercice pris jusqu'à la provocation d'une légère sueur, les frictions [1] répétées jusqu'à ce que la peau rougisse, et les vêtemens qui facilitent la transpiration, produisent les plus heureux résultats.

Combien d'engorgemens et d'embarras dans les viscères ne cèdent-ils pas à un exercice continu, aux secousses souvent répétées du cheval, de la voiture, à des jeux violens ou à des ouvrages de force?

L'homme doit se mouvoir et souvent changer de place. « Quand je considère le physique de » l'homme, disait le grand Frédéric, je suis tenté

---

[1] Tissot recommandait aux gens de lettres de se frictionner le bas-ventre le matin en se levant : ce moyen ne leur suffit pas pour suppléer à la privation de l'exercice. Des frictions sur le bas-ventre peuvent provoquer l'urine, mais non les selles. Elles doivent surtout se faire sur la colonne vertébrale et sur les reins. L'essence éthérée mêlée avec l'huile d'amandes amères, réunit à un degré éminent tout ce qui tend à adoucir le tissu de la main qui frictionne, et à purifier, à embaumer le sang de la surface frictionnée. (*Voyez* notre Dissertation sur l'utilité des frictions journalières.)

» de croire que la nature nous a fait plutôt pour
» l'état de postillon que pour celui de savant. »

Buvez de la camomille en Hollande, car les refroi-
dissemens sont fréquens; et une boisson qui accélère
la circulation, qui pousse vivement à la peau, est
dans ce pays froid et humide, une panacée presque
universelle. Buvez-en aussi en France, et surtout à
Paris, car beaucoup de maladies ont, plus qu'on ne
pense, leur source dans les transpirations supprimées.

Combien la seule application des corps laineux sur
la peau n'a-t-elle pas prévenu de maux, évité de dangers, arrêté de maladies dans leur marche trop rapide ?

Il est des exemples de longévité dans toutes les
classes, dans tous les rangs, dans toutes les professions. Ceux qui ont ainsi prolongé leur existence ont
souvent différé de mœurs, d'habitudes, de régime
diététique; mais tous ont été d'accord sur un seul
point : *c'est de se lever de bonne heure, et de respirer
l'air embaumé du soleil levant.*

C'est moins la perfection d'une machine que l'emploi qu'on en fait qui détermine sa destruction ou sa durée. Des femmes délicates et débiles parviennent à un âge avancé, tandis que, dans la plénitude de leurs forces, des jeunes gens succombent sous les coups du mal.

N'ayez jamais d'indigestions, dit Sanctorius, *et vous ne serez jamais malade*. C'est ainsi que, malgré sa constitution faible et languissante, le fameux Vénitien Cornaro dépassa quatre-vingt-quinze ans. La vie est un trésor dans nos mains; il dépend de nous de le conserver ou de le dépenser vite.

La nature elle-même, sans médecin, prescrit la diète aux malades, ou du moins elle leur fait préférer les alimens liquides aux solides, et parmi les premiers, les aqueux et les acidulés, à ceux qui ont d'autres qualités. Hippocrate a donc eu raison de dire que l'hygiène était née avant la médecine, puisque le premier des remèdes, c'est la diète.

Barthez, tu t'es trompé, le principe vital n'est pas où tu l'as cherché; il paraît être bien plutôt dans le sang.

Le sang, c'est l'âme, disent certains traducteurs de la Bible. Comment croire qu'un moyen de prolonger la vie est d'en détruire ou d'en affaiblir la source ?

Pourquoi à certaines époques a-t-on tant saigné ? Pourquoi cette mode s'établit-elle après les grandes agitations politiques, sous Henri IV après les guerres civiles, dans la minorité de Louis XIV après les querelles de la Fronde, aujourd'hui après la tourmente des révolutions ?

La malpropreté est au corps ce que le vice est à l'âme ; il est même, sous ce rapport, une étonnante connexité entre le physique et le moral. Par des règlemens sages et sévères, Cook rendit à la fois ses matelots propres et sains, tempérans et vertueux.

On mange et l'on dort beaucoup plus en hiver que dans toute autre saison ; aussi doit-on, dans les premiers jours du printemps, recourir aux moyens d'éviter la pléthore et employer les purgatifs. (*Voy.* les moyens indiqués dans notre ouvrage.)

L'heure du sommeil n'est point indifférente. Vers le soir, un léger mouvement fébrile nous invite au repos. Celui qui, sourd à cette voix de la nature, ne se couche que le matin, en est puni par un sommeil agité, par des rêves pénibles. Voulez-vous que le repos soit *réellement réparateur ?* ne l'ajournez jamais au lendemain.

Nous ne vous dirons pas, *dormez peu* ou *dormez beaucoup ;* peu et beaucoup sont les fléaux de la santé. La nature, en créant l'ordre des nuits et des jours[1], nous a tracé le temps du sommeil et celui de la veille.

L'antiquité superstitieuse cherchait à expliquer

[1] Le *Journal des Débats*, dans son N° déjà cité, prétend que l'ordre des nuits et des jours n'est point une création. Eh ! qu'est-ce donc? Si c'est la conséquence mathématique, comme il le dit, de la position des corps lumineux et opaques, cette conséquence n'est-elle pas l'effet de la création de ces corps, et l'effet d'une cause n'est-il pas toujours produit par la cause elle-même? Nous savons fort bien qu'il est des animaux qui dorment et veillent la nuit, mais nos aphorismes ne sont applicables qu'à l'homme, et quant aux animaux la nature les a soumis à des lois particulières desquelles nous ne nous sommes pas occupés.

les rêves ; c'était peut-être une tradition médicinale d'un temps plus antique encore. Nul doute que ceux qui nous tourmentent, qui nous offrent sans cesse des sujets bizarres, des objets menaçans, n'annoncent une digestion laborieuse, une compression dans le cerveau. Mangez moins alors, dormez sur un lit dur, la tête élevée et peu couverte ; buvez de l'eau fraîche en abondance, prenez un léger laxatif, et ces angoisses pourront disparaître.

⁕⁕⁕⁕⁕⁕⁕⁕⁕

Tous les rêves n'annoncent pas une altération dans la santé. Le fameux Francklin a écrit un chapitre curieux sur les moyens de s'en procurer d'agréables. Grâces à lui, l'amant peut être heureux, le chasseur atteindre sa proie, le gastronome savourer le tokai, la jeune fille voler à l'autel de l'hyménée, la coquette surannée recouvrer ses appas, l'homme de lettres entendre les applaudissemens d'un public enivré.

⁕⁕⁕⁕⁕⁕⁕⁕⁕

Ne cherchons pas à expliquer les rêves ; Cabanis et Buffon l'ont vainement tenté.

⁕⁕⁕⁕⁕⁕⁕⁕⁕

Il semble que l'habitant de la campagne, que fortifient un exercice journalier et une nourriture abondante et saine, devrait vivre plus long-temps. Mais quelle triste compensation dans les logemens bas et humides, dans les fumiers en putréfaction et les mares d'eau pourries qui les entourent ! Combien de villages situés au milieu de marécages qui exhalent la mort, au sein de forêts de haute-futaie, qui empêchent toute circulation de l'air! Combien d'habitans qui n'ont pour toute boisson qu'une eau sale, savonneuse ou saumâtre !

A l'époque où nous vivons, la mortalité générale annuelle dans Paris n'est que d'un habitant sur trente-deux, tandis qu'au dix-septième siècle elle était d'un sur vingt-cinq ou vingt-six, et au quatorzième, d'un sur seize ou dix-sept. La statistique mortuaire dans les départemens est à peu près dans la même proportion.

On ne peut éviter la mort, mais il est facile de reculer les bornes de la vie. Il vaut mieux empêcher le mal que de le guérir. Aimer la vie sans craindre la mort, telle est la maxime du sage.

La mort ne frappe pas aussi souvent à la porte du riche qu'à celle du pauvre. Parcourez les registres de mortalité, et vous y verrez qu'on vit moins [1] dans le 3ᵉ et le 12ᵉ arrondissement, que dans le faubourg Saint-Germain et la Chaussée-d'Antin.

[●●●●●●●●

Paracelse, qui portait au pommeau de son épée une panacée contre la mort, fut frappé à quarante ans. La panacée universelle est d'user de tout avec modération.

●●●●●●●●

La civilisation a été favorable à la vigueur physique puisqu'elle ajoute à la force des hommes naturellement robustes. Elle donne la vie et la santé non seulement à des milliers d'êtres vigoureux qu'elle fait croître, mais encore à cette multitude de frêles existences qu'elle conserve.

1 Le *Journal des Débats*, dans son numéro déjà cité, d'après les recherches statistiques sur la ville de Paris, prétend que ni la grandeur, ni la petitesse de l'espace, ni le nombre des habitans, la direction des rues, l'éloignement ou le rapprochement de la rivière, l'exhaussement ou l'abaissement du sol n'influent sur la mortalité relative dans les différens quartiers de la capitale, et, pour s'appuyer d'un exemple, il cite les quartiers Saint-Antoine, de Popincourt, du Jardin des Plantes et de l'Observatoire, dans lesquels le nombre des morts surpasse de près d'un quart celui des rues Saint-Martin, des Lombards et du Temple. Eh ! d'où provient cette différence, si ce n'est que ces derniers quartiers renferment un plus grand nombre d'habitans aisés que les premiers ? Prenant une nourriture plus saine, étant plus attentifs aux soins de la propreté et moins exposés aux inconvéniens des logemens incommodes, ils devaient mieux se porter et vivre plus long-temps.

Craindre la mort, c'est ne jamais jouir, c'est toujours mourir. Il est plus affreux de l'appréhender sans cesse que de la recevoir.

Repoussez surtout les idées sombres et mélancoliques. La douce et consolante Espérance est le vrai chemin du bonheur et de la santé.

Si la mortalité est moins grande dans la classe des ouvriers qui peuvent suffire à leurs besoins par un travail continuel, elle est effrayante dans celle des artisans inoccupés. Il meurt par année un quinzième de ces individus. Habitant des maisons basses et humides, peu aérées, privées de la lumière, situées dans des rues sales et étroites, au centre des grandes villes, accablés de travaux fatigans, mal nourris, subissant tous les inconvéniens de la malpropreté, abusant enfin de liqueurs spiritueuses pour s'étourdir sur une aussi douloureuse situation, ils donnent le jour à de nombreux enfans allaités par de mauvaises nourrices, et, bientôt abandonnés à eux-mêmes, ils tombent dans le marasme : les deux tiers de ces infortunés ne parviennent presque jamais à l'âge de deux ans.

L'humanité n'a pas en vain réclamé un nouveau régime des prisons [1]. L'oisiveté, l'ennui, les privations ne doublent-ils pas le poids déjà si accablant des chagrins, des craintes et des remords? *pourtant tous les détenus ne sont pas coupables.*

La mort, a-t-on dit, frappe indistinctement le riche et le pauvre, mais dans quelle effrayante disproportion! Le premier ne doit le plus souvent les maladies qui abrégent ou tourmentent son existence, qu'au déchirement intérieur de ses passions non satisfaites, à la soif inextinguible des honneurs, des richesses, des plaisirs, à l'abus de tout ce qui devait le rendre

[1] Où la mortalité est-elle la plus effrayante? c'est dans les lieux de détention : tout être privé de sa liberté, qui languit dans l'esclavage, ne parcourt, terme moyen, que le quart de sa carrière. Les prisonniers, accablés de chagrins, de remords, de craintes, de privations et d'ennui, et qui ne se livrent qu'à des réflexions tristes, souffrent d'une manière horrible, d'après les calculs faits par le docteur Villermé, et lus à la séance de l'Académie des Sciences, le 29 novembre 1824. Il prétend qu'une année de détention équivaut, terme moyen, à la privation de vingt années de vie. Et ce qui paraîtra encore plus effrayant, c'est que, d'après le même mémoire, il meurt au dépôt de mendicité de Saint-Denis un individu sur quatre par année. Ce nombre ne peut nullement paraître exagéré à quiconque connaîtra la conduite sévère observée envers les prisonniers, leur mode d'existence, leur régime, etc., et souvent les lieux insalubres dans lesquels ils sont renfermés. Nous apprenons néanmoins que des améliorations se préparent, qu'elles s'exécuteront, et que ces vices n'ont pas été indiqués en vain par M. Appert à une administration éclairée.

heureux. Le pauvre, au contraire, flétri par la misère, par le travail, sans cesse exposé à des influences délétères qu'il ne peut éviter, privé du nécessaire lorsque l'homme opulent est accablé du superflu, succombe, sans pouvoir opposer à la mort que des larmes inutiles.

Pour prolonger sa vie ou recouvrer la santé, le riche met tout à contribution; l'or est répandu, et les soins les plus attentifs lui sont donnés; des précautions extraordinaires sont prises pour saisir la moindre chance favorable; on satisfait tous ses désirs, ses besoins, ses caprices; on lui prodigue tous les secours. Ce n'est pas avec insouciance que les médecins méditent à son chevet, mais leur science est inutile, la mort a compté les jours, les heures du malade, celle de la destruction vient de sonner; honneurs, richesses, vous ne pouvez l'empêcher de frapper.

Le pauvre, presque toujours abandonné, ne recoit de secours et de consolations que de ceux qu'inspirent la compassion et la pitié; il manque de tout, il ne lui reste même pas l'espérance. Le médecin, si long-temps attendu, si ardemment désiré, ne fait que paraître dans l'affreux réduit où le moribond désire la mort comme un bienfait, et l'appelle pour mettre un terme à sa trop longue et douloureuse agonie.

⁕⁕⁕⁕⁕⁕⁕⁕⁕

Ce sont surtout les peines morales que le vieillard doit éviter soigneusement. Dans la jeunesse, les passions nous entraînent; dans l'âge mûr, l'ambition, les affaires, les plaisirs nous distraient; mais dans la vieillesse les illusions du passé sont évanouies, les infirmités du présent trop réelles, et les craintes de la mort remplissent l'avenir. Le chagrin, les regrets sont pour le vieillard le vautour de Prométhée.

⁕⁕⁕⁕⁕⁕⁕⁕⁕

Puisqu'on ne peut éviter la mort, que des regrets tardifs, inutiles, ne s'échappent point de nos lèvres glacées au moment de terminer le dernier voyage. Adoucissons au contraire les adieux déchirans du départ; cachons sous des fleurs la pâleur de nos fronts déjà couverts d'une sueur mortelle, et, sachant mourir en sage, que la fin de notre vie ressemble au soir d'un beau jour.

⁕⁕⁕⁕⁕⁕⁕⁕⁕

La prolongation de la vie humaine est donc proportionnée à la modération des actes et des passions de l'homme. Tempérance, propreté, exercice fréquent, sobriété, gaîté, respiration d'un air pur, quelques voyages, séjour à la campagne, abstinence de liqueurs spiritueuses, modération en travaux, en nourriture, en plaisirs, en repos; point de colère, elle n'est bonne à rien; réserve dans l'usage des médicamens pharmaceutiques internes, et surtout la paix du cœur, tels sont les moyens de vivre plus long-temps. Faites, s'il est possible, votre ami d'un médecin philantrope, et pour chirurgien, choisissez toujours le plus habile.

Nous terminons ces règles générales. Leurs applications aux variétés des tempéramens, aux sexes, aux âges, aux professions, aux circonstances de la vie, leurs modifications selon les climats, les régions, les habitudes nationales, les sociétés, leurs principes diversifiés suivant la nature et le genre d'utilité des choses qui composent la matière de l'hygiène, donnent naissance aux règles spéciales indiquées dans le cours que nous avons professé; leur réunion et leur rapprochement prendraient une étendue dont la simple esquisse excéderait les bornes prescrites dans cet ouvrage.

CHRONIQUE MÉDICALE

DE PARIS.

Partout où il y a des médecins se trouvent des charlatans.

Dict. des Scienc. méd.

PRÉAMBULE.

En esquissant quelques portraits des Esculapes de son temps, Guy-Patin, docteur-régent de la Faculté, en 1644, n'a pas craint de nommer les masques; essayons, en suivant son exemple, de tracer ceux de plusieurs médecins contemporains, qui sans doute ne manqueront pas de se plaindre de la ressemblance. Néanmoins nous ne descendrons pas dans l'arène des personnalités, où l'on rougit toujours des coups que l'on porte, où l'on s'afflige des blessures que l'on fait et que l'on reçoit.

Ne pouvant pas nous résoudre à chatouiller l'orgueilleuse faiblesse des grands amours-propres de certains docteurs, sans être taxé d'injustice et de servilité par le plus grand nombre des médecins eux-mêmes, nous avons écrit sur le charlatanisme, mais non pas comme Sénèque sur l'avarice ; et, à la franchise de notre attaque, nous avons prouvé que nous ne redoutions point les traits de nos adversaires, même les plus malveillans.

Vainement les clameurs de l'envie et les alarmes de la médiocrité ont voulu protester contre le succès de notre ouvrage, et nous reprocher d'avoir osé soulever le voile dont se couvre la jonglerie.

Pourquoi s'indigner de la satire et non du charlatan qu'elle doit frapper de son fouet vengeur ? Est-ce Horace qui a eu tort ou Canidie ? est-ce Boileau ou Chapelain ? Racine ou Pradon ? Voltaire ou les Fréron et les Nonotte ? Quel ennemi des couvens a mieux peint les vices du cloître que l'abbé de Clairvaux ? La plume spirituelle de Champfort, académicien, a-t-elle ménagé ses confrères de l'Académie ? Le philosophe de Ferney a-t-il jamais craint de peindre les ridicules des quarante de son époque ? n'a-t-il pas lancé mille traits acérés à son confrère Lefranc de Pompignan ? Le pindarique Lebrun a-t-il fait grâce d'une seule de ses épigrammes contre les gens de lettres ? Galien n'a-t-il pas *déclamé* contre les médecins de Rome, et nommé les Thémison de son temps ? La Mettérie, dans son *Machiavel*, John Moore, dans ses *Essais en médecine*, en révélant les secrets du métier, n'ont-ils pas mérité la persécution de leurs confrères ? Gédéon-Harvée n'a-t-il pas épouvanté tous les Esculapes de son temps en publiant un livre intitulé : *De Vanitatibus dolis et mendaciis medicorum ?* Et le professeur Richerand ne vient-il pas récemment de signaler devant l'Académie royale de médecine elle-même, avec le talent qui le caractérise, les misérables intrigues, la tar-

tuferie privilégiée de plusieurs de ses collègues? Abjurez
vos jongleries, Messieurs les docteurs, et nous briserons
nos pinceaux; nous effacerons nos pages; mais tant que vous
conserverez votre masque, nous chercherons à vous l'arracher, en vous présentant un miroir.

Rien de plus ancien, rien de plus répandu que le
charlatanisme; on le trouve dans tous les temps,
dans tous les lieux, dans toutes les professions. Depuis Apollon, qui a prédit Jésus-Christ, jusqu'à
Nostradamus qui nous a annoncé la venue de Napoléon; depuis les prophéties de la Bible jusqu'aux
astrologues de Louis XI; depuis la Pythie, qui rendait ses oracles dans le temple de Delphes, jusqu'aux
Sibylles du faubourg Saint-Germain, que de jon-
gleurs ont vécu de la superstition humaine!

Il y a toujours eu des charlatans de religion, de
mœurs, de vertu, de science, d'esprit et de fortune.
Chez quelques uns, le charlatanisme tire sa source
de l'ignorance qui veut contrefaire le savoir, et de
la vanité qui cherche des applaudissemens.

Pour nous, qui désirons l'atteindre dans son cercle
médical, nous laisserons à d'autres le soin de le découvrir ailleurs; et, comme il n'est pas de profession
où il soit plus dangereux que dans celle des médecins, et qu'il envahit toutes les branches de l'art

de guérir, il nous importe de le démasquer. La médecine, il est facile de le concevoir, devait, dans son état actuel, avoir nécessairement, comme toutes les grandes préoccupations, ses excès, ses affectations et ses ridicules.

Dans les temps anciens elle était plus simple et plus rapprochée de la nature, le charlatanisme avait moins de chances de succès. Un régime frugal, un exercice modéré, la connaissance et l'usage de quelques plantes médicinales, quelques remèdes peu compliqués pour conserver ou rétablir la santé, c'était là toute la médecine. L'expérience et la tradition étaient l'unique école à laquelle on pût puiser les connaissances : aussi le père de famille se trouvait presque toujours, ainsi que Caton l'ancien, le médecin ordinaire de ses esclaves, de sa femme et de ses enfans.

Cette médecine simple et sage était celle d'Hippocrate, à qui l'antiquité a décerné, à si juste titre, le surnom de *divin*; si ce grand homme parvint à en agrandir le domaine d'une manière étonnante, c'est que, n'abandonnant jamais cet esprit d'observation, dont il trouvait de si nobles résultats dans les faits recueillis par les prêtres d'Esculape, il ne chercha jamais à se mettre à la place de la nature, ou à faire de la santé des malades un objet de spéculation.

Après ce grand homme, la Grèce eut peu de charlatans ; certes, les livres d'Hippocrate se trouvant à la portée de l'intelligence d'un peuple qui savait le grec, quel tartufe médecin n'eût pâli en présence d'un malade qui feuilletait son Hippocrate!

Rome jouit long-temps de cet avantage; elle fut même, pendant des siècles, sans médecins; la mort n'y exerçait pas plus de ravages que chez d'autres peuples; et les Romains restèrent dans cet état, tant qu'adonnés aux travaux des champs, aux fatigues des conquêtes, ils n'adoptèrent point les vices et les besoins factices des peuples qu'ils asservissaient.

Ce ne fut qu'au temps de Pompée, que l'on vit arriver dans cette capitale du monde un médecin grec nommé Asclépiade, qui, n'ayant pas réussi au barreau, voulut essayer si, dans la carrière médicale, il obtiendrait plus de succès. Il fonda une école où il mit tout en problême. Son exemple ne fut point stérile, et chacun des siècles suivans a produit des *Asclépiade*.

Il serait trop long de décrire ici toutes les espèces de formes qu'a revêtues le *savoir-faire* médical dans tous les siècles qui suivirent Asclépiade. On doit s'imaginer que, fils de l'ignorance, le charlatanisme a dû, dans tous les temps, présenter un côté hideux et un côté ridicule, rançonner les sots et faire rire les sages. Mais nous ne croyons pas inutile de faire remarquer que la renaissance des lettres apporta nécessairement des modifications à ce genre de *savoir-faire*; car il fallait bien paraître savant dans un siècle savant, et faire croire qu'on guérissait à la manière d'Hippocrate, de Galien et de Celse, à des individus

qui connaissaient le grec et le latin ! Aussi voyons-
nous les médecins de cette époque, laissant là les
causes cachées et les sortiléges, mettre à contribution jusqu'aux *points et virgules* d'Aristote, d'Hippocrate, de Cicéron, etc., et charger leurs ordonnances
d'autant de citations qu'on les charge aujourd'hui de
sels et de drogues. Ce langage doctement barbare
était celui de toutes les professions qui ont besoin
d'en imposer au peuple ; et c'est par un rapprochement ingénieux que le Démocrite du seizième siècle,
Rabelais, a mis dans la bouche d'un homme de
loi les conseils hygiéniques d'un médecin de cette
époque.

C'est le spectacle du charlatanisme de son temps
qui faisait dire au curé de Meudon, revêtu de la
robe doctorale : « Une partie du monde se déguisera
» pour tromper l'autre » ; et, dans une épître au
cardinal de Châtillon : « La practicque de la méde-
» cine, bien proprement , est par Hipocrate com-
» parée à ung combat, et farce à jouer à trois per-
» sonnages : le malade, le médecin et la maladie[1]. »

Il aurait pu ajouter que, dans cette farce souvent
tragique, le dénouement n'est jamais au détriment du
personnage médecin. Mais il y avait de son temps
des sots et des tartufes ; et c'est pour se mettre à
l'abri de la puissance des uns et du fanatisme des
autres , qu'il prenait soin de gazer certaines vérités ,
comme il en entourait d'autres d'ordures , *afin ,*
disait-il, *que personne ne me touche.*

[1] *Pantagruel,* tom. IV.

Le siècle de Louis XIV ne fut point à l'abri de cette contagion. Le spirituel Guy-Patin, docteur en médecine, professeur au Collége-Royal, et doyen de la Faculté, à qui le charlatanisme de son temps inspira des tableaux si vrais et si piquans, nous offre dans ses Lettres une revue ingénieuse des ridicules de sa profession. Il ne sera pas hors de notre sujet d'en extraire quelques phrases, et de les faire cadrer dans cet ouvrage :

« Les grands sont malheureux en médecins ; et la » plupart des médecins de cour sont ignorans, ou » charlatans, souvent l'un et l'autre. » (*Lett.* LX, p. 131, tom. V.)

« Le monde est plein de charlatans, aussi bien en » matière de religion que de médecine.» (*Lett.* CLXXIX, p. 47, tom. II.)

« *Disposui fœtentem siccare nasum, timeat qui* » *strumosus est :* qui se sent morveux, se mouche, » et qui est galeux, se gratte. » (*Lett.* CCVIII, p. 134, tom. II.)

« Le cardinal Mazarin a dit au roi que tous les » médecins n'étaient que des charlatans, qu'il ne » voulait plus s'en servir, et qu'il ne se voulait ré-» duire qu'à de petits remèdes : néanmoins on m'a » dit qu'un certain chirurgien de cour lui avait con-» seillé de prendre du lait de vache, et qu'il y était » résolu, et en ce cas-là il faut dire, *et erit novissi-* » *mus error pejor priore.* Le lait de vache ne vaut » rien, et ne fera que de l'ordure dans un corps

» échauffé et atrabilaire. » (*Lett.* ccxxii , p. 174 ,
tom. II.)

« Tous les grands sont sujets d'être mal traités ,
» n'ayant près d'eux que des ignorans et des char-
» latans dont la cour est souvent pleine. » (*Lett.* ccx ,
p. 125 , tom. II.)

« Raissant a fait toute sa vie le charlatan , et veut
» mourir en charlatan. » (*Lett.* cccxlviii , pag. 39 ,
tom III.)

» On pourrait dire de tant de charlatans , qui sont
» aujourd'hui au monde, ce qu'a dit autrefois Pline,
» en son Histoire naturelle, de certains ermites dans
» les déserts de la Palestine , *gens æterna in quâ nemo*
» *nascitur.* » (*Lett.* ccclvi , pag 61 , tom. III.)

» Guenaut a dit quatre mille fois en sa vie , qu'on
» ne saurait attraper l'écu blanc[1] des malades , si on
» ne les trompe. Est-ce parler en homme de bien , tel
» que doit être un médecin? » (*Lett.* ccclxii , p. 79 ,
tom. III.

« On a joué depuis peu , à Versailles, une comédie
» des médecins de la cour , où ils ont été traités en
» ridicule , devant le roi qui en a bien ri. On y met
» en premier chef les cinq premiers médecins et par-
» dessus le marché notre maître Elie Beda, autre-
» ment le sieur Des Fougerais, qui est un grand
» homme de probité et fort digne de louanges, si
» l'on croit ce qu'il en voudrait persuader. »
(*Lett.* ccclxxii , pag. 96 , tom III.)

---

[1] Il paraît qu'à cette époque on payait les visites un *écu blanc*, qui
valait trois francs, et qui vaudrait aujourd'hui cinq francs à peu près.

« On joue présentement à l'Hôtel de Bourgogne
» l'*Amour malade* ; tout Paris y va en foule, pour
» voir représenter les médecins de la cour, et prin-
» cipalement *Esprit* et *Guenaut*, avec des masques
» faits tout exprès ; on y ajoute Des Fougerais, etc.
» Ainsi on se moque de ceux qui tuent le monde
» impunément. » (*Lett.* ccclxxii, p. 98 tom III.)

« J'apprends que M. votre fils Noël Falconet com-
» mence à voir des malades, et qu'il y réussit ; j'en
» suis ravi, et je prie Dieu qu'il continue toujours
» en augmentant, et qu'il fasse bonne guerre aux
» imposteurs de notre profession, et à tant de char-
» latans qui se rencontrent partout : *quis enim vicus*
» *non abundat tristibus aut scurris ?* » (*Lett.* cccxlviii,
p. 237, tom. III.)

« Le roi a donné la place de médecin de la reine
» que tenait Guenaut au jeune Daquin, à la recom-
» mandation de M. Valot, dont la femme est tante
» de la femme de ce M. Daquin : *sic Vara sequitur*
» *Vibiam* : s'il y a quelqu'un de trompé en ce choix,
» je n'en dirai rien. On dit que M. Brayer s'y atten-
» dait, que Des Fougerais en a fait parler, et que
» Vignon en avait offert de l'argent : ce premier est
» homme de grand mérite ; mais pour les deux autres,
» je n'en oserais dire du bien, car je n'aime point à
» mentir. Quoi qu'il en soit, du temps de Mazarin,
» les charges se donnaient au plus offrant et dernier
» enchérisseur, mais aujourd'hui c'est le roi qui les
» donne à la prière et à la recommandation de ceux

» qui ont l'honneur de l'approcher. » (*Lett.* ccccliv, p. 249, tom. III.)

Nous ne finirions pas, si nous voulions relater ici tout ce que ce hardi contempteur du charlatanisme de cette époque dit au sujet de la plupart de ses confrères qui jouissaient aussi de l'estime de leurs pareils et de l'admiration des sots. Molière[1] n'avait pas encore persiflé les médecins, et le bon La Fontaine, dans ses vers plus simples et plus naïfs, mais non moins piquans que ceux de l'auteur de *Sganarelle*, n'avait pas fait remarquer que

> Le monde n'a jamais manqué de charlatans ;
>   Cette science de tout temps
>   Fut en professeurs très-fertile.
> Tantôt l'un au théâtre affronte l'Achéron,
>   Et l'autre affiche par la ville
>   Qu'il est un passé Cicéron.

La Bruyère, cet observateur doué d'un esprit si juste et d'un goût si exquis, n'a pas cru pouvoir se dispenser de faire entrer dans la galerie de ses originaux le portrait des plus fameux charlatans de son époque. On voit dans quelques uns de ses chapitres que les hommes restent les mêmes, en dépit des révolutions et des modifications que le temps apporte aux mœurs et aux usages. Il ne prescrit pas

---

1 Remarquons ici que Molière a toujours dirigé ses traits contre la médecine et les médecins ; cet auteur et ses successeurs n'ont jamais lancé leur persiflage contre la chirurgie et les chirurgiens.

contre la vérité : pourquoi dédaignerions-nous les tableaux de mœurs que ces lettres de Guy-Patin reproduisent ? La vérité en fait le mérite, et les sauve de l'oubli. Le temps n'a fait qu'apporter quelques modifications aux mœurs : les hommes sont encore les mêmes, les pensées et les passions se ressemblent, mais leurs formes se modifient différemment selon les lieux et les circonstances : il n'y a que le costume, le langage qui diffèrent.

Si le Français du siècle de Louis XIV et celui d'aujourd'hui sont dissemblables, les dispositions et les facultés des médecins le sont également. Si à l'époque de Guy-Patin et de Molière, affublés d'un accoutrement ridicule pour en imposer à l'imagination, ils possédaient un charlatanisme pédantesque, le temps y a apporté des nuances bien sensibles qui tiennent au caractère et au ton actuels de la société; il faut aujourd'hui des plaisanteries plus fines, une moquerie plus délicate; si les vices, les travers, les passions ont changé de couleur, ils n'ont point changé de nature. Ce n'est plus ici sous l'influence d'une vaste perruque ou de la canne à bec-de-corbin que le charlatanisme de nos jours se réfugie. Pourceaugnac n'est plus qu'une farce, mais *une farce de Molière;* la doctrine des deux médecins de cette pièce, dans la scène de la consultation, ne trouve plus d'imitateurs : les médecins ne citent pas aujourd'hui Hippocrate et Galien, ils ont soin d'éviter le galimatias et la pédanterie de cette époque, et ne fourniraient plus à Molière le texte d'une scène aussi bouffonne[1]. Ce n'est pas en marchant sous les bannières de Thomas Diafoirus, et de Clistorel, ni sous les ailes de Trissotin, que l'on parviendrait aujourd'hui dans le monde. Cet amas de non-sens et de niaiseries déplairait souverainement.

Mais si cette époque fut féconde en ridicules pédantesques, le temps présent ne l'est pas moins en ridicules prétentieux. Ce ne sont plus, il est vrai, des disputes ardentes, obstinées, d'un ergotisme scolastique, auxquelles se livrait ce siècle syllogistique. La guerre que leur déclara Molière n'a eu d'autres résultats que de les forcer à de nouvelles métamorphoses.

On dirait que les qualités essentielles de la plupart des médecins consistent, de nos jours, dans beaucoup de jactance, de promptes répliques, dans un esprit facile à se ployer à toutes sortes de caractères, à flatter tous les goûts, toutes les opinions, toutes les passions, à faire toutes sortes d'efforts pour envahir toutes les places, et supplanter ceux qui depuis long-temps les occupent avec honneur. Les cabales, les intrigues, ne sont-elles pas les causes du triomphe de bien des concurrens?

« Ce serait un examen curieux, dit Vicq-d'Azyr,
» que celui des grandes réputations et de leurs
» causes; les ruses que le charlatanisme emploie
» pour se faire une renommée, sa marche insidieuse,

---

[1] Il faut avouer pourtant que l'idée de livrer M. de Pourceaugnac aux deux médecins qui le rendent presque fou en voulant le guérir, est une scène très-plaisante et profonde. La consultation de ces docteurs est encore un chef-d'œuvre de critique et de comique tout à la fois.

» le bruit qu'il fait faire, sont propres à récréer le
» médecin savant et modeste qui en est le témoin ;
» mais si le spectacle de tels artifices l'amuse un
» moment, trop souvent celui des succès du char-
» latan le décourage et l'afflige. »

Aussi la médecine s'exerce-t-elle et s'enseigne-t-elle sous vingt rapports différens, tous opposés les uns aux autres : les systèmes se succèdent, se reproduisent et s'anéantissent tour à tour. L'imagination des uns crée des maladies dont les autres nient l'existence.

Il est vrai qu'il faut beaucoup d'art pour inventer la nomenclature de quelques nouvelles maladies, attendu qu'on en compte déjà près de sept cents. Si vous ne pouvez pas y parvenir, donnez un nouveau nom à un mal antérieurement connu, cela est presque aussi avantageux. L'ancienne maladie était dédaignée parce que le nom n'en était pas assez imposant, changez-le : il était français, qu'il soit grec ; lorsqu'il aura reçu sa nouvelle dénomination, exposez-en tout le danger.

N'est-il pas reconnu que depuis Hippocrate jusqu'à notre époque on a bâti mille systèmes vrais ou faux, qu'on a savamment déraisonné ? Mais de nos jours, la mode médicale protége aveuglément la *gastro-colite*, la *gastro-entérite*, la *gastro-duodénite* ; les jeunes gens surtout raffolent de ces mots et en accablent l'oreille de leurs malades, qui ne les comprennent pas. Mais au nom seul de *gastrite*, des milliers de sangsues s'avancent pour dévorer les incrédules qui oseraient se moquer de la doctrine nouvelle. Cette méthode est vigoureuse, décisive, a-t-on dit. Elle est en effet très-décisive : les registres mortuaires peuvent être consultés pour plus amples renseignemens.

Les conséquences d'un pareil vertige ne sont pas difficiles à deviner : la médecine, nous avons le courage de le dire, est donc aujourd'hui la science la plus entourée d'erreurs. Elle ne repose guère que sur une multitude de faits difficiles à observer et à expliquer, sur des traditions, pour la plupart, inexactes ou fausses, et le prestige du charlatanisme ajoute encore à l'incertitude d'une science, qui exerce une influence journalière et inévitable sur le bien-être et la vie d'un si grand nombre d'individus. Quels efforts ne faudrait-il pas pour combattre avec succès les habitudes et les préjugés de la plupart des médecins, qui exploitent ce chaos au lieu de le débrouiller : préjugés habituels qui tiennent chez les uns à leur constitution physique et à leurs goûts, à leurs dispositions morales, à leur imagination, leur paresse ; chez les autres, aux opinions qu'ils ont adoptées, aux impressions, aux souvenirs de leur jeune âge, et à des lectures mal digérées !

Consultez vingt médecins, n'aurez-vous pas vingt avis différens ? il n'en est pas un seul qui n'accuse son confrère d'ignorance, c'est à qui l'emportera sur ses rivaux : *Invidia medicorum pessima.* On peut dire de certains médecins ce que disait Caton des valets : Autant de médecins, autant d'ennemis ; ou avec Machiavel : *Figulus figulum odit, medicus medicum.* Eh bien ! dans ces vingt médecins vous avez le type de la foule des autres, et dans un seul vous aurez toutes les ruses et les artifices qu'ils mettent en usage pour se faire connaître et pour obtenir une clientèle lucrative.

Tantôt ce sont des annonces dans les feuilles périodiques, tantôt des cartes fastueuses que l'on distribue chez les portiers des hôtels, tantôt des arrangemens avec des pharmaciens, auxquels on promet de les prôner, à condition qu'ils nous prôneront à leur tour et qu'ils partageront avec nous les bénéfices de leurs drogues [1]. Quelques uns ne portent-ils pas le ridicule, pour s'accréditer, chez des personnes opulentes, jusqu'à se faire demander aux loges d'un théâtre, dans les hôtels garnis, au nom de M. le duc de *** ou de Mme la comtesse de ***, etc.? Ne sommes-nous pas forcés d'avouer que la réputation de ces médecins est une véritable loterie; ils y gagnent souvent par hasard. Convenons aussi qu'il existe à Paris deux cents docteurs qui prétendent à la réputation, une centaine qui en jouissent, et dix à douze qui la méritent.

Quelle vaste galerie de portraits ne nous fournirait pas le charlatanisme, si nous voulions peindre ce Protée sous toutes les formes, plus ridicules les unes que les autres, qu'il affecte chaque jour; si nous voulions poursuivre chaque médecin sous le

---

[1] Il est vrai qu'un fameux docteur tudesque ordonne très-souvent, à de riches étrangers, des pilules de castorcum, qu'un certain apothicaire vend dix francs, parce qu'il est obligé de donner, par convention stipulée, cinq francs au médecin ordonnateur.

masque qui lui est propre; apprécier à leur juste valeur toutes les célébrités médicales; faire un examen sévère de toutes les réputations vivantes; combattre la sottise dans son temple, et flétrir du sceau du ridicule tous les nains qui s'efforcent de faire les géants? Il faudrait avoir la plume de Steele ou celle d'Addisson.

On verrait d'abord le médecin sans malades, qui veut acquérir une réputation. Il passe la journée à analyser des maladies dont il a entendu parler, et que, par malheur pour lui, il n'a pu traiter encore; il veut des malades, il lui faut des malades.... Grâce à son savoir-faire, il aura des malades. Les journaux ne sont-ils pas là pour improviser sa renommée? Certes, le rédacteur n'aura pas à se plaindre de la reconnaissance du héros de l'article; le prote même ne sera pas oublié. Que disons-nous? pour être plus sûr de l'éloge, faut-il se charger de la rédaction? Qui possède mieux que lui la connaissance de son mérite? Il n'est, rien que le docteur ne puisse mettre en usage; il fera répéter plusieurs fois l'annonce de son ouvrage; il étalera une liste de grands personnages qui ont déjà souscrit; il fera porter à domicile sa quittance de souscription. S'il ne réussit point par ces manéges, il faut avouer qu'il est malheureux dans ce genre de savoir-faire.

Cet autre sait qu'il est très-avantageux pour un médecin d'entrer dans le monde sous la protection de deux ou trois douairières en crédit. « Ma chère comtesse, dira l'une, vous devriez me permettre de vous envoyer mon médecin; c'est le seul qui entende la coqueluche ou le rhumatisme. — Pourquoi, dira l'autre, ne faites-vous pas venir le docteur H...... Je vous assure que le docteur B..... en fait beaucoup de cas. C'est un homme charmant; il est le médecin de M. le comte de.... C'est lui qui a guéri M. de..... »

Viendrait ensuite le médecin à la mode, s'insinuant dans les salons pour offrir des invitations de bal. Quoi! le sanctuaire d'Hygie transformé en salle à danser! Pourquoi pas? Terpsichore peut rendre à Esculape ses bienfaits avec usure. D'ailleurs, le docteur n'a pu se refuser aux instances de madame la comtesse, qui a besoin de distractions; elle est très en faveur; elle l'a présenté chez la maréchale; il a eu l'honneur de dîner chez le ministre, et, si elle le veut, il peut tout obtenir. Il a déjà, à la vérité, deux belles places, des titres et des décorations; mais qu'importe, il consent volontiers à intriguer pour en avoir encore. Afin d'arriver à son but, il accompagne madame à la promenade, au concert; il se condamne à dîner chez la comtesse... une fois par semaine. La femme de chambre est enchantée du docteur; elle en reçoit tant de billets de spectacle! Monsieur le comte trouve toujours le complaisant médecin de son avis. Les petits enfans aiment les bonbons; il n'est pas jusqu'aux croqui-gnoles obligées, qui, apportées jadis pour l'épagneul gothique, ne le soient aujourd'hui pour le perroquet de madame. Aussi ce n'est qu'une voix: *Ah! le bon docteur! ah! l'aimable docteur!* Peu lui importe que l'on dise le savant docteur; il sera toujours assez savant, s'il est assez aimable. Car réussir avant tout, même avant le savoir!

La pénible indécision d'un troisième est digne de remarque dans les sociétés qu'il fréquente. « Serai-je libéral, ou serai-je royaliste? car enfin il faut opter. Me voilà donc obligé, pour être appelé et consulté, de rendre mon opinion flexible; de me façonner une conscience, de devenir la mobilité même, de n'avoir nul sentiment en propre, d'abjurer tout caractère fixe, et de cesser d'être moi. » La médecine est cependant une science indépendante de l'esprit de parti; autrefois, oui; mais aujourd'hui, non. Il est tel malade qui prendrait le spleen, si on lui ordonnait *la Quotidienne ;* et tel autre qui aurait une attaque d'apoplexie en lisant *le Constitutionnel.* Aussi y a-t-il une grande sagacité à apporter dans les ordonnances à prescrire. Le lit du malade même, ce sanctuaire de la douleur, n'exclut pas ces considérations. Eh quoi! les conseils des médecins modernes devraient-ils se ressentir de l'esprit de parti? « Mais, vous répondra ce docteur demi-précieux, demi-pédant, il faut bien hurler avec les loups; je sors aujourd'hui de chez un malade entiché de vieilles idées; demain j'entre chez un autre, entêté d'idées nouvelles; ne faut-il pas que je cède aux nécessités du temps, et que je me résigne à prendre l'allure des circonstances? Non, je ne puis me trouver avec le docteur ***. — Mais c'est un homme d'un grand talent! — D'accord, mais il a des opinions que je ne partage pas, et je ne puis, sans me compromettre, accepter cette consultation.

Si M. le duc le savait, ma disgrâce serait assurée. » Est-ce là du charlatanisme?

Ne négligeons aucun moyen, se dit ce jeune docteur, à peine sorti des bancs de l'école, qui, pour se mettre en vue et faire parler de lui, voudrait être médecin d'un théâtre. Jadis il se serait affublé d'une grande et longue perruque; à trente ans, il aurait feint d'avoir les habitudes d'un vieillard, il se serait attendri avec réserve, il aurait ri avec mesure; mais aujourd'hui, comment réussir? comment évincer son confrère? Cette position l'embarrasse. Il faudrait au moins être présenté par la première actrice. Que faire pour attirer ses regards? Prendre un cabriolet, une livrée, s'il le faut; assister tous les *soirs* au foyer du théâtre; posséder une forte érudition de coulisses; profiter de la première indisposition pour envoyer savoir des nouvelles de la belle malade; se faire présenter à une de ses soirées; jouer avec désintéressement; quitter le ton sévère et sérieux, parler des cercles, des bals, des improvisateurs, des arts, des artistes, enfin de tout, excepté de médecine; c'est là le moyen de faire dire : « Bon dieu! cher docteur, que je regrette de me bien porter! il me semble que ma confiance en vous serait sans bornes. Vous m'appartenez, docteur; vous me prescrirez des congés, des voyages; enfin vous ne ferez pas comme votre confrère, qui n'a ni talent, ni complaisance; il m'a sauvé d'une grande maladie, il est vrai, *mais il est si ennuyeux!* Ainsi, c'est décidé, docteur, je m'empare de vous, je ferai votre réputation. »

Voilà notre Esculape en faveur, devenu par elle le médecin de toutes les actrices; aura-t-il de la réputation? des malades? Patience! il attend. Mais il obtient des loges aux spectacles, un accès facile dans les boudoirs, voilà l'essentiel, l'important! Triste genre de charlatanisme.

Oserons-nous soulever un coin du voile dont se couvre ce docteur hypocrite, qui, par des dehors d'une fausse piété, cherche le moyen de parvenir. Il emprunte le masque de la religion et de la charité pour mieux en imposer à sa clientèle ; où en sommes-nous, bon dieu! si la médecine a ses tartufes? Voyez-le dans les temples, l'air contrit, l'œil fervent, la béatitude sur le front, désirant attirer les regards des âmes pieuses. Quelle sainte horreur n'a-t-il pas pour les faiblesses... *des autres médecins!* Associé aux hypocrites, parce que l'hypcrisie lui paraît une puissance, il prend le manteau de toutes les formes et de toutes les couleurs; il joue son rôle selon les lieux et les temps; ce qui lui a valu crédit, argent, avantages dont il sait jouir avec une béate humilité. Ses démarches ne seront pas infructueuses, il sait que madame la marquise entend la messe de son curé. « Assistons à cette messe ¹, ne manquons pas les sermons des prédicateurs en vogue, approuvons les congrégations, ne négligeons pas l'occasion de

---

¹ Un ami demandait un jour à ce dévot docteur la cause de son amour ardent pour la religion et surtout pour le clergé, et si sa dévotion était vraie ou affectée. Il répondit naïvement : Mon cher, c'est *propter populum.*

porter le coin du dais, je parviendrai à me faire connaître des sœurs de la Charité; la sœur m'introduira dans le couvent des...., je deviendrai médecin du bureau de bienfaisance; je serai condamné, à la vérité, à monter quelquefois au cinquième étage. Médecin obligé des habitans des mansardes, n'ai-je pas l'espoir de descendre au premier; et dès lors en faisant accroire au portier que je suis médecin du corps diplomatique [1], n'arriverai-je pas infailliblement au temple de la renommée, et partant à celui de la fortune? » *Le pauvre homme!*

Que pourrions-nous dire de ce médecin musqué, aimable ignorant, qu'une élégante du jour vient de faire appeler. Il se dirige vers son boudoir en marchant sur la pointe du pied, il folâtre devant une glace avec les boucles de sa frisure romantique. Il s'admire; rien ne lui manque, en effet, l'épingle au jabot, le lorgnon en sautoir, la bague obligée, la tournure médicale moderne. Il parle de politique, de littérature, romans et théâtres; car il a tout lu, tout entendu ou deviné; il a vu le vaudeville à la mode, le mélodrame qui fait fureur. Le matin il a déjeuné avec Rossini; l'abbé Lamenais l'attend pour dîner, et le soir Béranger doit lui réciter une chanson inédite. De M. de Montlosier, il passe à Walter-Scott; de Benjamin Constant, aux œuvres de Chateaubriand;

---

[1] Tout Paris a connu ce médecin qui ne vous abordait pas dans un salon sans vous dire : *Je suis le médecin de l'ambassadeur persan ; je sors de chez le prince de Metternich.* Que de successeurs n'a-t-il pas laissés !

du ministère, à Mont-Rouge; des jésuites, à Tartufe; de la mort de Talma, à l'archevêque et à Dupuytren; il parle des découvertes de Magendie, de Pelletier, de Caventou; et des bons ouvrages des professeurs Alibert et Richerand, il passe à ceux de M. Cottu relatifs à la liberté de la presse, et à la brochure nouvelle, *Plus de Sangsues!* qui foudroie le système de son maître[1].

Cette macédoine épuisée, l'infatigable narrateur qui s'est occupé de tout, excepté de la jolie malade, complaisant adulateur de ses caprices, n'ordonne pas, mais contre-signe les ordonnances de la belle dame. En lui tâtant le pouls, sa physionomie fait semblant de penser. « Je veux du sirop de morphine, docteur, car mes nerfs sont agacés. — Eh bien! soit, prenez du sirop de morphine. — Ah! surtout pas de médecines noires et dégoûtantes, je veux des *grains de santé* de la rue d'Antin, n° 10. — Eh bien! nous vous purgerons avec des *grains de santé*. » Ce ton doucereux, insinuant, mielleux, si voisin du ridicule, ce *laisser-aller* de la science, ce mélange de puérilités, de babil, de prétentions, de niaiseries, exercent un empire despotique sur l'imagination de bien des gens. Ce charlatanisme n'en vaut-il pas un autre?

Peindrons-nous ici l'anxiété d'un malade inquiet sur son sort? Il désire ajouter de nouvelles ordonnances à celles qui n'ont pu le guérir. Les assistans

1 Chez Ponthieu et compagnie, Palais-Royal. Prix, 1 fr. 50 c. Par Audin Rouvière, auteur de *la Médecine sans le Médecin.*

demandent une consultation : ces paroles font pâlir le médecin accoutumé à dominer dans la maison ; il redoute la présence de confrères dont il n'est pas aimé ; mais enfin il les contemple avec une sorte de pitié bienveillante. Cette réunion d'êtres incohérens qui se détestent, il faut la subir ! Voilà les passions en présence, le choc des amours-propres, la jalousie de métier, la dissimulation concentrée ; faut-il le dire, en un mot, concurrence de charlatanerie. Comme ces discussions ne sont pas à la portée des profanes, il serait assez difficile souvent de connaître le résultat véritable de ce conflit médical. Ce qui arrive le plus fréquemment, c'est que chaque docteur croit avoir rempli son devoir. On parle de la nouvelle du jour, on s'entretient de quelque commérage médical, on critique *la Médecine sans le Médecin*, on ne peut se persuader que cet ouvrage soit à sa neuvième édition. « C'est scandaleux, dit celui-ci ; c'est un mauvais ouvrage sous le rapport de l'art, ajoute celui-là. Mais, pour en parler ainsi, l'avez-vous lu ? s'écrie un autre. Non, certes. Allons, Messieurs, dit le doyen d'âge, il n'est pas question ici de la *Médecine sans le Médecin* ; il s'agit de médecins faisant de la médecine, et de rédiger notre ordonnance. Le doyen a raison, dit un quatrième ; chut ! car si le malade entendait, il achèterait cet ouvrage, et certes notre consultation pourrait courir des risques. Nous devons satisfaire un malade payant, et un patient qui attend avec anxiété notre décision. » A ces mots, les débats s'ouvrent : l'un opine pour une vaste application de sangsues, et, fidèle disciple du docteur Broussais, il renchérit encore sur le système du maître; l'autre veut modifier et restreindre le nombre de ces vers dévorans : celui-ci préfère une saignée copieuse; celui-là réfute cette opinion, et donne la préférence aux vésicatoires ; un autre est d'avis de l'adustion et veut employer le moxa; un de ces docteurs opine pour la médecine expectante ; un autre pour la médecine agissante; mais le plus jeune préfère la médecine piquante, et veut acupuncturer avec ses aiguilles le corps du malade comme une courtepointe : la discussion s'échauffe, se prolonge. Mais enfin, après bien des débats, il faut rédiger une formule et fixer les irrésolutions qui les ont partagés, car ils n'ont été d'accord que sur un point; c'est de se demander : *La maison est-elle bonne? serons-nous bien payés?*

La métaphysique n'est plus abandonnée aux philosophes et aux politiques spéculatifs; et, comme le remarque très-bien M. Lemercier, dans un de ses ouvrages dédié à M. Dupuytren, les docteurs de notre époque sont *anacréontiques*. Le romantisme, enveloppé d'un nuage officieux, se glisse jusqu'aux portes de la Faculté. Bientôt aussi la médecine aura ses Lamartine et ses lord Byron.

La maladie si plaisamment nommée *Prurigo littéraire* devient de plus en plus contagieuse; n'en doutons plus, on veut créer une nouvelle littérature médicale. Pour parvenir tous les moyens sont bons, le scalpel comme la lyre. Lisez les traités *romantico*,

métaphysiques de nos médecins de l'imagination, *si
physiologiquement passionnés*, vous croirez entendre
Ossian soupirer sur sa harpe plaintive.

C'est ainsi qu'auprès des lecteurs superficiels on
cherche à se donner l'apparence de la profondeur et
du génie; c'est ainsi qu'on veut plaire; ce n'est pas
à la raison, mais au *cœur*, à l'*âme* que l'on s'adresse;
à l'*imagination*, que l'on parle, et les sensibles docteurs savent très-bien qu'il existe là un foyer de maladies morales qui en valent bien d'autres et dont
l'exploitation n'est pas stérile.

Admirons encore l'heureuse inspiration de celui-ci,
il n'a été appelé que chez des malades obscurs; les
gens du grand monde lui paraissent une clientèle à
envier : l'heure du succès va peut-être sonner. Les
assemblées littéraires sont aujourd'hui très-fréquen-
tées; il choisit la Société des bonnes-lettres : il sait
qu'elle est nombreuse et bien composée. Sera-t-il
admis parmi ses membres? C'est le but de son espérance; mais il faut justifier de ses titres, de ses qualités, etc. Quoi de plus facile pour lui? n'est-il pas
membre de l'académie des Arcades de Rome, corres-
pondant des sociétés de Turin, de Wilna, d'Iéna,
d'Edimbourg, de Copenhague, de Stockholm; il le
serait de Pékin, s'il savait qu'il y eût des associations
savantes en Chine. Il mentionnera les académies des
principales villes de France, et ajoutera vaguement
quelques *etc.*, *etc.*, *etc.*, à son bagage titulaire. Reçu
à l'unanimité, jouissant du privilège d'abonné, il sera
l'admirateur du beau talent du professeur Pariset;

il exaltera sa brillante élocution. Tous ces éloges sont bien mérités sans doute ; mais ne sont-ils pas plutôt adressés au secrétaire de l'Académie royale de médecine, qu'à l'éloquent professeur? Il se flatte d'en être protégé, parce qu'il aspire à devenir un jour associé de cette Académie. Mais a-t-il bien prévu l'avenir? On n'entre pas à l'Académie par abonnement; la pompe de titres si légèrement acquis peut-elle en imposer au secrétaire perpétuel.

Quel est donc cet autre médecin gascon? Il est membre de l'Académie royale de médecine, où il ne sait qu'opiner du bonnet (l'Académie reçoit tout et ne garantit rien); mais avec quel art n'écrit-il pas aux journalistes, une lettre relative à une discussion de vaccine, pour que son nom retentisse dans toutes les ruelles de ses malades ; docteur sans être docte, vrai singe d'un personnage médical, qui, voyant tous les autres moyens envahis par ses con frères, s'introduit adroitement dans une pension de jeunes demoiselles? C'est par là qu'il a voulu débuter; il fait adroitement sa cour préliminaire, en attendant qu'on l'introduise; il sait qu'il sera mal payé ; mais que de bouches pour établir sa renommée! Soixante familles entendront parler de lui. « Pas de honte! supplantons, se dit-il, quelques confrères; mettons nos visites au rabais; remplaçons le talent par l'in- trigue, et le savoir par le savoir-faire. N'oublions pas le jour de la distribution des prix, assistons au concert, faisons attention aux demoiselles qui por- tent les noms les plus remarquables, cherchons leur

schall, et jouissons du privilége doctoral en le plaçant
sur leurs épaules, afin qu'une mère puisse dire :
Que de soins, que d'intérêt le docteur porte à ma
fille! Il faut semer les petits soins, on en recueille
tôt ou tard les fruits. » Hélas! comme les petites
choses mènent à une grande réputation! Cette réputation n'est, à ce qu'on dit, que du vent; mais ce
vent-là fait quelquefois tourner le moulin.

C'est dans le modeste asile du commerçant que
l'influence d'un docteur infatué de son mérite
exerce tout son empire. Là il jouit d'une latitude
indéfinie; plus de ces subordinations à des caprices
du grand monde; plus de concessions faites à l'amour-
propre du malade éminent; plus de maladies vaporeuses à combattre. Ici il ne passe pas par une porte
cochère; il traverse le magasin pour monter dans la
chambre de la dame du logis; il fait le savant à peu
de frais, il laisse l'intrigue des salons, il se conforme
à la simplicité des localités, il promène habituellement ses regards sur tout ce qui l'environne, pour
les reporter sur sa propre personne avec un redou-
blement d'estime pour lui-même. Sa bouche exprime,
par un sourire presque continuel, la satisfaction qu'il
éprouve; il parle philantropie, désintéressement, dé-
nigre les malades opulens, parle de leur exigence, et
surtout du peu de reconnaissance qu'ils ont pour leur
médecin; il cite un fait qui lui est personnel, et qui
produit tout l'effet qu'il peut en attendre. « *Rassurez-
vous, M. le docteur*, s'écrie le maître de la maison,
nous n'imiterons pas ce grand personnage, vous

serez bien payé ici : et, sans façon, combien vous devons-nous ? — Ah! mon cher M. Duval, notre profession est trop honorable pour être mise à prix. J'ai fait, je crois, cinquante-trois ou cinquante-quatre visites à madame, et, par attachement pour vous, ma femme, qui tient mon registre, ne les a portées qu'à 5 fr. chacune : mais ne parlons pas de cela; je répugne à compter avec des malades que je soigne par pure affection, plutôt que par intérêt. — Votre affection, M. le docteur, m'honore infiniment; mais moi, je ne suis pas comme votre grand seigneur, j'ai l'habitude de compter avec tout le monde; je croyais réellement que vous n'aviez pas fait autant de visites; je sais bien que vous avez eu l'extrême complaisance de venir dîner souvent : mais madame n'était-elle pas convalescente ? — Allons, ne vous plaignez pas, M. Duval; j'ai guéri votre estimable épouse, à la mode, avec de l'eau gommée et des sangsues, et cela est très-économique; vous ne pouvez me traiter comme *une tête à perruque.* Si au contraire j'eusse employé l'ancienne méthode, quel mémoire n'auriez-vous pas eu à payer chez votre apothicaire ? Tous ces messieurs n'ont pas le talent et la délicatesse du chimiste Caventou; aussi bien sa pharmacie située carrefour Gaillon jouit-elle d'une excellente réputation.

» Maintenant, dit un autre, je devine comment le malade veut être traité, avant de savoir comment il faut le guérir. Les innovations médicales, les procédés nouveaux, les découvertes modernes, voilà ma médecine à moi : j'administre l'iode, la morphine, l'acide hydro-cyanique; ce n'est plus l'émétique, mais bien le *tartrate antimonié de potasse*. Pour moi, tout m'est connu; je suis le médecin d'autrefois ou le médecin d'aujourd'hui *ad libitum* : le résultat est le même. Une fièvre maligne est une fièvre ataxique; et, pourvu que ce soit une fièvre, n'importe, le nom m'est indifférent. » En disant ces mots, il montre sa tabatière en or, donnée, dit-il, en cadeau par un riche banquier, et ne manque pas de faire briller le diamant qu'il porte au doigt. Il sait bien que tout cet échafaudage de mots influe sur le vulgaire; il n'ignore pas que l'artisan a besoin qu'on lui impose, et qu'il ajoute foi à la science lorsque son oreille a été frappée de mots qu'il ne comprend pas.

Osons pourtant tracer encore, avec les couleurs qui lui conviennent, le portrait du médecin des eaux minérales? Il habite Paris en hiver; pendant son séjour, croyez-vous qu'il perde un temps précieux à compulser les bibliothèques? il n'y trouverait pas de clients. Un soin bien plus important l'occupe : c'est de déterminer des amateurs à faire le voyage des eaux dont il est l'inspecteur. Revenu sur son terrain, à son domaine chéri, il ne voit, il n'ordonne que sa panacée universelle. Peu lui importe que les principes minéralisateurs soient alcalins, ferrugineux, sulfureux, gazeux ou salins, que sa source thermale possède un degré de calorique suffisant pour combattre telle ou telle affection; il con-

naît ses eaux, et ses eaux avant tout. L'un ne voit
que maladies cutanées, l'autre, que des vices dans
le sang, ou des atteintes nerveuses. Celui-ci ne
s'occupe que d'obstructions; il soumet son malade
à se laisser palper sur un canapé; il feint de croire
que le *tact* lui a découvert des symptômes qui
avaient échappé au médecin de Paris qui lui a conseillé les eaux : *c'est un vice organique, vous avez été
mal traité*, dit-il avec assurance. Hélas! que peut lui
apprendre le *tact?* Sa sagacité est impuissante, et
la nature n'a-t-elle pas dérobé à tous les physiologistes les documens qu'il assure lui être familiers?
N'importe, son intérêt passe avant les considérations
personnelles; il lui faut des *buveurs d'eau*, et surtout
des Parisiens à calèche. Pour s'en procurer, il prie
les médecins, toutes ses connaissances, de lui envoyer
des malades. Il leur dit qu'il est l'ami intime du professeur Alibert, et qu'il sait par cœur son excellent
ouvrage sur les eaux minérales les plus usitées de la
France et de l'étranger. Ah! si une princesse daignait
honorer nos eaux de sa personne, ma fortune serait
faite; les titres, les décorations couronneraient le zèle
que j'ai montré pour mon établissement thermal!

» Nous serons flattés de vous recevoir à Enghien [1],

1 Si la haute température des eaux thermales est une des principales
causes des propriétés énergiques que les médecins cherchent à leur attribuer, certes, les eaux d'Enghien, dont la source se trouve presque au
milieu d'une vallée, et se fait jour entre les pièces de bois du pilotis de
l'étang, ces eaux, disons-nou , dont la température n'est qu'à 14 degrés
au-dessus de zéro du thermomètre centigrade, ne possèdent que des propriétés moins grandes que celles des eaux thermales sulfureuses. Elles

dit celui-ci au chef de division,. au chef de bureau
d'un ministère, et même au modeste employé; puisque vous ne pouvez vous éloigner de Paris, vous
trouverez des logemens analogues à votre fortune;
vous jouirez des délices de la vallée de Montmo-
rency. Ne croyez pas que les eaux des Pyrénées
valent mieux que les nôtres. » Voilà la rivalité établie.
Le médecin des établissemens thermaux lointains al-
lègue d'autres motifs : « Le mouvement du voyage
vous est indispensable; vous aurez la vue d'un site
charmant; le pays est économique, nous y faisons
bonne chère, nous y donnons des bals une fois la
semaine, des concerts presque tous les jours; vous
vous y amuserez. Vous avez besoin de quitter Paris,
d'avoir des distractions. Nos bains ont reçu, grâce
à mon crédit et à mes sollicitations, des améliorations
que mon prédécesseur avait négligées. Nous vous
ferons administrer des douches aussi bien organisées
qu'à Tivoli. » Le malade part. S'est-il amusé? non;
est-il guéri? non. Il a dépensé beaucoup d'argent.
Jean s'en alla comme il était venu. Il revient dans
ses foyers avec sa maladie, ayant contracté des habitudes incurables de dissipation, de folie et d'oisiveté;
il est souvent même plus indisposé qu'auparavant;
car M. Foderé n'a-t-il pas fort judicieusement re-

sont pesantes, fatiguent l'estomac, surtout lorsque, transportées à Paris, elles doivent perdre, comme toutes les eaux minérales, les vertus
que les livres continuent à leur attribuer, et qu'une fâcheuse habitude
des médecins pour les prescrire à leurs malades a consacrées dans la
pratique vulgaire.

marqué, dans un de ses ouvrages, que les eaux minérales ne guérissaient personne, et que les malades de Strasbourg, qui faisaient le voyage de Baden, en revenaient plus malades qu'avant leur départ? Cette branche d'industrie n'avait pas échappé au mordant Guy-Patin qui en fait justice de la manière suivante :

« Pour ce qui est des eaux minérales, je vous dirai
» que je n'y crois guère, et n'y ai jamais cru davan-
» tage ; maître Nicolas Pietre m'en a détrompé il y a
» quarante ans. Fallope les appelle un remède empi-
» rique. Elles font bien plus de c...., qu'elles ne gué-
» rissent de malades.

» Elles sont plus célèbres que salubres. Je m'en
» tiens à l'expérience journalière, comme aussi à l'au-
» torité d'Hippocrate, d'Aristote, de Galien, qui les
» ont assez improuvées. » (*Lett.* ccclxxii, pag. 96,
tom. III.)

« Ces eaux peuvent servir, après que le malade est
» très-bien purgé et vidé. On s'en peut néanmoins
» passer très-aisément. Aussi arrive-t-il souvent que
» ce remède n'est qu'une amusette pour occuper les
» convalescens, qui se plaisent à la nouveauté et di-
» versité des remèdes. Pline l'a fort bien dit, lorsqu'il
» parle des médecins qui charlatanent leurs malades,
» *qui diverticulis aquarum fallunt ægrotos.* Des eaux
» mal prises, les conséquences en sont fort mau-
» vaises . Ce sont de fortes lessives qui échauffent et
» dessèchent les entrailles, au lieu de les nettoyer
» simplement et doucement. » (*Lett.* lxxvii, pag. 214,
tom. I.)

. . Il nous reste à peindre *le médecin consultant* : tous les docteurs sont consultans depuis telle heure jusqu'à telle heure ; et pour tel praticien, cette médecine sédentaire est quelquefois l'indemnité de la nullité de sa clientèle : il fait dans son cabinet *de la médecine à l'heure*, comme d'autres en font *à la page*.

Ce serait fatiguer les regards de nos lecteurs, que de divulguer le secret des consultations absurdes d'un certain Esculape dégénéré, qui exerce une espèce de sortilége par sa prépondérance ridicule sur de crédules malades, en trouvant au fond d'une fiole d'urines [1] tous les maux présens et futurs, en désignant du doigt et de l'œil tous les symptômes de toutes les maladies qui ont échappé à la Faculté tout entière. Lui seul trouve la vérité, lui seul possède les remèdes pour toutes les maladies. *Sa famosité* est le résultat de ce commérage des halles, de cette classe laborieuse des campagnes. En un mot, la crédulité de ses clients fait toute sa science ; c'est donc là le véritable *charlatan consultant.*

Mais le médecin consultant ou consulté [2], l'auteur

[1] L'uromanie est une science vaine ; ce n'est qu'en réunissant d'une part l'inspection des urines aux autres symptomes concomitans, de l'autre l'examen des fonctions des principaux organes de l'économie animale, qu'il serait permis de fixer un diagnostic probable L'empirisme, la crédulité, l'imitation ont fait de l'urine l'usage le plus ridicule et le plus abusif. Si dans plusieurs circonstances les urines, comme les autres déjections du corps humain, peuvent éclairer le praticien, c'est surtout par leur transparence qui permet d'en tirer plus d'inductions que de celles qui sont opaques comme les selles.

[2] Nous ne nous amuserons pas à discuter pourquoi l'on dit médecin

de *la Médecine sans le Médecin*, serait bien plus curieux à connaître! Cela est vrai; mais ne devons-nous pas redouter l'amour-propre de notre plume, suspendre la partialité de notre pinceau, pour faire un appel franc et loyal à nos malades, qui, ayant observé dans notre cabinet *nos ridicules, notre système, notre savoir-faire, notre méthode, nos prétentions*, etc., pourront nous transmettre les élémens nécessaires pour tracer ce portrait qui peut devenir aussi ressemblant que ceux dont nous venons d'essayer l'esquisse?

Oserons-nous pénétrer dans le sanctuaire de l'enseignement médical et dans les assemblées de l'Académie, reprendre le rôle d'observateur, pour exposer au grand jour le charlatanisme de leurs oracles, et dérouler aux yeux de nos lecteurs les intrigues, les cabales de la médiocrité, les intérêts personnels, les complaisances réciproques, les partialités intéressées, enfin la foule innombrable d'abus qui se sont glissés parmi les professeurs et les académiciens?

Les bons professeurs forment de bons élèves; leur influence est extrême. Ces élèves peuvent-ils ignorer la longue série d'intrigues qui a placé ce docteur dans la chaire des Louis, des Pelletan, des Sabatier! Le voyez-vous tonner contre les doctrines les mieux sanctionnées par le temps, et, fils ingrat, fouler aux pieds celles qui l'ont formé lui-même! « Tout

consultant plutôt que médecin consulté. Ce mot ne viendrait-il pas par hasard de ce que le médecin a plus d'intérêt à consulter son malade, que le malade à consulter son médecin?

» est erreur, tout est encore à refaire. Bichat n'a
» écrit que des romans, et je l'ai refuté d'une ma-
» nière victorieuse dans un ouvrage qui va paraître. »

Parlerons-nous de ce docteur vieilli dans le professorat, qui était obligé de suppléer, par des anecdotes
gasconnement fabriquées, à l'insuffisance de sa
science anatomique? Aussi lui arrivait-il plus d'une
fois de s'adresser aux bancs de la salle, lui qui était
connu dans Paris par le soin qu'il prenait jadis de
vous instruire de l'attention avec laquelle on l'avait
écouté. Né sans facilité pour s'exprimer, son accent
gascon était désagréable; car autant il était laconique
par stérilité, autant était-il diffus par faiblesse de
raison dans ses ouvrages, dont les derniers ont été
dédaigneusement oubliés chez le libraire.

Mais ce ne sont là que les ridicules du professorat.
Aborderons-nous ses profanations? Dirons-nous cette
condescendance coupable, cette indulgence intéressée
dans la réception des candidats. On ne cherche pas
le mérite, on compte les récipiendaires! Hélas! ne
faut-il pas que cette branche d'industrie classique
complète 15,000 fr. au professeur? Aussi Marie-
Saint-Ursin s'écriait-il avec son style accoutumé :
« Ils ont mis le bonnet doctoral à l'encan, les di-
» plômes à l'enchère, l'empirisme au concours, le
» désordre dans tous les rangs de la médecine. »

Pourtant la Faculté doit se rappeler qu'aux beaux
jours de sa gloire, elle savait choisir parmi les médecins que l'opinion publique lui désignait, ceux qui,
par leurs écrits, leurs travaux, leurs succès, parais-

saient dignes de lui appartenir. Elle n'exposait pas un savant modeste et timide à succomber dans une lutte de visites, d'adresse et d'intrigue, où la médiocrité adulatrice sait toujours triompher du talent, et la protection du mérite découragé.

Faut-il rappeler ici les procédés de ce docteur qui va présider souvent les jurys départementaux? Sa présidence a inondé la France d'officiers de santé, qu'on peut dire avoir été faits au poids de l'or.

Devons-nous mentionner un de ses anciens collègues, jadis professeur sinécuriste, qui, dans les séances académiques, comme dans les comités, est semblable à la statue du *Festin de Pierre?*

Que n'est-il permis de tout dire! l'embarras est de trop parler : « les amours-propres sont d'une suscep- » tibilité si désespérante! »

Que d'autres moyens de charlatanerie se présentent ici à notre imagination! Que d'observations viendraient se placer en foule sous notre plume! Ne sommes-nous pas au centre d'une mine féconde pour peindre les travers et les ridicules de notre époque? « J'accepte rarement des dîners en ville, dit ce mé- » decin inoccupé; mes malades avant tout. » S'il consent à paraître à table, il a bien soin d'arriver après le potage, en disant qu'il est harassé, qu'il vient de courir la ville et les faubourgs; et s'échappe après le dessert en s'imposant la privation de prendre du café, que sa gouvernante avait préparé chez lui.

Avec de l'intrigue, vous arriverez indubitablement.

Prenez un ton affirmatif sur tout; tranchez [1]. Parlez beaucoup, les sots croiront que vous parlez bien. Ayez une volonté forte pour avoir un genre à vous : vos absurdités même paraîtront des oracles; ne soyez jamais de l'avis de vos confrères; ayez seul raison, et puisque votre talent se borne à plaire à des valets de chambre, à faire une ordonnance en langue latine symétriquement calculée, avec des signes inintelligibles; puisque vous êtes parvenu à classer dans votre mémoire ce que quelques uns de vos prédécesseurs avaient écrit et pensé avant vous; que vous êtes sans invention, sans esprit, vous ne pouvez prétendre qu'à la gloire d'un écho.

Soyez trivial, faux, bizarre; soyez dogmatique, soyez même académique; mais vous n'irez jamais à la postérité, prenez-en votre parti. Aurez-vous du talent? je l'ignore. Pour vous tirer d'affaire, ayez l'adresse et l'instinct de ce praticien, ou plutôt de ce routinier, dont vous avez si souvent envié les succès. Si vous êtes mauvais médecin, attachez-vous à quelque secte romantique, classique, et surtout jésuitique. Car il faut être quelque chose dans le monde. Suivez les modes, flattez les goûts de vos malades : voilà les secours nécessaires à un médecin. Mais ayez toujours de l'audace si vous réussissez : réussir est d'un homme d'es-

[1] L'air tranchant de la plupart de nos modernes docteurs diffère essentiellement de ce bon sens, de cette réserve d'assertions qui caractérisent le premier des docteurs, Hippocrate : *Videtur mihi probabile esse*, dit-il souvent; il doute presque toujours, il affirme rarement; on voit sans cesse dans ses écrits le *que-sais-je?* de Montaigne.

prit, échouer est d'un sot ; criez au scandale des charlatans, et dites que vous ne l'êtes pas. Le vulgaire ne connaît pas le proverbe : *Noi siamo tutti ciarlatani* ; ni celui-ci, *Mundus omnis exercet histrioniam*, et il ne se méfiera pas de vous.

Mais l'intrigue est au talent ce que le frelon est à l'abeille, ce que l'herbe parasite est à la plante utile. C'est l'inépuisable ressource des petits esprits. L'intrigue et le patelinage, sans savoir et sans esprit, font tous les jours la fortune et le bonheur d'un individu! Cette vérité fâcheuse s'applique à un grand nombre de médecins, de ceux de Paris surtout ; car il est un genre de charlatanisme inhérent à cette grande cité, et qui leur est particulier ; c'est une disposition d'esprit, ce sont des nuances de jongleries ignorées en province. La médecine entre leurs mains a cessé d'être une profession honorable ; cette noble science n'est plus chez eux qu'un savoir-faire : disons le mot, qu'un métier. Combien de médecins n'ont-ils pas la bonne foi de convenir avec leurs confrères que leur charlatanisme est obligé ; que leur réputation de coterie leur vaut mieux que celle de l'Académie ? « *Vulgus vult decipi*, disent-ils ;
» car si nous sommes forcés de niaiser en courant
» certaines ruelles, n'en accusez que le vulgaire qui
» est ainsi fabriqué. Les pilules dorées de mie de pain
» ordonnées par le fameux Tronchin à une grande
» dame vaporeuse, n'étaient-elles pas une jonglerie
» obligée? nos prescriptions médicales ne sont-elles
» pas d'obligation ? Nos malades seraient-ils contens
» si nous ne prescrivions rien? »

Ne pourrions-nous pas opposer à la justification de ces médecins beaux-esprits, charlatans habitués des salons de la capitale, la manière grave, consciencieuse des praticiens des villes départementales, où la médecine est plus souvent exempte des intrigues, des menées indignes d'une pareille profession, où l'ambition offre moins de chances, où les collègues sont moins multipliés, et où les rivalités intéressées sont plus vite démasquées?

Ce n'est que dans l'immensité d'une capitale, que le manége du Léviathan médical pouvait se développer impunément. Dans une ville plus circonscrite, l'opinion publique en eût fait justice, et eût devancé de cinquante années le *Dictionnaire des Sciences médicales*, qui a rappelé les intrigues de son début dans la carrière de la pratique. Le malin Vaudeville n'aurait pas eu besoin de vouer au ridicule et aux risées du parterre son genre gravement bouffon. Et aujourd'hui que son astre est pâlissant, que l'existence va bientôt lui échapper, on ne le verrait pas encore disposé à saisir toutes les occasions, pour réveiller dans les feuilles périodiques le souvenir d'un nom qui tombe, et d'une renommée détruite à laquelle il veut en vain survivre dans sa descendance directe ou collatérale; car si vous briguez la faveur d'être médecin-courtisan, si vous espérez la place de médecin par quartier à la cour, sachez que le charlatanisme veille là plus qu'ailleurs : on y convoite les places, on les distribue d'avance, on espère une maladie, on souhaite un décès; les placets, les pétitions, y sont les maladies régnantes, et qu'on chercherait vainement à guérir. Ayez un protecteur habile en charlatanisme, et il ne sera pas nécessaire que vous ayez des antécédens; qu'une auréole médicale entoure votre front, que vous soyez ou Pierre, ou Jacques, ou *Martin*, quand même vous seriez de la famille des Martin de la Foire, vous y serez admis sans que faute d'un point vous encourriez la même peine que votre homonyme; vous aurez votre place; votre protecteur est le Nestor des empiriques, il a besoin d'un bâton de vieillesse. L'époque où les Lieutaud, les Sénac, les Vicq-d'Azyr publiaient de bons ouvrages, en honorant leur archiatrie, reviendra-t-elle bientôt?

Lieutaud, Sénac, Vicq-d'Azyr [1], ô vous dont les noms immortels n'ont connu que l'illustration des talens et l'éclat du mérite! votre modestie méprisait l'ardeur des cupidités; votre gloire était étrangère aux vaines qualifications de nos modernes ambitieux. Il leur faut des baronnies [2], il leur faut des rubans,

---

[1] L'illustre Vicq-d'Azyr et Desault dominent encore nos souvenirs; ils étaient les dignes protecteurs de la jeunesse studieuse. Leurs lumières, leur philosophie honoraient la France. Plusieurs années leur paraissaient promises par la nature; ils les auraient consacrées aux progrès de la science. Mais, hélas! la faux barbare du Temps vint les frapper au milieu de leur carrière.

[2] Quoique nous n'ayons pas plus de répugnance à monseigneuriser un sot qu'à baronniser un médecin ou un chirurgien, il faut avouer pourtant que, par une fatalité que ces nouveaux titrés n'ont pas eu intérêt de prévoir, il est certains noms justement célèbres dont l'éclat ne serait pas augmenté par l'addition d'une noble particule. Voyez donc le bel effet que produirait aujourd'hui la qualification de marquis Barthez, de comte Petit, de vicomte Bordeu, de baron Bichat. Hélas! il est plus facile d'attraper une baronnie que d'atteindre un Bichat.

et des rubans de toutes les couleurs. Il en est un que nous pourrions nommer, dont l'ambition *s'est bornée* à devenir chevalier de l'Éperon-d'Or. Mais aussi le temps effacera leurs titres éphémères; car leurs contemporains ont déjà oublié leurs sèches et indigestes compilations. Ces réputations *viagères*, si laborieusement fabriquées, n'échapperont pas à l'oubli de la postérité. Le temps a fait la part des auteurs et des complices de ces réputations usurpées. Nous ajouterons seulement encore qu'il existe un genre plus singulier de ces ambitieux; ce sont des hommes dont la renommée s'est noyée pour avoir voulu soutenir celle d'autrui.

Ce n'est pas non plus dans les murs d'une ville de province que se soutiendrait une certaine société de médecine sans existence légale, vrai club de médecins; ce n'est point là que le coryphée d'une obscure coterie pourrait se donner une importance mensongère en faisant annoncer dans les journaux un prétendu renouvellement de bureau, et en cherchant à accoler son nom à celui de personnages plus ou moins recommandables. Ce n'est que dans la *bonne ville de Paris*, que le public, voyant le nom répété d'un certain membre de cette société, devient la dupe d'une supercherie digne d'un jésuite *de robe courte*, *aussi bien que de courte science.*

Que dirons-nous de certains autres manéges de cet auteur avide de nouveautés, qui n'est pas même original? Il veut faire croire qu'il est inventeur, il n'est que plagiaire; ses prétendues découvertes sont tout au plus une compilation laborieuse de vieux livres qu'il s'est borné à rajeunir, et de divers systèmes de médecine qui, tour à tour, ont régné dans l'opinion. Eh quoi ! la médiocrité usurpera-t-elle toujours la place du génie, dont les conceptions les plus belles sont effacées par des fantaisies bizarres et capricieuses ? le champ de bataille restera-t-il toujours à l'intrigue ? les petites ruses, les tours d'adresse, réussiront-ils donc sans cesse à celui qui veut faire parler de soi ? Il y aurait un volume à faire sur l'esprit de cabale, sur l'influence des coteries médicales et le développement de leurs effets. L'esprit de coterie est essentiellement actif, intrigant, usurpateur : c'est le seul genre de supériorité qu'on lui connaisse.

S'il existe donc des médecins connus par leur adresse audacieuse, combien d'autres font consister toute leur science dans l'art de composer une formule compliquée, et surtout inintelligible au vulgaire ! Ils osent espérer faire preuve de savoir aux yeux des personnes qui entourent le malade ; les bonnes femmes, les gardes-malades ne sont-elles pas des moyens d'obtenir une clientèle ? L'arrière-ban de la médecine, où trouverait-il ailleurs des prôneurs ? Les prôneurs ! les prôneurs ! demandez à tel ou tel médecin ce que deviendrait sa réputation sans le caquetage des commères et sans le grand usage du *monde médical* et du *monde malade*. Il n'y a pas d'homme dont la fortune soit plus entre les mains du hasard que celle du médecin.

Quelques-uns flattent le goût de la multitude qui mesure trop souvent la science de l'Esculape sur la longueur et la complication de son ordonnance. Qui ne connaît pas, en effet, les collusions qui existent entre plusieurs médecins et certains pharmaciens, leurs conventions écrites ou verbales ? Les uns expriment par écrit [1] la quotité de la somme que le pharmacien doit donner au médecin, soit par mois, soit par année ; les autres la font dépendre proportionnellement de la valeur du remède ordonné. La préférence accordée à tel pharmacien n'a souvent pas une autre origine : c'est un intérêt calculateur qui les lie au détriment des intérêts sacrés des malades.

Mais, s'il existe des *pécheurs honteux*, trafiquant de formules pharmaceutiques, il est, pour l'honneur de la médecine, des praticiens distingués par leur désintéressement, dignes de la confiance publique dans l'exercice de l'art de guérir, des hommes honorés par leur savoir, leurs profondes études, leurs prétendues découvertes.

Ce ne sont pas ces derniers qui calomnieraient les propagateurs de certains médicamens, qui ont *l'audace* de guérir par une méthode opposée, en les désignant, avec un superbe dédain, par un nom qui ne saurait s'appliquer qu'à certains de leurs confrères.

Ils seraient les premiers à s'écrier avec nous :

[1] Il y a des médecins qui ajoutent certains signes convenus avec l'apothicaire, afin que celui-ci exige plus ou moins sur telle ou telle ordonnance.

Non, non, messieurs les *graves docteurs*, vous qui tâchez, avec tant de soin, d'anathématiser tout ce qui ne rentre pas dans le cercle de vos coteries, de ne point recommander les remèdes qui ne font point partie de vos formules, tout ce qui s'éloigné du dédale de vos formes médicales, pour se rapprocher de la simplicité de la nature ; ce n'est pas par des incriminations, mais par des actes, que vous devez réfuter la pratique de ces hommes que vous ne daignez pas même appeler du nom de vos adversaires ; faites mieux qu'eux, et vous n'aurez pas besoin, pour vous faire croire, de prodiguer, avec tant de profusion, des épithètes injurieuses, des mots retentissans et des phrases insignifiantes.

Quoi ! c'est au pied du lit de ce mourant, que vous seuls avez soigné, que vous déclamez contre les prétendus charlatans, dont la main moins savante que la vôtre avait eu du moins le bonheur de soulager jadis les premières douleurs ou de le rappeler à la vie ! Quoi ! c'est auprès de ce valétudinaire, qui languit depuis quinze ans entre vos mains, que vous dénoncez l'impuissance des médicamens qui vous sont étrangers !

Mais, disons-le hardiment, il est presque incontestable que c'est à la médecine populaire, dédaignée par les médecins, qu'un grand nombre de moyens curatifs et préservatifs doivent leur propagation.

Ainsi que la religion naturelle, la vraie médecine est simple à concevoir et facile à pratiquer. Ce n'est pas d'elle que parlait Montaigne, quand il écri-

vait ces paroles : « J'ai trouvé, sans le secours des
» médecins, mes maladies aussi douces à supporter
» et aussi courtes que nul autre, et je n'y ai point
» mêlé l'amertume de leurs ordonnances. » Aussi
Boërhaave, celui qui peut-être, après Hippocrate,
a le plus honoré la médecine et l'humanité, ne craint
pas de dire que, « si l'on vient à peser mûrement le
» bien qu'a procuré aux hommes une poignée de
» vrais fils d'Esculape, et le mal que l'immense quan-
» tité de docteurs de cette profession a fait au genre
» humain depuis l'origine de l'art jusqu'à ce jour,
» on pensera sans doute qu'il serait plus avantageux
» qu'il n'y eût jamais eu de médecins dans le monde. [1] »
Inst. Med., p. 401.

De telles autorités ne justifient-elles pas le plan et
le titre de notre ouvrage, d'un livre populaire écrit
par une main hardie? *La Médecine sans le Médecin!*
s'écrieront doctoralement ces orgueilleux adeptes de
l'art medical. Oui, sans doute, *La Médecine sans le
mauvais Médecin;* car les doctes de cette profession
ont-ils craint de *vulgariser* leur langage? Ce genre
de composition ne compte-t-il pas parmi ses auteurs
Van-Swieten, Lieutaud, Paulet, Sydenham, Ramaz-
zini, Buchan, Tissot, Arbuthnot, Hufeland, Celse et
le grand Hippocrate? Courbez le front devant ces

.

---

1 Boërhaave n'aurait pas pris ce ton contempteur en parlant des chirurgiens qui existaient à cette époque. Lorsque le sénat de Rome déli-
béra sur l'expulsion des médecins, il ne fut pas question des chirurgiens. Un ouvrage qui serait intitulé *la Chirurgie ans le Chirurgien,*
serait un sophisme paradoxal plus facilement réfutable que *la Medecine
sans le Médecin.*

noms illustres ! pâlissez devant ces imposantes autorités !

Nous venons après ces grands hommes, nous n'effacerons pas leur renommée; mais nous oserons du moins rectifier les erreurs que les progrès de la science ont fait découvrir dans leurs ouvrages; et nous joindrons, à ce qu'ils nous ont révélé dans leurs écrits philantropiques, tout ce que nous ont appris trente années de pratique et d'observations.

Les médecins célèbres laissent de bons exemples, les médecins charlatans transmettent des ridicules. Relevons-nous donc, lecteur ; nous vous invitons comme Bâcon, *à ne point vous agenouiller devant des fantômes.* Distinguez le praticien honorable, doué d'un esprit juste, sage, profond et méthodique; dédaignez - celui qui est naturellement disposé à l'exaltation, à l'obscurité, à la jonglerie; soutenez les réputations vraies, abattez les fausses ; adoptez les perfectionnemens raisonnés, quelle qu'en soit l'origine. Souvenez-vous qu'il n'existe qu'une bonne école médicale, dirigée par un seul maître, la nature, et toujours la nature. N'admettez aucune science exclusive; reconnaissez dans quelques *praticiens* des qualités qui leur sont propres, et sachez-leur quelque gré d'avoir cherché à enrichir la pratique de l'art médical, surtout à une époque où les esprits, avertis en toutes choses de rechercher le mieux, s'agitent dans tous les sens pour le découvrir et l'atteindre. *Naturam videant, intabescantque relictâ.*

Nous aimons à le répéter : tout est simple dans la

nature, et voilà pourquoi la chirurgie jette maintenant un si grand éclat[1]. Il n'en est pas de cet art comme de la médecine ; elle opère à découvert ; tout est visible dans ses procédés, tout est occulte dans la science médicale : aussi les plus grands succès couronnent ostensiblement le génie de nos grands chirurgiens ; heureux effet d'un organe intellectuel bien constitué et d'une appréhension digitale, pour ainsi dire inspirée ! *Chirurgia medicinâ prævalet*[2] ; et la chirurgie militaire surtout de quelle prééminence ne doit-elle pas jouir ! elle qui affronta si souvent les

---

[1] Quel est le chirurgien un peu éclairé qui ne connaisse pas la belle thèse du célèbre Louis, intitulée *de præstantiâ chirurgiæ medicinâ potentioris ?* Cette thèse a donné la première impulsion soutenue ensuite par les talens des Desault, des Pelletan, des Boyer, des Dubois, des Dupuytren, des Percy, des Larrey, des Richerand, etc. Mais remarquons ici que Louis, l'auteur de cette thèse, ne put jamais être admis au nombre des membres de l'Académie des Sciences, par les intrigues d'un docteur qui y était entré avec un bien mince bagage. *Ce n'est qu'un chirurgien*, disait-il ; mais un chirurgien dont la froide nullité redoutait la concurrence et le beau talent. Louis était doué d'une grande franchise, d'une grande loyauté, d'un grand caractère ; il n'avait jamais flatté les esprits médiocres et jaloux, il connaissait trop le secret de toutes les coteri s médicales. Aussi Louis ne put s'asseoir sur le fauteuil académique, à côté de cet homme qui n'y était parvenu que par elles.

[2] Nos assertions sont confirmées par le discours prononcé par le professeur Richerand dans la dernière séance publique de l'Académie royale de médecine sur l'histoire des progrès récens de la chirurgie. Il a fait des réflexions sur les conspirations qui se fomentent dans le conseil d'administration ; il a révélé quelques vérités défavorables à plusieurs membres de cette Académie. En sa qualité de secrétaire perpétuel de l'Académie (section de chirurgie), il s'est plu à établir la différence immense qu'il soutient exister entre la certitude des théories médicales et chirurgicales. Il parle d'un sieur de Pimprenelle, attaché au service de santé de la cour de Louis XIII, qui s'est signalé par toutes sortes d'intrigues et de fourberies.

blessures qu'elle cherchait à soigner ; elle qui volait sur les champs de bataille au secours du brave qui succombait ; elle enfin qui ajoutait à la victoire un nouveau prix en diminuant le nombre de ses victimes ! Combien n'a-t-elle pas agrandi le domaine de la science par les résultats d'une expérience de tous les instants et d'une multitude de faits qui ne peuvent se présenter que sur les théâtres de la guerre ! La chirurgie militaire, si bien organisée dans les armées françaises, si consolante pour nos braves, a dérobé mille rayons à la gloire des conquêtes, et elle s'est élevée à ce degré de splendeur qui la fait admirer par nos ennemis même, et lui mérite à jamais la reconnaissance de la patrie et l'admiration de l'Europe.

Honneur donc aux progrès et à la gloire des connaissances médicales modernes, mais seulement de celles qui ont épuré le jargon scolastique ! Honneur à l'art chirurgical ! Honneur à celui qui pourra chasser le charlatanisme médical, et le bannir à jamais du temple d'Hippocrate !

Nous avons dit de certains médecins qui croiront se reconnaître, ce que nous en pensons sans nous laisser imposer par les réputations usurpées. Nul sentiment de haine ou d'envie n'a guidé notre plume. Les barbouiller d'encens eût été ridicule ; les salir de fiel en les nommant serait odieux : certes, plusieurs noms propres ne nous auraient pas manqué. Il y avait tant d'autres nullités privilégiées, de turpitudes faciles à dévoiler ! mais, pour l'honneur de la médecine, il faut les laisser dans l'oubli; on ne saurait les en tirer, sans affliction et sans honte.

Nous engageons donc toutes les personnes auxquelles leur santé est chère à consulter avec confiance le *Manuel de Santé* que nous leur avons consacré. Nous avons évité tout ce qui pouvait jeter quelque obscurité sur nos conseils; nous avons banni, autant qu'il a été possible, les mots scientifiques. Notre unique but a été d'être utile aux hommes, notre plus flatteuse récompense sera de l'avoir atteint.

DISSERTATION

SUR L'UTILITÉ

DES FRICTIONS JOURNALIÈRES.

Percurrit agili corpus arte tractetrix,
Manumque doctam spargit omnibus membris,
MART.

PERFECTIONNER de jour en jour dans les arts, comme dans les sciences médicales, telle est la prérogative inhérente à l'époque actuelle ; telle est aussi la source des découvertes utiles à l'humanité. La soumission du raisonnement à l'observation fait le caractère de la science moderne. Jusqu'à ce jour, l'emploi des frictions, cette branche importante de l'art de guérir, semble avoir été négligé. Un très-petit nombre de médecins habiles avaient employé ce mode de préservation ou de curation. Les anciens faisaient un usage fréquent de frictions.

On trouve le passage suivant dans le livre d'Hippocrate : *De articulis, multarum rerum peritum esse medicum expedit et non minùs frictionis.* Ce père de la médecine employa plusieurs fois les frictions médicamenteuses dans le traitement des maladies des femmes, surtout pour irriter la menstruation trop languissante.

L'utilité des frictions, comme moyen prophylactique, laisse entrevoir tout l'avantage qu'on peut en retirer dans le traitement de quelques maladies. Du temps de Galien, on les employait contre les fièvres intermittentes. Un de leurs principaux effets est de rompre le spasme et la concentration des forces sur l'épigastre.

Nous savons,que les médicamens employés en frictions agissent tantôt par absorption, tantôt par sympathie, peut-être en même temps par ces deux modes.

Lorsque des scrutateurs infatigables des secrets de la nature enrichirent l'art de guérir, dans le commencement de ce siècle, d'un grand nombre de faits nouveaux, les médecins se familiarisèrent avec la méthode iatraleptique. Spallanzani fit beaucoup d'expériences sur le suc gastrique, et lui attribua de grandes propriétés médicales. Ballerini, Salmon, Botta, Tourdes, confirmèrent, par leurs expé-riences, les effets de cette méthode, et MM. Alibert, Pinel et Duméril, chargés de les répéter, reconnurent l'action purgative, diurétique et fébrifuge de plusieurs médicamens appliqués à l'extérieur.

Personne n'a fait autant d'expériences sur les propriétés des frictions médicamenteuses que le docteur Chrestien de Montpellier. Il les a opposées à un grand nombre de maladies, et presque toujours, dit-il, avec le plus grand succès. Barthez lui écrivait: « Je me trouve de plus en » plus confirmé dans mon opinion sur l'utilité singulière » que votre méthode doit avoir dans plusieurs cas diffi- » ciles, où les remèdes internes n'ont pas de succès, ou » ne réussissent qu'imparfaitement. »

Ce célèbre médecin de Montpellier a obtenu, dit-il, des effets admirables d'une Essence antispasmodique, chez une jeune fille atteinte d'une fièvre pernicieuse, liée à une suppression de menstrues. Les émétiques, les purgatifs, les toniques, donnés avec libéralité, exas-pérèrent à un tel point les symptômes ataxiques, unis à ceux d'une prostration extrême, que M. Chrestien déses-pérait presque de la malade; mais des frictions avec cette Essence, sur la partie interne des cuisses, sur l'abdomen, rappelèrent le flux périodique, et guérirent la fièvre très-rapidement.

Les frictions ont été souvent utiles pour les rhumatismes : elles calment les douleurs, rétablissent la transpiration, modèrent la violence des attaques, écartent l'insomnie, régularisent la circulation, dégagent les articulations, et augmentent la chaleur générale.

Les hypocondriaques, les mélancoliques se portent mieux, en usant de fr'ctions qui leur rendent l'hilarité si utile à la santé, en fortifiant le tissu des organes.

Le docteur Dufour, membre de notre bureau de Consultations médicales, a observé que M........, âgé de cinquante-quatre ans, d'un tempérament bilieux, éprouvait depuis long-temps de fréquentes attaques de lombago, compliqué de rétention d'urine, et qui développait les symptômes les plus graves. Le malade était atteint depuis long-temps d'une douleur sciatique qui avait causé la claudication. Lorsque ce médecin fut appelé auprès de lui, celui-ci ressentait le long du rachis une douleur vive qui se propageait dans la cavité abdominale, et se faisait surtout sentir dans la région de la vessie. L'abdomen était douloureux, les urines ne coulaient que goutte à goutte, un vomissement violent avait lieu ; le pouls était faible ; le visage décomposé ; les yeux avaient perdu leur éclat, la chaleur avait disparu des extrémités ; divers antispasmodiques à l'intérieur, les émolliens sur le ventre n'eurent aucun effet. Le vomissement cessa, mais fut remplacé par un hoquet insupportable. Le gonflement de l'abdomen était joint à une sensibilité extrême. Ce médecin fit frictionner pendant la nuit, avec une dose suffisante de l'essence dont nous allons parler, mêlée avec une eau savonneuse chaude, l'abdomen et la partie interne des cuisses, en employant à chaque heure une once de la liqueur. Peu de temps après la première friction, les urines coulèrent avec plus de facilité, et la douleur fut

moins vive. Deux nouvelles frictions augmentèrent beaucoup cette amélioration, et le malade dormit après la
quatrième. Les frictions discontinuées pendant quelque
temps furent reprises, et faites de trois heures en trois
heures. Bientôt le malade fut délivré de tous ses maux.

Plusieurs observations prouvent que des céphalalgies
violentes, des sciatiques rebelles, des douleurs rhumatismales opiniâtres, situées en différentes parties du corps,
ont été guéries par des frictions sur la peau avec cette même
Essence. Les effets ont été manifestes, et ne peuvent être
révoqués en doute dans une affection cardialgique qu'é-
prouvait un jeune homme de trente ans, d'un tempérament bilieux, qui éprouvait depuis vingt jours une cardialgie qui lui laissait peu de momens exempts de souffrances : la même essence n'a pas eu moins de succès dans
une maladie nerveuse convulsive avec perte de connaissance. Une demoiselle de vingt-deux ans, d'un tempérament pléthorique, d'une constitution forte, est atteinte
d'une maladie nerveuse, qui présente quelque analogie
avec l'épilepsie, et liée avec une irrégularité très-ancienne
des menstrues causée par une vive frayeur. Des frictions
avec cette essence rétablissent le calme dans le système
nerveux. De nouvelles affections morales rappellent la
maladie, et le même traitement réussit encore en stimulant les appareils organiques.

Nous avons fait cesser, par ces frictions antispasmodiques, une ischurie sympathique. Une dame d'environ
cinquante ans, arrivée à l'époque critique, d'un tempérament lymphatique bilieux, ayant le système nerveux
d'une sensibilité extraordinaire, éprouva une strangurie
dans le cours d'une maladie gastrique. Des frictions furent
faites sur la colonne vertébrale et sur les reins : deux suf-
firent pour enlever toute sensation douloureuse. Les mêmes
frictions sur le bas-ventre ont fait cesser plusieurs fois des
coliques qui avaient résisté aux remèdes internes appro-

priés en pareil cas. L'hypocondrie et la mélancolie ont disparu.

La méthode iatraleptique offre des ressources très-variées aux pratriciens ; c'est une terre encore peu défrichée, et qui promet les plus beaux fruits.

Un établissement mieux organisé que celui de Vienne en Autriche manquait à la capitale ; ce sera donc rue d'Antin, n° 10, que les frictions médicamenteuses seront administrées avec le plus grand succès.

Cette méthode, branche essentielle de la thérapeutique, réussit souvent entre des mains habiles. L'estomac de beaucoup de malades se familiarise tellement avec les médicamens, que les plus énergiques d'entre eux perdent toute leur action ; alors les frictions les remplacent avec beaucoup d'avantage. Certaines idiosyncrasies défendent l'usage intérieur de quelques médicamens ; ainsi on a vu des individus ne pouvoir supporter l'opium, à la plus faible dose, et cependant ce narcotique, employé à l'extérieur, produisoit chez eux les meilleurs effets. Les frictions médicamenteuses méritent la préférence sur les méthodes ordinaires dans la plupart des maladies des systèmes lymphatique et cellulaire.

Cette méthode a ajouté au domaine de la thérapeutique ; elle a obtenu, dans plusieurs cas, des succès non contestés ; elle en promet beaucoup, et les médecins qui ont soutenu sa cause, la plupart avec autant de talent que de zèle, sont dignes des plus grands éloges. Le célèbre Corvisart a employé souvent avec le plus grand succès la percussion frictionnante pour soulager les maladies organiques du cœur et de la poitrine ; ce praticien recommandable en a fait usage dans les engorgemens du foie et des viscères du bas-ventre. Il les a employées pendant les convalescences pour tonifier les organes et relever les forces abattues. « Cette action tonique extérieure est sou- » vent préférable, disait-il, au vin de Bordeaux ou de

» Malaga, qui n'agissent dans l'estomac que d'une manière
» sympathique sur l'organisme. »

L'utilité des frictions, les indications importantes qu'elles remplissent, les font considérer par les modernes comme une des ressources les plus précieuses de l'art de guérir. Tous les auteurs s'accordent à dire que l'emploi des frictions détermine, dans l'économie animale, un changement accompagné des plus agréables sensations, et dont difficilement on se ferait une idée. La peau devient plus douce et plus flexible, et ressent un bien-être qui donne à l'existence un charme tout nouveau. A la fatigue que l'on éprouvait succède un sentiment de légèreté qui rend propre à tous les exercices du corps ; les muscles, rendus à leur contractibilité naturelle, agissent avec plus d'énergie et plus de facilité : ou croirait que le sang coule plus largement dans les vaisseaux qui le contiennent ; les forces physiques éprouvent des changemens salutaires ; les fonctions du cerveau, qui sont si souvent modifiées par celles-ci, présentent bientôt un surcroît d'activité remarquable ; l'imagination se développe, le tableau riant des plaisirs se retrace sous un jour plus voluptueux et sous des couleurs plus vives. Il y a augmentation de l'exhalation habituelle à la surface de la membrane éminemment vasculaire ou nerveuse dont toutes nos parties sont revêtues. Ses effets ne sont pas moins remarquables sur les organes de la locomotion ; nous ne saurions douter que les maladies ne soient singulièrement modifiées par l'usage de cette Essence en frictions, puisque les fonctions de la vie peuvent l'être en état de santé.

Les auteurs de l'article *Bain* du Dictionnaire des Sciences médicales, pensent même que l'usage de cette pratique est une des causes de l'absence de la goutte chez les Orientaux. La théorie nous conduirait sans doute à penser qu'il pourrait parfaitement convenir dans les maladies qui ont leur siége dans des organes sur lesquels son influence est directe : ainsi les dartres, l'éléphantiasis des Grecs et des Arabes, les différens engorgemens chroniques de la peau et des tissus cellulaires subjacens, le rhumatisme chronique, les contractions spasmodiques des muscles, et peut-être le tétanos, la paralysie qui n'a pas sa source dans une lésion cérébrale, la goutte, la faiblesse ou la roideur des articulations, la fausse ankilose, le rachitisme, pourraient non seulement être modifiés par les frictions, mais encore être guéris lorsque l'on choisirait pour son emploi des circonstances opportunes.

L'emploi de l'or en frictions semblait oublié dans ces derniers temps, lorsque le célèbre médecin dont nous avons parlé, le docteur Chrestien, annonça qu'il avait reconnu à ce métal des propriétés médicamenteuses très-efficaces, et qu'il en avait tiré grand parti contre des affections scrofuleuses et syphilitiques. Il a adressé à l'Institut (Académie des Sciences) un travail volumineux. Les commissaires de cette compagnie ont fait des expériences pour en apprécier les vertus. Au moyen de frictions d'or, ils sont parvenus à cicatriser des ulcères scrofuleux, à résoudre des engorgemens siphilitiques, à mettre fin à des douleurs ostéocopes insupportables, à dissiper d'anciennes ophtalmies, des maux de gorge opiniâtres, des dartres, et d'autres éruptions qui avaient résisté à tous les autres remèdes.

FIN.

www.ingramcontent.com/pod-product-compliance
Lightning Source LLC
Chambersburg PA
CBHW051226050726
47594CB00001B/47